Barbara Gassert & Petra Linné

66 ERNÄHRUNGSFALLEN

... und wie sie mit **LOW CARB** zu vermeiden sind

INHALT

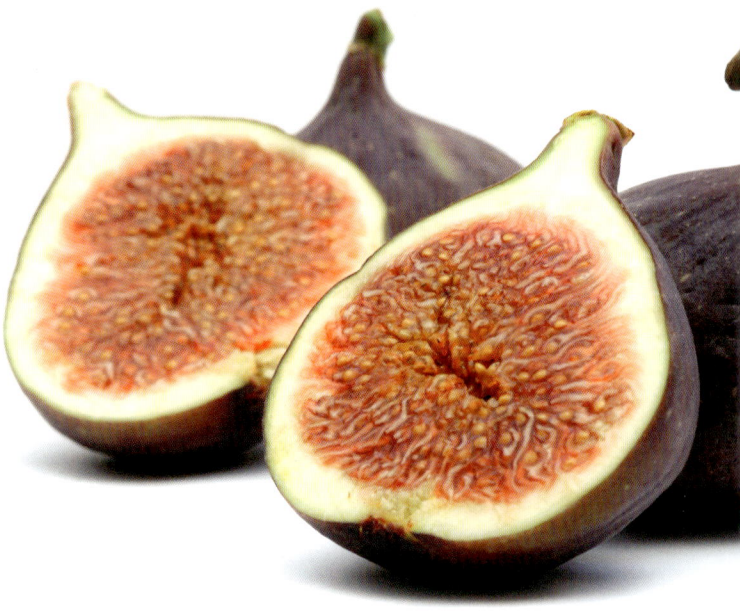

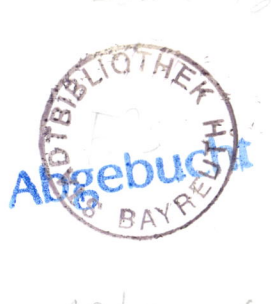

EINFÜHRUNG
MORGENS
MITTAGS
NACHMITTAGS
ABENDS
JAHRESZEIT
SUPERMARKT
RESTAURANT
ÜBERSICHT

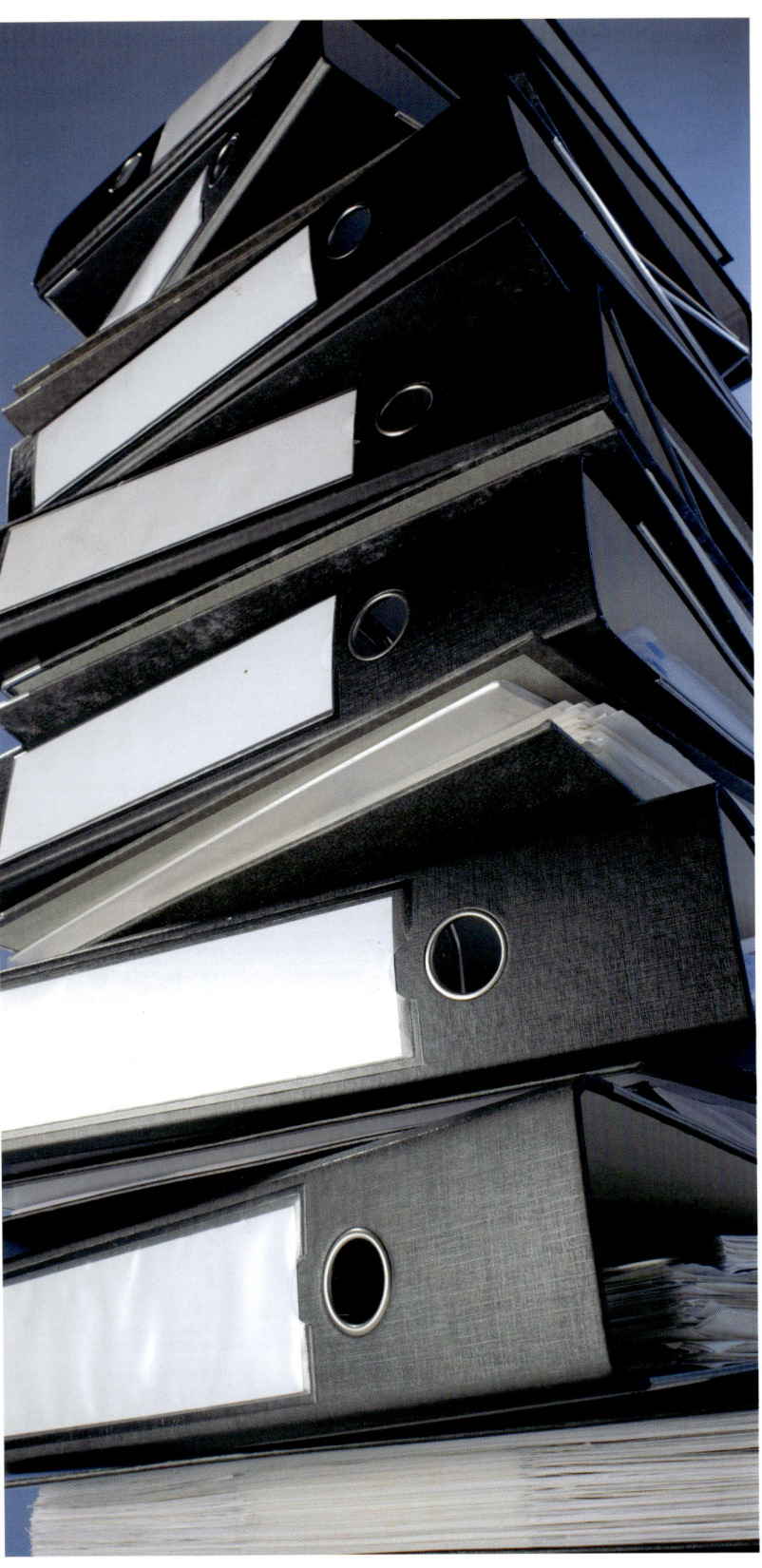

„EIN PAAR KILOS SOLLTEN VER- SCHWINDEN"

und „Ich möchte wieder fitter sein und mein Immunsystem stärken".

Diese Wünsche äußern unsere Klienten am häufigsten, wenn sie eine Ernährungsberatung aufsuchen. In unserer täglichen Beratung hat sich herausgestellt, dass im stressigen Alltag die Ernährung meistens auf der Strecke bleibt. Die Empfehlung, täglich 5 Portionen Gemüse und Obst zu essen, ist für viele eine große Herausforderung. Stattdessen gibt es Toast zum Frühstück, zwischendurch eine Butterbrezel, mittags einen Teller Nudeln, nachmittags ein Stück Kuchen und abends eine Brotzeit – weil es ja schnell gehen muss. Mit diesen Ernährungsgewohnheiten tanken wir unnötig viele Kohlenhydrate, die im Endeffekt nicht nur unserem Gewicht, sondern auch unserer Gesundheit schaden.

Diäten sind „out". „In" sind Ernährungs-empfehlungen, die uns ein Leben lang – auch im stressigen Alltag - begleiten. „Gewicht reduzieren" und „Immunsystem stärken" – zwei Wünsche auf einmal - funktioniert das denn?

Sicher – mit den Ernährungsempfehlungen gemäß der **LOGI-Methode**. Diese stellt als „Low-Carb"-Ernährungsform auf der Basis wissenschaftlicher Erkenntnisse und der klaren Ernährungspyramide eine leicht umzusetzende und erfolgreiche Ernährungsmethode dar. **LOGI ("Low Glycemic and Insulinemic Diet")**

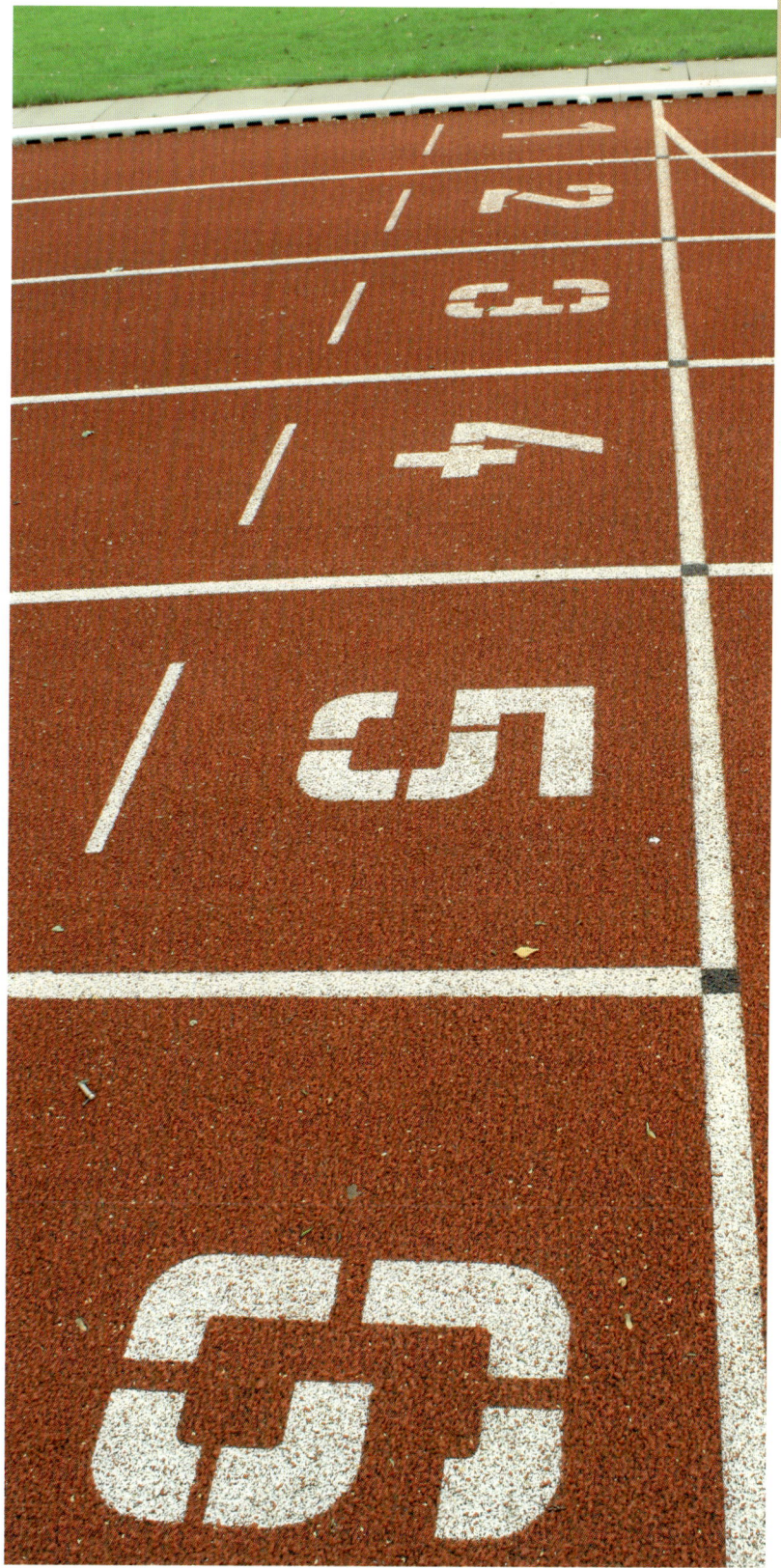

hilft Ihnen, durch einen geringen Blutzucker- und Insulinspiegel Ihr Gewicht zu reduzieren und dank der vielen Vitalstoffe Ihr Immunsystem zu stärken.

Die Praxis zeigt: Wer seine Ernährung umstellen möchte, sucht nach leicht verständlichen und alltagstauglichen Tipps, möchte sofort anfangen und nicht erst lange Fachliteratur studieren.

„Sehen – erkennen – handeln" ist daher das Motto der **„66 Ernährungsfallen"**. Dieses Buch begleitet Sie im Alltag und hilft Ihnen dabei, die kleinen täglichen Ernährungssünden zu erkennen und Ihre Gewohnheiten Schritt für Schritt zu verändern.

Um ein Grundverständnis der LOGIschen Ernährungsweise zu bekommen, empfehlen wir Ihnen die Einführungsseiten zu lesen. Im Anschluss können Sie ganz individuell die für Sie wichtigsten Alltagssituationen gezielt angehen. Sie können sofort mit Ihrer Ernährungsumstellung beginnen.

Viel Spaß, Erfolg und Genuss dabei wünschen Ihnen

Barbara Gassert und Petra Linné

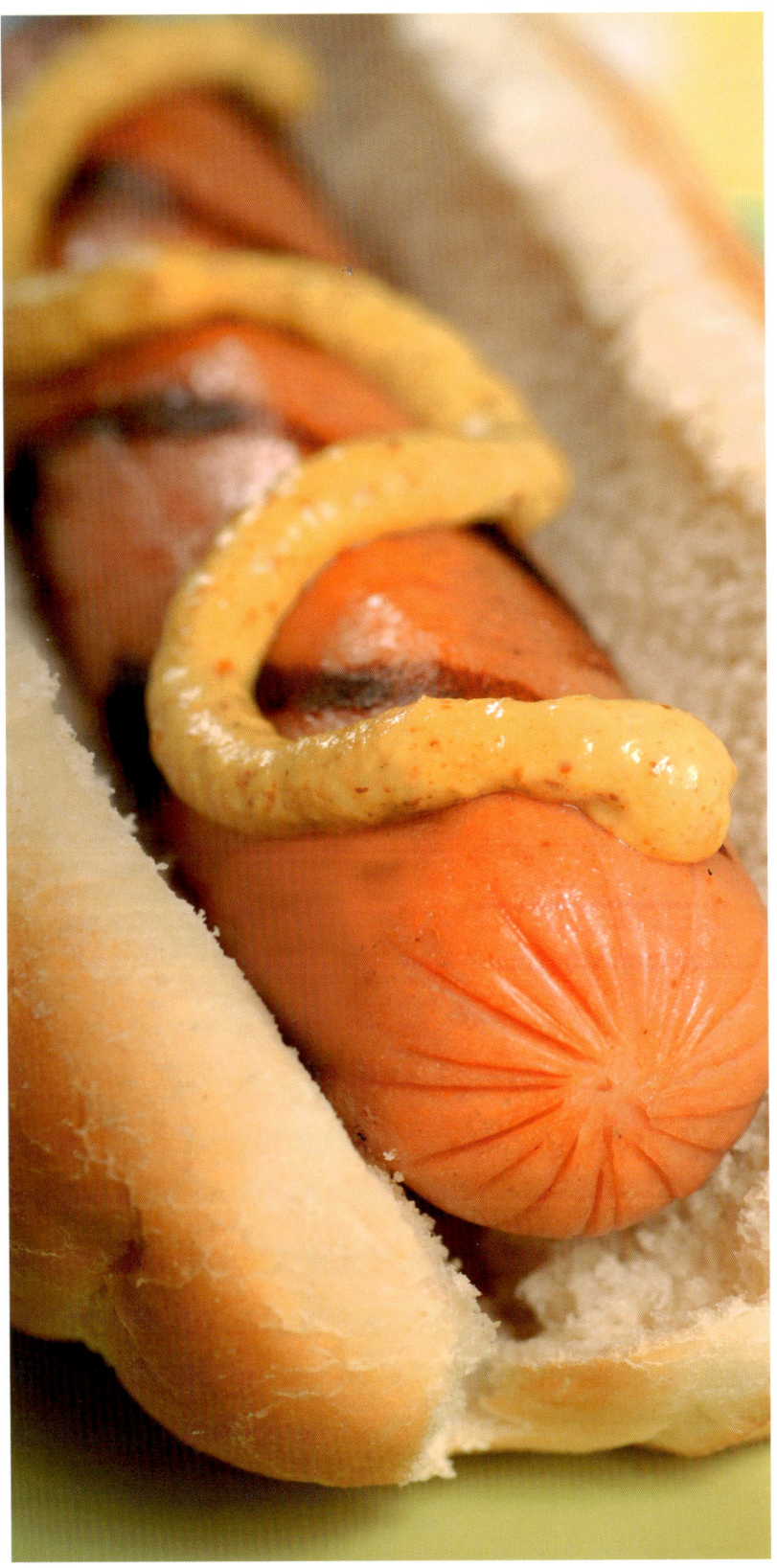

EINFACH ANDERS ESSEN

Trifft mindestens eine dieser Aussagen auf Sie zu?

» Sie sind gestresst und befürchten, dass Sie Ihre Gesundheit vernachlässigen.

» Sie wünschen sich mehr Energie und stärkere Nerven.

» Sie möchten Ihre Ernährungsgewohnheiten verändern, wissen aber nicht, wie Sie dies im stressigen Alltag schaffen können.

» Sie fühlen sich in Ihrer Haut nicht wohl und möchten gerne dauerhaft Gewicht verlieren.

» Sie haben schon oft versucht, mit Diäten Ihre Ernährungs- und Lebensweise auf den Kopf zu stellen.

» Sie möchten Ihre Blutwerte und Ihren Blutdruck verbessern. Sie möchten Ihr Immunsystem stärken.

» Sie möchten Zivilisationserkrankungen wie Diabetes mellitus, Herzinfarkt und Schlaganfall vorbeugen.

» Sie sind rundum gesund und möchten das noch lange bleiben.

Dann ist das Buch „66 Ernährungsfallen" genau das richtige für Sie.

1. Die typischen Ernährungsfallen im stressigen Alltag werden hier auf einer Doppelseite bildlich für Sie dargestellt und die häufigsten Einwände und Ausreden dazu aufgeführt. Erkennen Sie sich in der ein oder anderen Situation wieder?

2. Dann entscheiden Sie sich erst einmal für drei Situationen, die Ihnen besonders am Herzen liegen und starten Sie durch. Nehmen Sie sich nicht zu viel auf einmal vor – eins nach dem anderen.

3. Sie bekommen einfache und klare Lösungsvorschläge sowie Tipps & Tricks für die Änderung Ihrer eingefahrenen Gewohnheiten an die Hand.

4. Integrieren Sie bewusst und in kleinen Schritten Ihre neuen Lösungen in den Alltag.

5. Sie haben nun die Chance, weitere Ernährungsfallen Ihres Alltags zu entlarven und somit Schritt für Schritt zu mehr Gesundheit zu gelangen.

Dies ist die beste Basis für eine dauerhafte Veränderung, die Sie nicht überfordert, die Spaß macht und schmeckt und die vor allen Dingen langfristig Ihre Gesundheit stabilisiert.

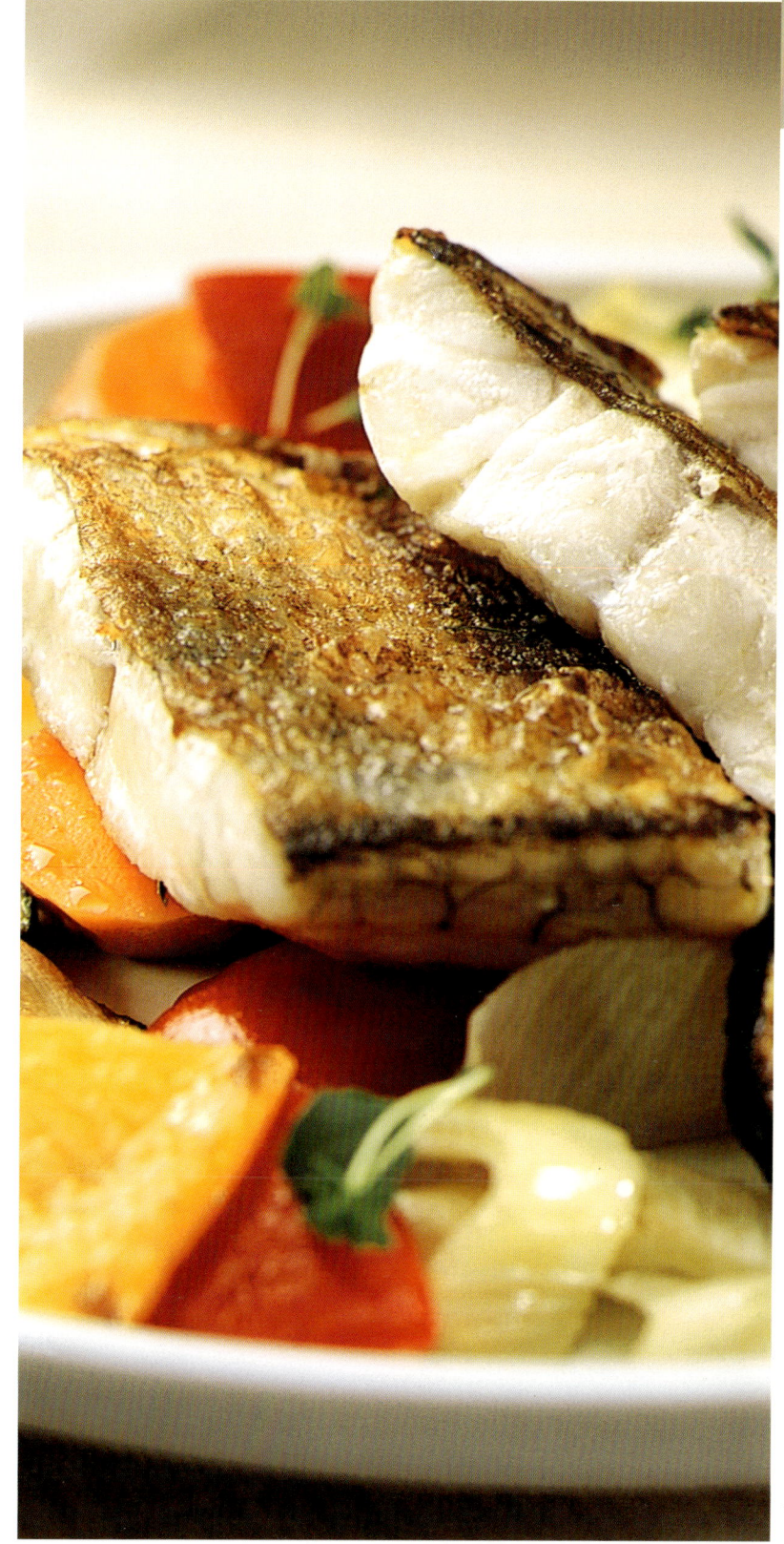

DIE ERNÄHRUNGSPYRAMIDE NACH LOGI

Die Ernährungsempfehlungen dieses Buches basieren auf der sogenannten Ernährungspyramide nach LOGI.

Eine Ernährungsweise entsprechend der LOGI-Pyramide bringt Ihnen große Vorteile für Ihre Gesundheit:

» Sie versorgen Ihre Zellen optimal mit lebensnotwendigen Nähr- und Vitalstoffen und stärken somit Ihr Immunsystem.

» Sie bekommen die Fette und Eiweiße, die Sie fit fürs Leben machen.

» Sie halten Ihren Blutzuckerspiegel konstant und profitieren von einer lang anhaltenden Sättigung.

» Sie locken wenig Insulin und entkommen somit dem „Teufelskreislauf" der Über- und Unterzuckerung.

Folgen Sie den Tipps und Tricks in „66 Ernährungsfallen" und profitieren Sie von den Vorteilen!

» Sie stellen Ihre Ernährungsgewohnheiten Schritt für Schritt um.

» Sie erhöhen Ihre tägliche Menge an verzehrtem Gemüse und Obst.

» Sie reduzieren erheblich Ihre Kohlenhydratzufuhr (Weißmehl- und Zuckerprodukte sowie Vollkorn, Getreideflocken, Mehl, Reis, Mais, Nudeln und Kartoffeln).

LOGI-PYRAMIDE

Selten: Verarbeitetes Getreide (Weißmehl), Süßigkeiten.

Wenig: Vollkornprodukte, Kartoffeln, Nudeln und Reis.

Häufig: Milchprodukte, Eier, mageres Fleisch, Fisch, Nüsse und Hülsenfrüchte.

Oft: Obst und stärkefreies Gemüse, zubereitet mit gesundem Öl.

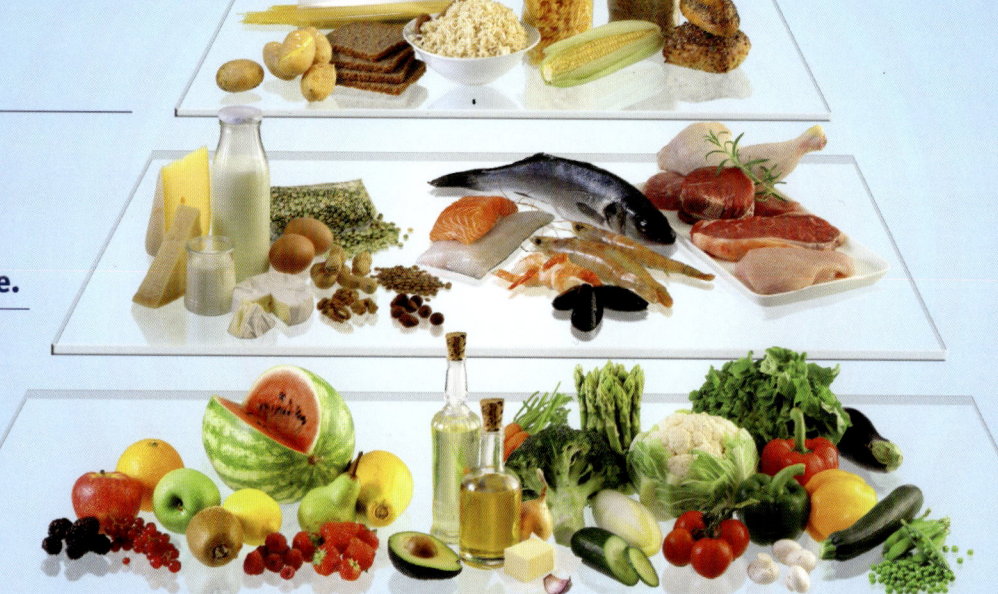

Die LOGI-Pyramide nach Dr. Nicolai Worm. Überarbeitete Fassung 08/2009
Abbildung aus »Die LOGI-Methode: Glücklich und schlank.«, Dr. Nicolai Worm, systemed Verlag, Lünen. Copyright: systemed Verlag

ZUCKER UND INSULIN – DIE HEISSHUNGERSPIRALE

Nahrungsmittel aus den oberen Etagen der Pyramide haben folgende Auswirkungen auf den Körper:

» Blutzuckerschwankungen

» Heißhungerattacken v.a. nach „süß"

» Fetteinlagerung aufgrund der vermehrten Insulinausschüttung

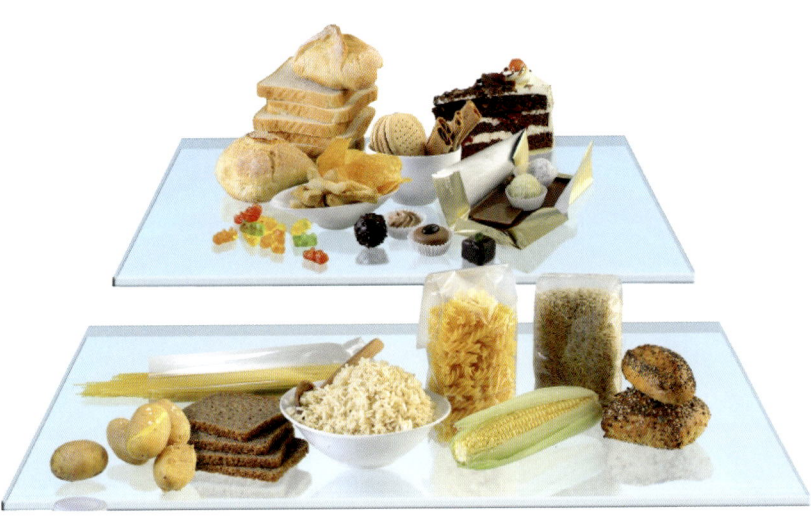

Insulin wird auch als „Masthormon" bezeichnet, das die Fettzellen wachsen lässt. Locken Sie Insulin nicht alle zwei Stunden, indem Sie ständig Zucker essen.

Sie befinden sich immer nur kurzzeitig im „grünen" Bereich. Die meiste Zeit verbringen Sie in einer Über- oder Unterzuckerung.

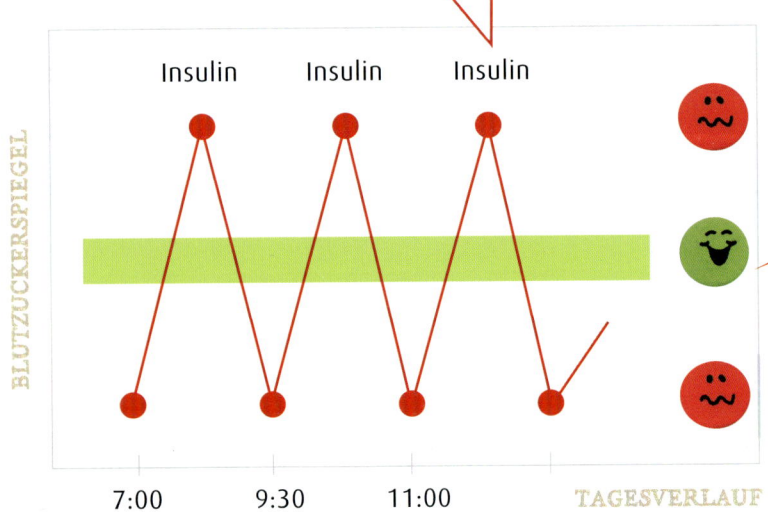

Sie fühlen sich unwohl, da Sie entweder eine Über- oder eine Unterzuckerung erleben. Nach einer Überzuckerung folgt schnell die Unterzuckerung, die wiederum mit Heißhungerattacken verbunden ist.

So wirkt sich der Blutzuckerspiegel auf Ihr Wohlbefinden und Ihr Gewicht aus.

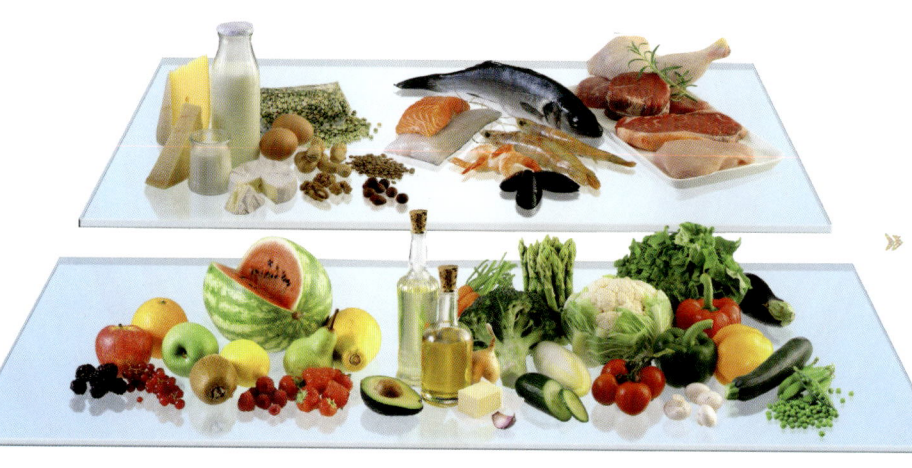

Nahrungsmittel aus den unteren Etagen der Pyramide haben folgende Auswirkungen auf den Körper:

» Lang anhaltende Sättigung

» Optimale Versorgung der Zellen mit Energie

» Verbesserte Fettverbrennung durch fehlende Insulinausschüttung

Sie befinden sich langfristig im „grünen" Bereich, fühlen eine lange Sättigung und locken das „Masthormon" Insulin nicht.

Sie fühlen sich wohl, da Ihr Blutzucker im idealen Bereich und somit die Versorgung der Zellen mit Energie gewährleistet ist.

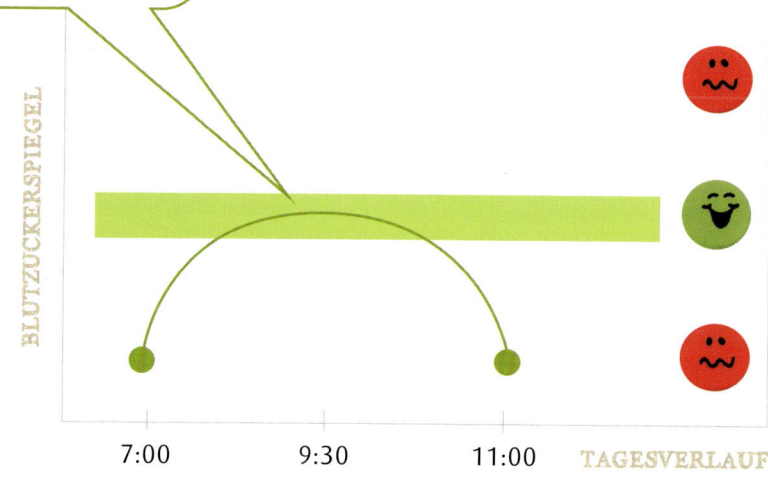

BLUTZUCKERSPIEGEL

7:00   9:30   11:00   TAGESVERLAUF

DIE ERNÄHRUNGSPYRAMIDE – PRAKTISCH ANGEWANDT

Ein und dasselbe Gericht kann entweder dem Verhältnis der Pyramide entsprechen oder die Pyramide auf den Kopf stellen. Sehen Sie selbst!

Ihr Müsli heute:

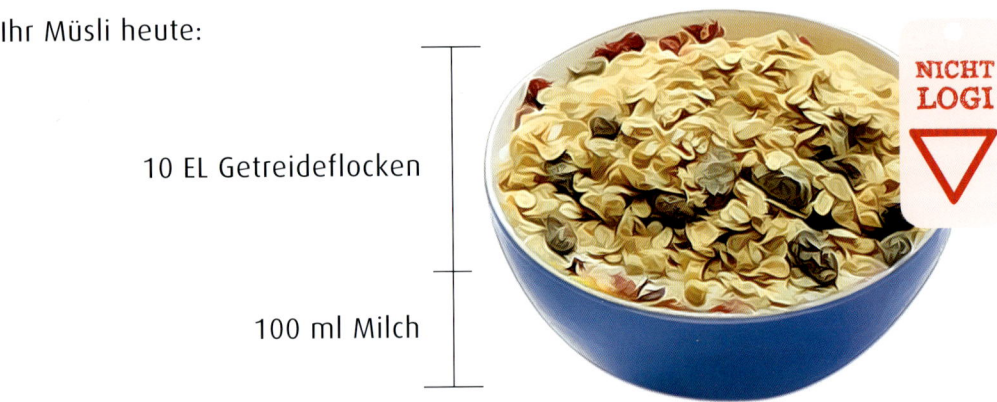

10 EL Getreideflocken

100 ml Milch

Bei dieser Zusammenstellung entspricht sowohl Ihr Müsli als auch Ihr Tellergericht nicht der Pyramide. Viele Kohlenhydrate – wenig Frisches.

Ihr Teller heute:

Eine große Portion Pommes
Ein Steak
Salat nur zur Deko

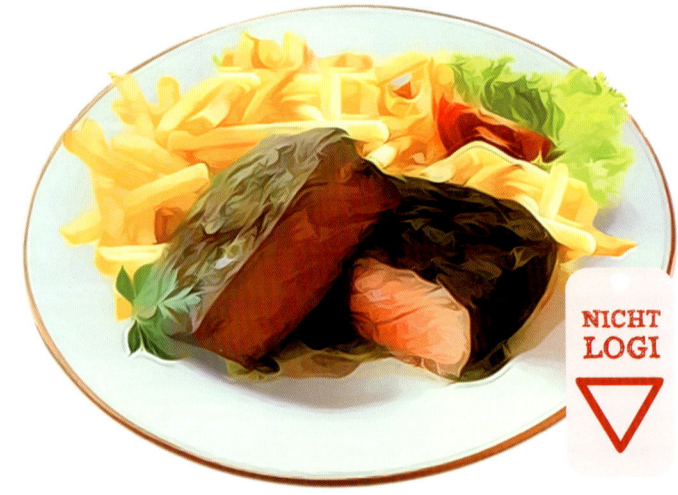

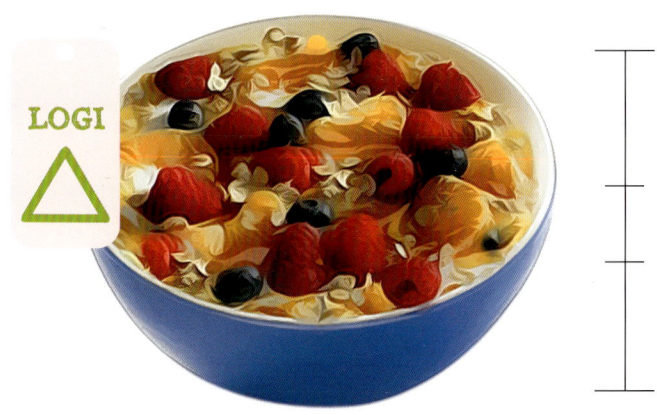

Ihr Müsli morgen:

Apfel, Birne oder Beeren

3 EL Getreideflocken

150 g Naturjoghurt, Quark

Bei dieser Zusammenstellung entspricht sowohl
Ihr Müsli als auch Ihr Tellergericht der Pyramide.
Viel Frisches – wenig Kohlenhydrate.

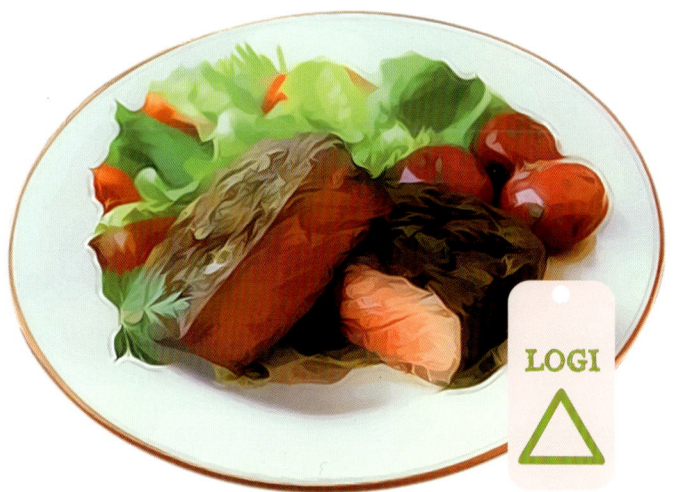

Ihr Teller morgen:

Ein Steak
Eine große Portion Salat

STOP!

15 Würfelzucker zum Frühstück.

Nur leere Kalorien – keine Kraft für den Tag.

FRÜHSTÜCKS-MUFFEL ODER GOURMET?

Zuckerstoß oder Energiekick?

„Morgens muss es einfach schnell gehen. Deshalb esse ich am liebsten Toast oder Cornflakes."

Ein Frühstück, das Ihnen mehr Energie für den Tag bringt, braucht keine stundenlange Vorbereitung. Lassen Sie sich auf neue Rezeptideen ein. Sie werden erstaunt sein, wie schnell Sie Ihnen nach kurzer Zeit von der Hand gehen – selbst mit verschlafenen Augen.

„Zum Frühstück gibt es bei mir immer Müsli. Meine große Auswahl macht mir morgens schon richtig Appetit."

Vorsicht! Bei Müsli tappen Sie schnell in die Zuckerfalle. Nicht selten haben Sie mit einer Schale Müsli genauso viel Zucker zu sich genommen wie mit einer halben Tafel Schokolade. Ein Blick auf die Nährwerttabelle gibt Ihnen Auskunft über den tatsächlichen Zuckergehalt (siehe nächste Seite).

„Morgens kann ich noch gar nichts essen."

Liegt es wirklich am fehlenden Hunger oder ist es eher Zeitmangel? Planen Sie bewusst fünf ruhige Minuten mit einer Tasse Tee oder Kaffee ein. Dies ist oft der erste Schritt vom Frühstücksmuffel zum Frühstücks-Gourmet. Bald wird es Ihnen nicht mehr schwer fallen etwas früher aufzustehen, denn Ihr Körper freut sich auf eine kleine Mahlzeit am Morgen.

FÜR MEHR ENERGIE AM MORGEN.

Mischen Sie sich Ihr Müsli selbst!

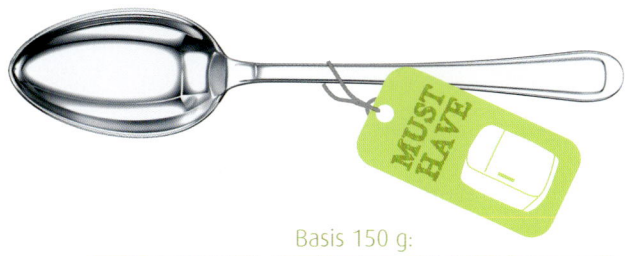

MUST HAVE

Basis 150 g:

NATUR-JOGHURT	QUARK	MILCH

2-3 Esslöffel:

BALLAST-STOFF-REICHE CORN-FLAKES	HAFER-FLOCKEN	5-KÖRNER-MISCHUNG
APFEL, BIRNE, BEEREN	MANDELN, NÜSSE	AGAVEN-DICKSAFT

GO!

So kommen die grauen Zellen in Schwung.

Bereits in der Früh die Abwehrkräfte stärken.

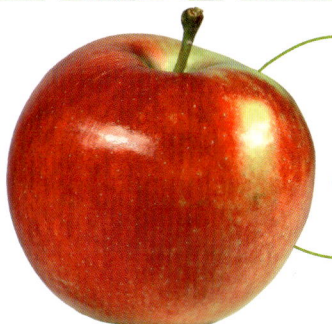

EXTRA-TIPP
Apfel reiben statt schneiden. In geriebener Form erhöht der Apfel enorm das Volumen Ihres Müslis und Sie sind schneller satt.

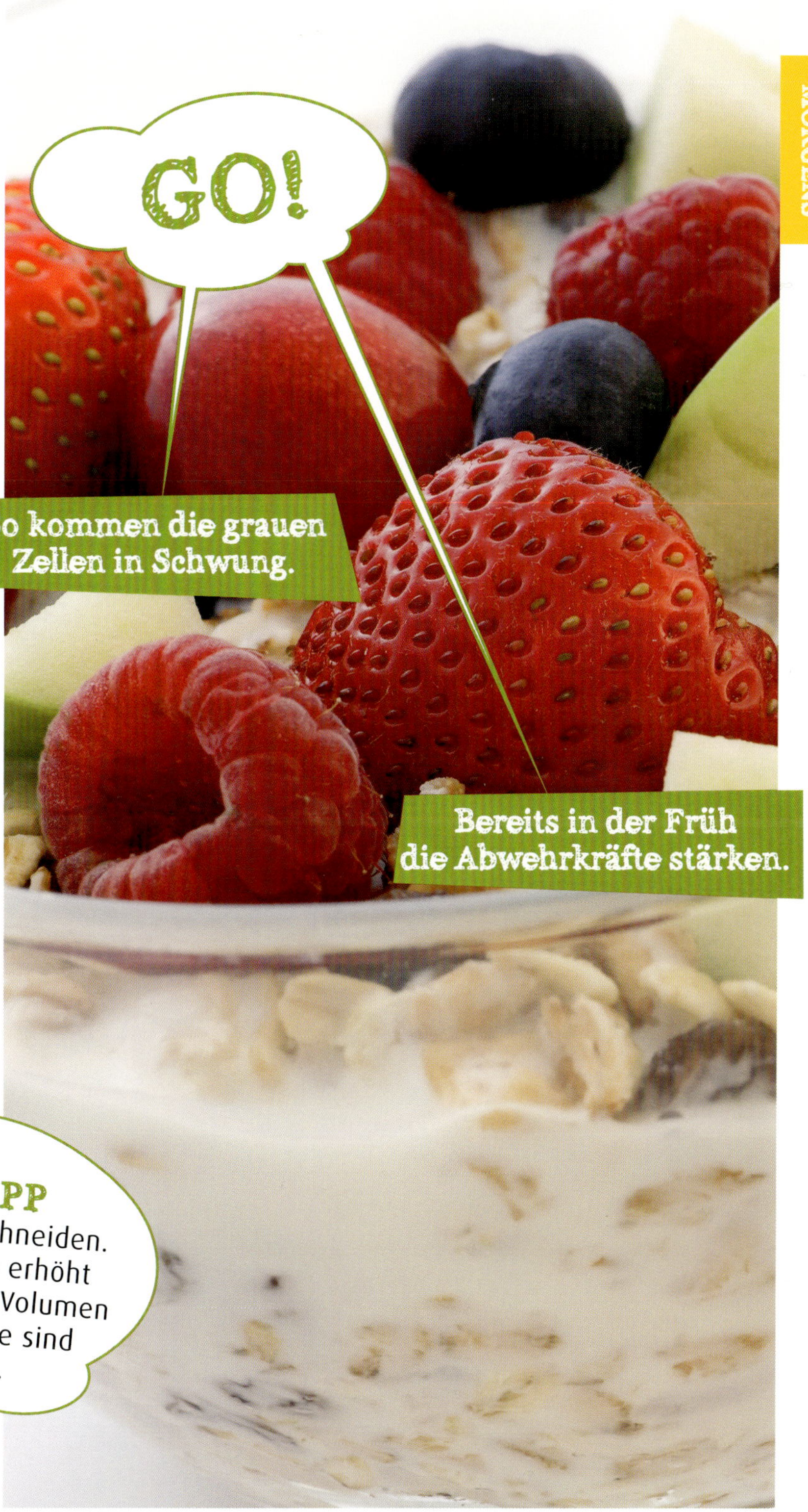

MÜSLI - ZUCKERTÜRME AM FRÜHEN MORGEN

Wie viel Zucker enthält Ihr Müsli?

Wellness-Vollkornflakes*
20 g Zucker ~ 6,5 Würfelzucker

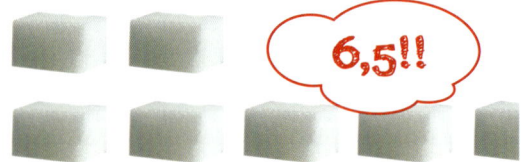

6,5!!

Früchtemüsli*
22 g Zucker ~ 7 Würfelzucker

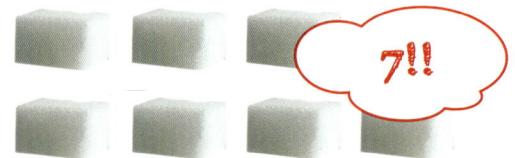

7!!

Cornflakes „bunt und zuckrig"*
35 g Zucker ~ 11,5 Würfelzucker

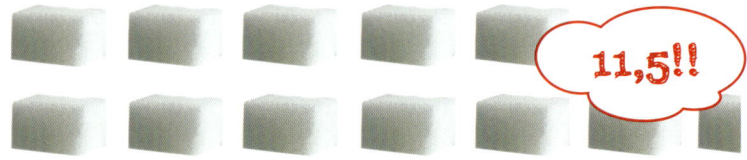

11,5!!

*Die Werte variieren je nach Anbieter und beziehen sich auf 100 g.
Es handelt sich um Durchschnittswerte aus den jeweiligen Produkten.

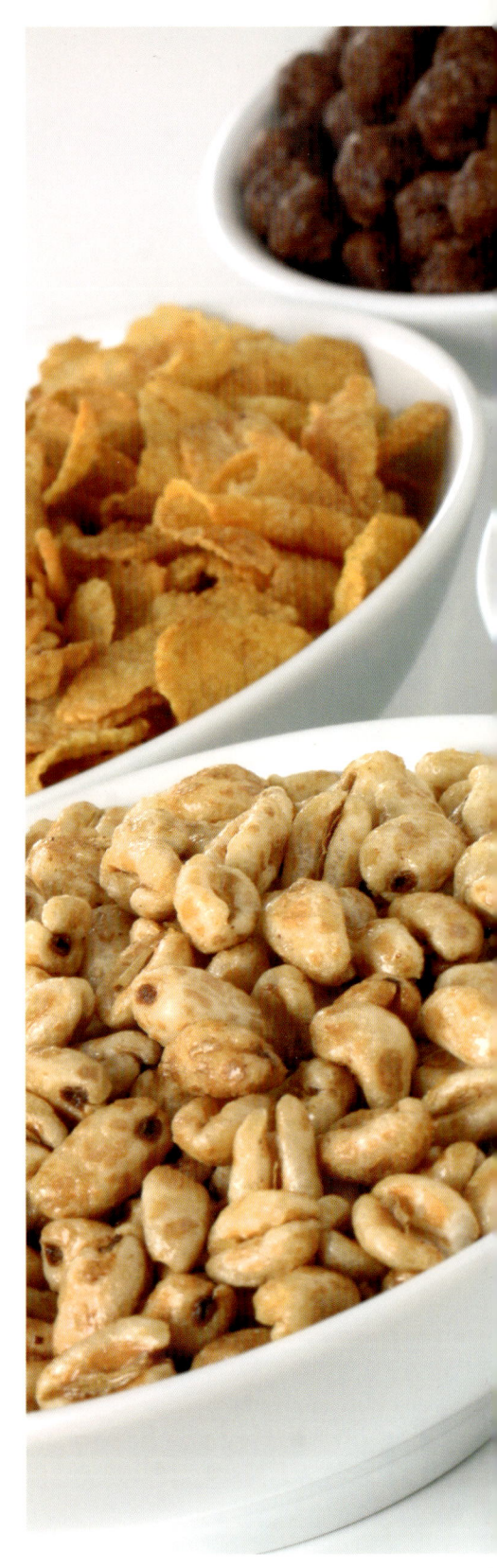

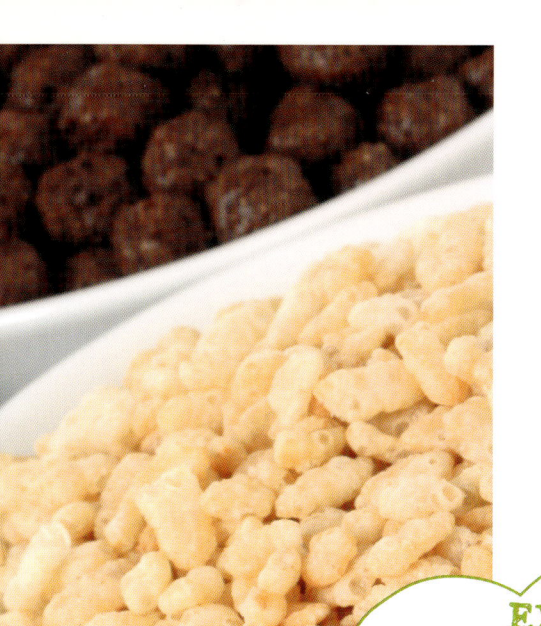

So einfach finden Sie es heraus. Suchen Sie die Nährwerttabelle auf der Verpackung und achten Sie auf die Angaben **„Kohlenhydrate – davon Zucker"**: 3 g = 1 Würfelzucker

Nährwertinformationen pro 100 g		pro Portion	30 g
Energie	1681 kJ	397 kcal	755 kJ	178 kcal
Proteine	6 g	6 g
Kohlenhydrate	**82 g**	**31 g**
davon Zucker	**35 g**	**17 g**
Fett	5 g	3,5 g
Ballaststoffe	2,5 g	0,8 g

EXTRA-TIPP

Achten Sie auf Ihre wirkliche Portions-menge! Wiegen Sie den Inhalt Ihres Frühstücksschälchens einmal ab und merken Sie sich, wie viele Esslöffel es sind. Dann sind Sie über Ihre tatsächliche Portions-größe im Bilde.

Cornflakes natur*
8 g Zucker ~ 2,5 Würfelzucker

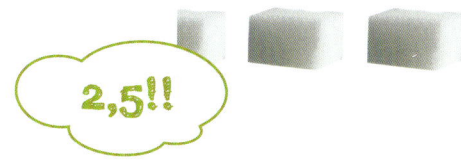

2,5!!

Weizenvollkorn-Kissen*
4,4 g Zucker ~ 1,5 Würfelzucker

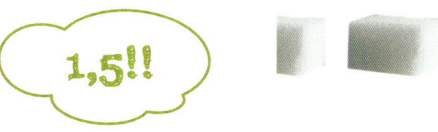

1,5!!

Haferflocken*
1,2 g Zucker ~ 0,5 Würfelzucker

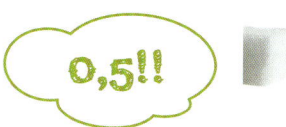

0,5!!

4 X FRÜHSTÜCK FÜR UNTERWEGS

Die Stulle - der Klassiker:

Achten Sie auf **echtes Vollkornbrot.** Ein mindestens 90-prozentiger Anteil an Vollkornmehl ist entscheidend. Achten Sie auf die Zutatenliste oder fragen Sie in der Bäckerei gezielt danach.

Es darf eindeutig mehr Belag als Brot sein – aber nicht nur Wurst und Käse. Belegen Sie Ihr Brot mit **Tomate, Paprika, Gurke oder Radieschen**. Für Extra-Gaumenfreuden: Probieren Sie einmal Tomaten- oder Basilikumpesto.

Eingewickelt in Frischhaltefolie bleibt Ihre Stulle auch bei längeren Transportwegen in Form.

Der Shake – Frühstück zum Trinken:

So einfach geht es: Geben **Sie 200 g tiefgekühlte oder frische Beeren und 200 g Naturjoghurt oder Milch** in den Mixer.

Wer es süßer mag, kann mit einem **Teelöffel Honig** nachhelfen.

Sollten Sie keine Trinkflasche mit großer Öffnung zur Hand haben, dann eignet sich auch ein leeres Marmeladenglas gut für den Transport.

REZEPT LOGI BROT

150 g Magerquark. 4 Eier. 50 g gemahlene Mandeln. 50 g geschroteter Leinsamen. 2 EL Weizenkleie. 1 EL Mehl. ½ Päckchen Backpulver. ½ TL Salz. 1 EL Sonnenblumenkerne. Etwas Butter zum Einfetten.

Brotbackform (etwa 21 cm, für Brote bis 500 g). Den Backofen auf Umluft 150° vorheizen und diese Temperatur 15 Minuten halten, bevor das Brot in den Ofen kommt. Die Brotbackform dünn mit Butter einfetten. Quark und Eier verrühren. Mandeln, Leinsamen, Weizenkleie, Mehl, Backpulver und Salz mischen und unterrühren. Den Teig 5 Minuten ruhen lassen. In die Backform geben und glatt streichen. Gleichmäßig mit den Sonnenblumenkernen bestreuen. Im vorgeheizten Ofen (Mitte) 40 Minuten backen. Anschließend auskühlen lassen.

DER SHAKE

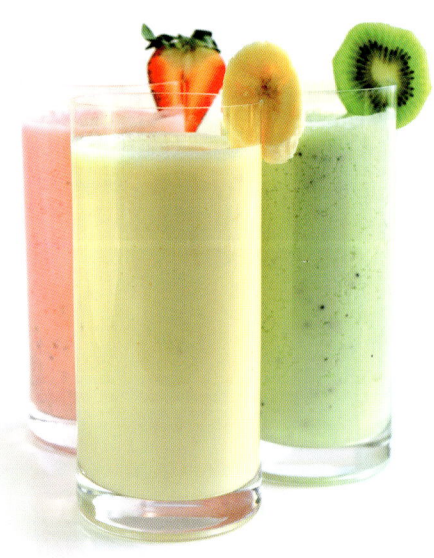

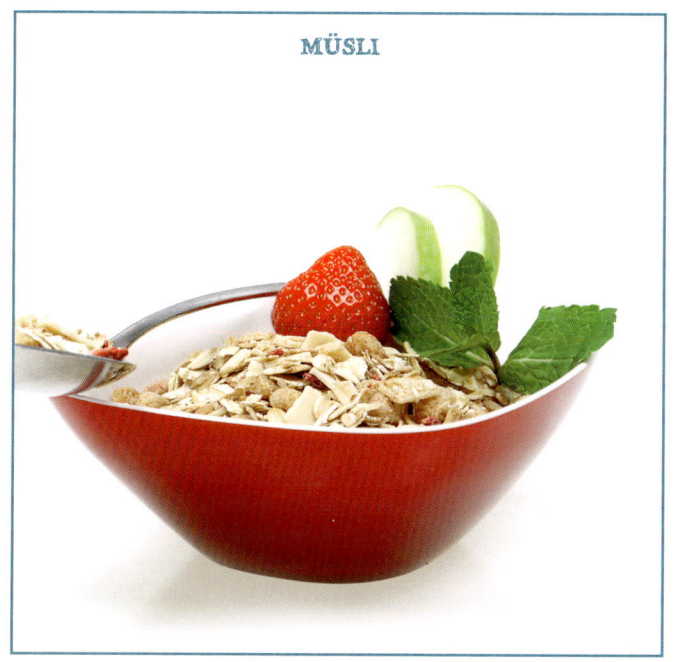

MÜSLI

Das Müsli – Flockenpower für unterwegs:

Wenn Sie Ihr Müsli bereits am Vorabend zubereiten, entfaltet es sein volles Aroma und ist sogar noch leichter verdaulich.

Mit einem **Schuss Zitronensaft** sieht das Obst am nächsten Tag auch noch appetitlich aus.

Die Investition in eine gut schließende Plastikbox lohnt sich – so können Sie Ihr Müsli-Mix sorgenfrei unterwegs genießen.

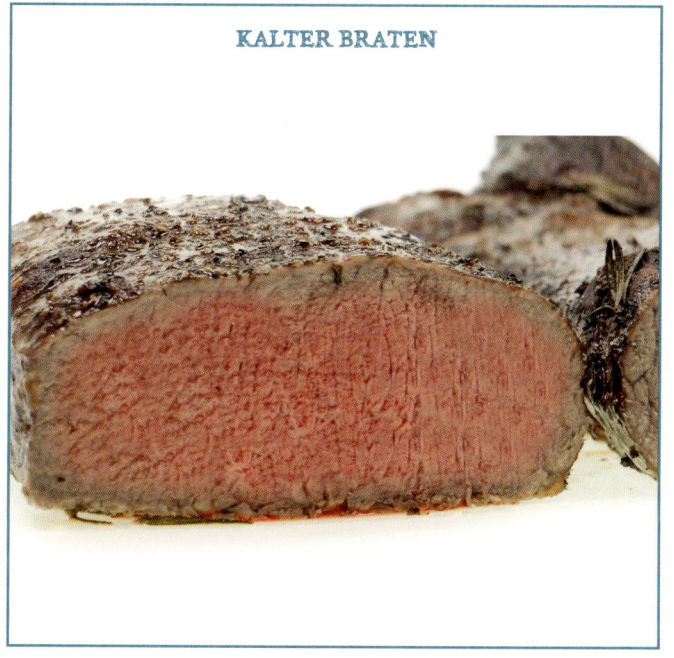

KALTER BRATEN

Die Vorabendreste – ein herzhafter Snack:

Freuen Sie sich, wenn vom Abendessen noch etwas übrig bleibt.

Genießen Sie die herzhaften Reste zum Frühstück. Fleischbällchen oder Braten – vieles schmeckt auch kalt richtig gut.

Vielleicht haben Sie ja für die Senftube auch noch Platz.

VERFÜHRUNGEN AN JEDER STRASSENECKE

Der Weg zu Arbeit. Verführungen lauern an jeder Strassenecke... man muss sie sich nur mal klar machen und...

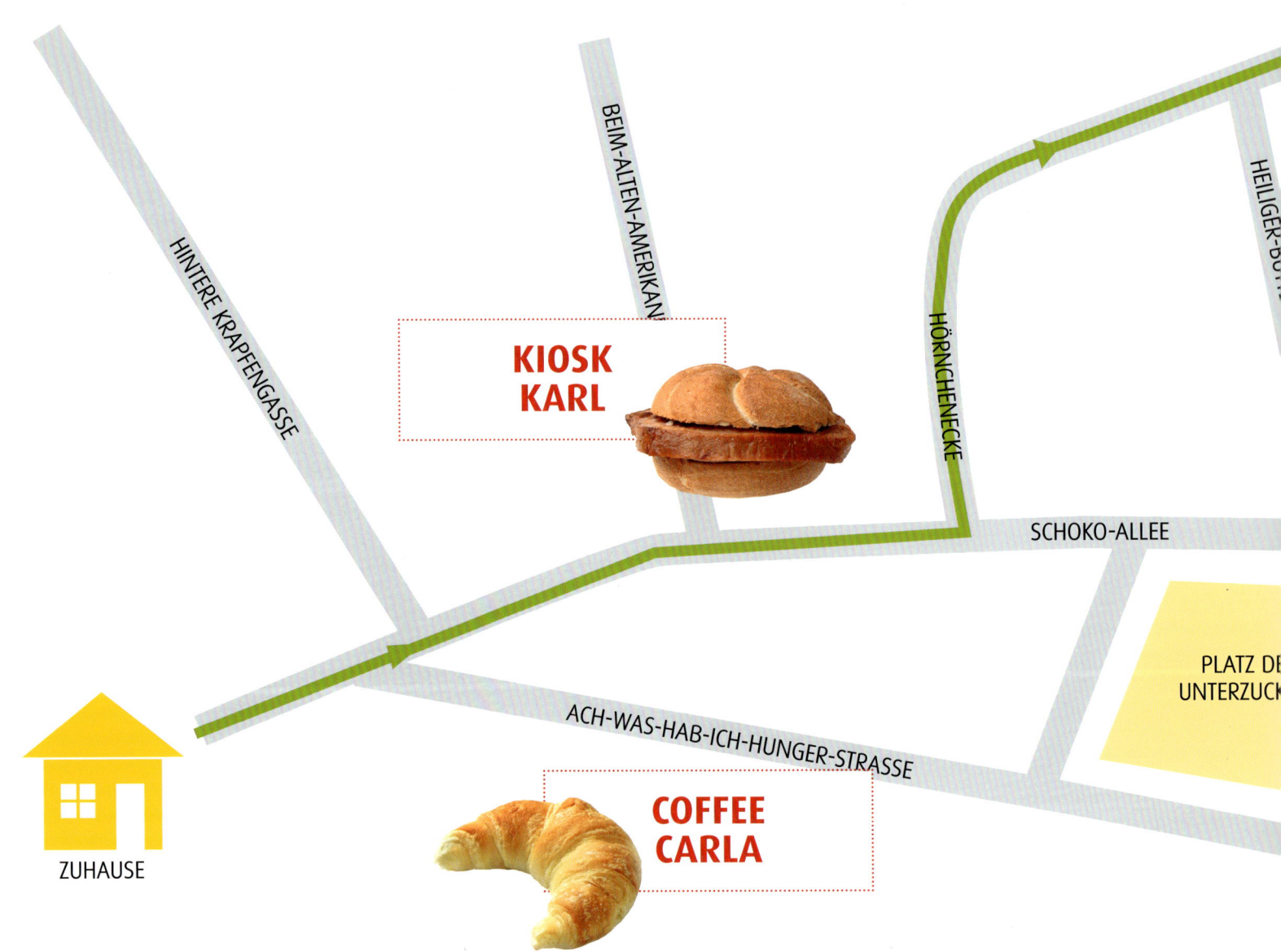

HINTERE KRAPFENGASSE

BEIM-ALTEN-AMERIKAN

HEILIGER-BOTT

HÖRNCHENECKE

KIOSK KARL

SCHOKO-ALLEE

PLATZ DE UNTERZUCK

ACH-WAS-HAB-ICH-HUNGER-STRASSE

COFFEE CARLA

ZUHAUSE

... dann auch mal einen anderen Weg gehen.

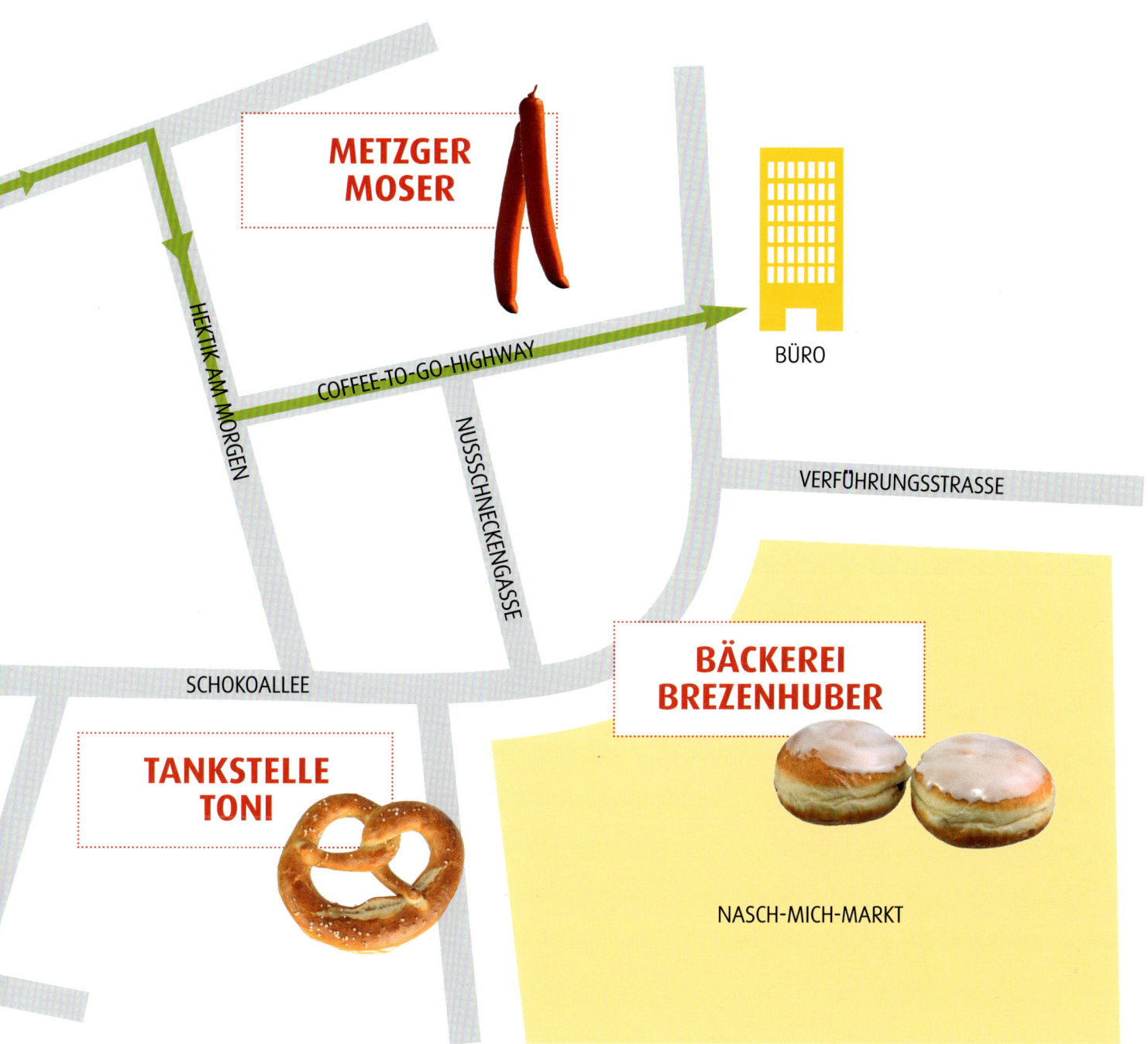

METZGER
MOSER

HEKTIK AM MORGEN

COFFEE-TO-GO-HIGHWAY

NUSSSCHNECKENGASSE

BÜRO

VERFÜHRUNGSSTRASSE

SCHOKOALLEE

BÄCKEREI
BREZENHUBER

TANKSTELLE
TONI

NASCH-MICH-MARKT

IHR PERSÖNLICHER WEG ZUR ARBEIT

Diesem Snack können Sie
einfach nicht widerstehen:

Schauen Sie genau hin –
gibt es in den Läden auch gesündere Snacks?

Wenn nicht, dann sollten Sie unbedingt die Läden
meiden – am besten, Sie wählen einen anderen
Weg – oft reicht schon die andere Straßenseite.

Finden Sie Ihre persönlichen Ernährungsfallen!

So funktioniert´s:

Schließen Sie die Augen und gehen Sie im Geiste Ihren alltäglichen Weg zur Arbeit.

1. Gibt es auf Ihrem Weg bestimmte Läden, an denen Sie einfach nicht vorbeigehen können, ohne einen Snack zu kaufen?
Gibt es Bäckereien, Metzgereien, Tankstellen, Kioske, Straßenverkäufer, Supermärkte oder Coffee-Shops, denen Sie jeden Morgen einen Besuch abstatten? Dann notieren Sie hier Ihre drei größten Favoriten.

2. Notieren Sie dann Ihre Lieblingssnacks, die Sie regelmäßig kaufen und auf die Sie sich schon richtig freuen, wenn Sie am Morgen das Haus verlassen.

3. Schauen Sie sich mal etwas genauer um. Finden sich nicht doch auch gesündere Alternativen?

. Vollkorn- statt Weißmehlbrötchen?
. Naturjoghurt mit frischen Früchten statt Brownies und Schokokekse?
. Nüsse statt zuckriger Riegel?
. Buttermilch natur statt Kakao-Trinktüte?

STOP!

Nur eine Kleinigkeit – die schnell wieder Hunger macht.

DIE BÄCKEREI

Süßer Snack oder Vollkornsemmel?

„Wenn ich morgens den Duft von frischem Brot rieche, freue ich mich schon auf die leckeren Kleinigkeiten, die mich dort erwarten."

Diese Reaktion auf Wohlgerüche wird ganz bewusst in der Lebensmittelindustrie eingesetzt. Sie sollen Sie zum Kaufen animieren. Aber bedenken Sie, dass 90 Prozent der kleinen Teilchen, die über die Bäckertheke gehen, viel Zucker und kaum Vitalstoffe liefern. Wenn Sie morgens schon mit dem Snacken anfangen, laufen Sie Gefahr, von einer Zuckerfalle in die nächste zu stolpern. Oft ist es leichter, die andere Straßenseite zu wählen, da kann Sie der Duft nicht so leicht in Versuchung bringen.

„Erst mit einem Schokohörnchen beginnt für mich der Tag."

Keiner sagt etwas gegen ein Hörnchen, wenn Sie es gelegentlich ganz bewusst genießen. Wenn es aber die tägliche Notlösung für einen Kick in den Tag ist, kommen Vitalstoffe auf Dauer eindeutig zu kurz.

Schulen Sie Ihren Blick in der Bäckerei:

1. **Die Glastheke vor Ihnen:**
Suchen Sie nach Vitalstoffen in Form von Obst oder Tomaten, Gurken und Sprossen.

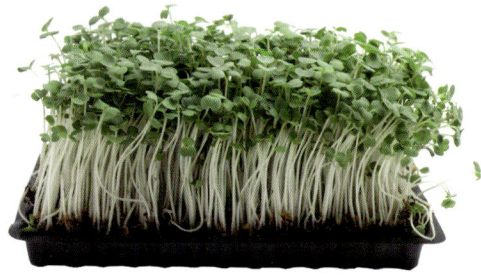

2. **Die Brotkörbe im Hintergrund:**
Fragen Sie die Verkäuferin gezielt nach Vollkorn – ein paar Kerne auf dem Brötchen oder ein BIO-Zeichen reichen nicht aus, um ein echtes Vollkornbrötchen zu sein.

3. **Das Kühlregal im Laden:**
Halten Sie Ausschau nach einem Kühlregal. Oft findet sich dort neben dem zuckrigen Kakao auch eine gesunde Buttermilch.

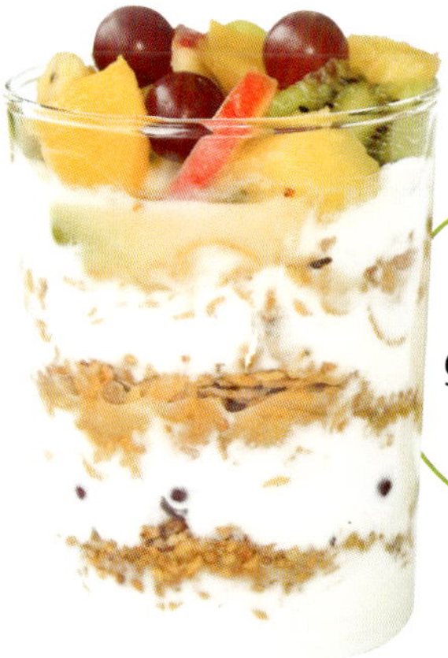

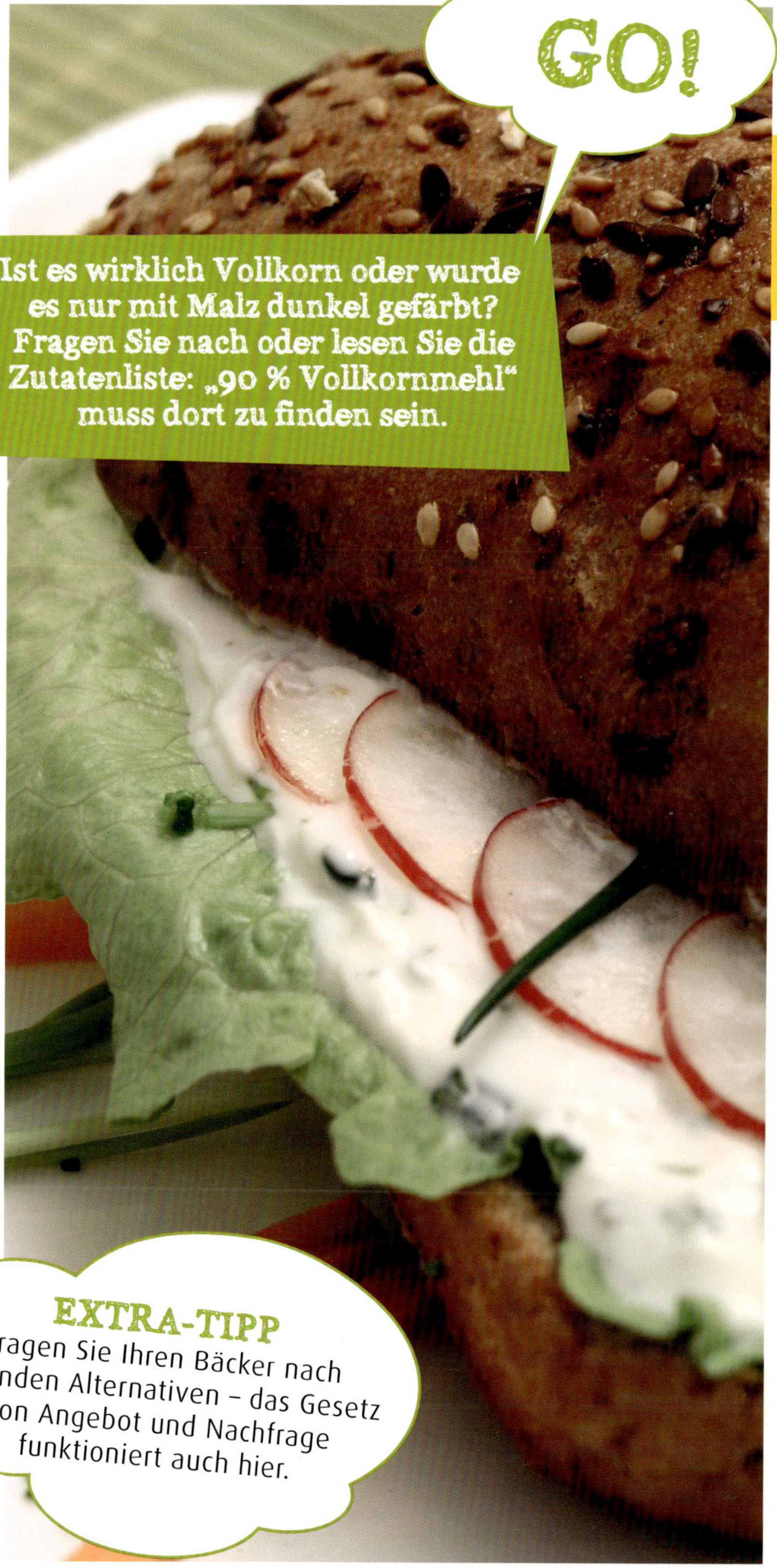

GO!

Ist es wirklich Vollkorn oder wurde es nur mit Malz dunkel gefärbt? Fragen Sie nach oder lesen Sie die Zutatenliste: „90 % Vollkornmehl" muss dort zu finden sein.

EXTRA-TIPP
Fragen Sie Ihren Bäcker nach gesunden Alternativen – das Gesetz von Angebot und Nachfrage funktioniert auch hier.

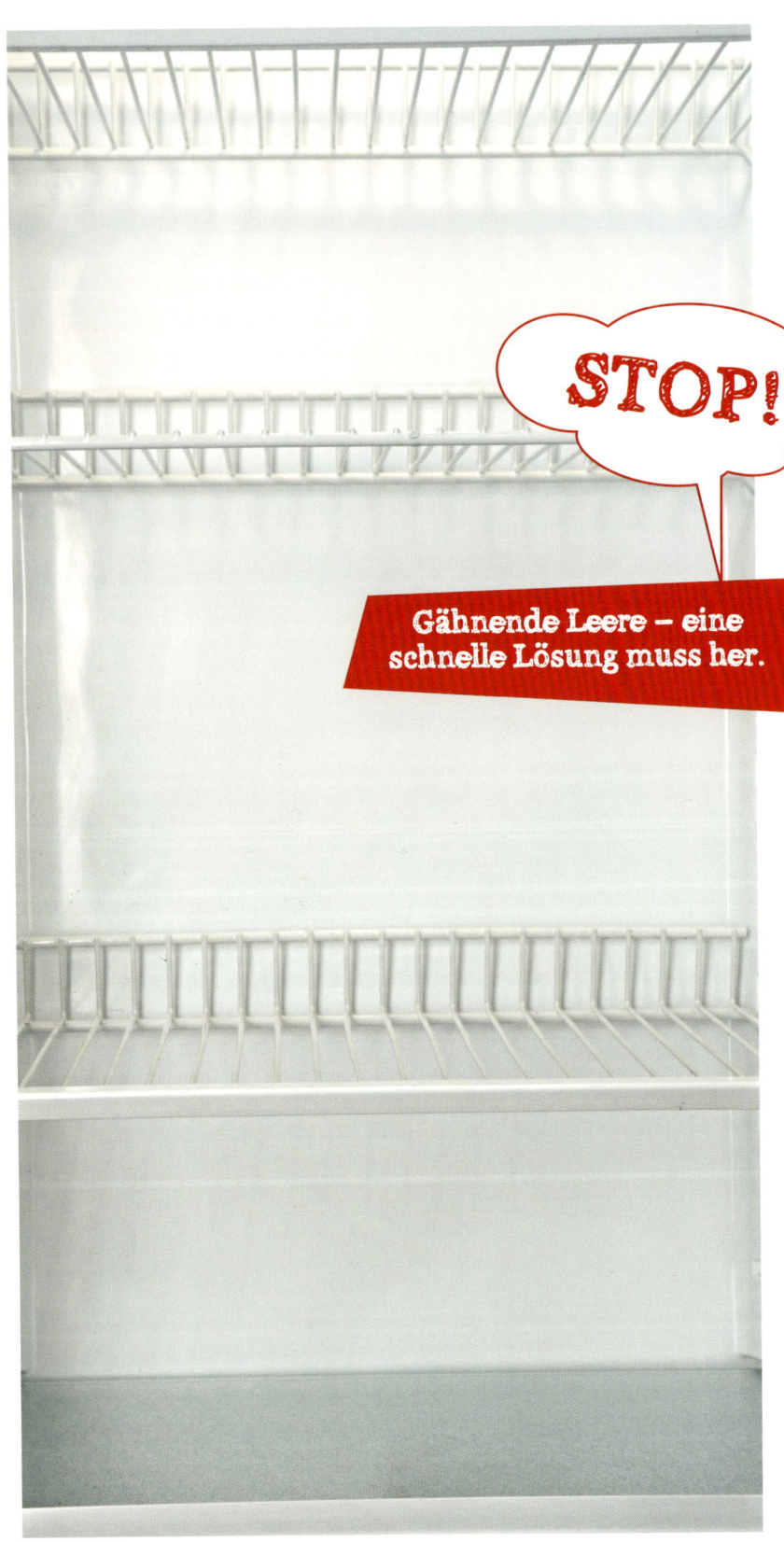

DER OBST-STAND AN DER STRASSENECKE

„Ich nehme mir immer wieder vor, etwas Frisches von zu Hause mitzunehmen. Aber mein Vorhaben wird durch die gähnende Leere in meinem Kühlschrank gestört."

Geben Sie Ihrer Lust nach etwas Frischem nach. Warten Sie auf keinen Fall bis zum nächsten Großeinkauf am Ende der Woche. Überlegen Sie, wo ein kleiner Obststand morgens auf Ihrem Weg liegt und machen Sie es sich zur Gewohnheit, dort mindestens zweimal pro Woche Frische zu tanken.

„Ich komme oft tagelang nicht zum Einkaufen und bin selten zu Hause. Frische Ware findet sich bei mir nie. Ich zähle auf abgepackte Frühstücksriegel, die ich leicht im Auto oder der U-Bahn essen kann."

Für den Notfall sind solche Riegel in Ordnung, aber lassen Sie den Notfall nicht zum Alltag werden. Gerade in Zeiten, in denen Sie sehr unter Stress stehen, sollten Sie Ihren Körper mit Vitalstoffen aus frischen Lebensmitteln versorgen. Übrigens: Riegel auf Basis von Trockenfrüchten und Nüssen liefern mehr Vitalstoffe als zuckrige Getreidekörner, die durch eine Schokoglasur zusammengehalten werden.

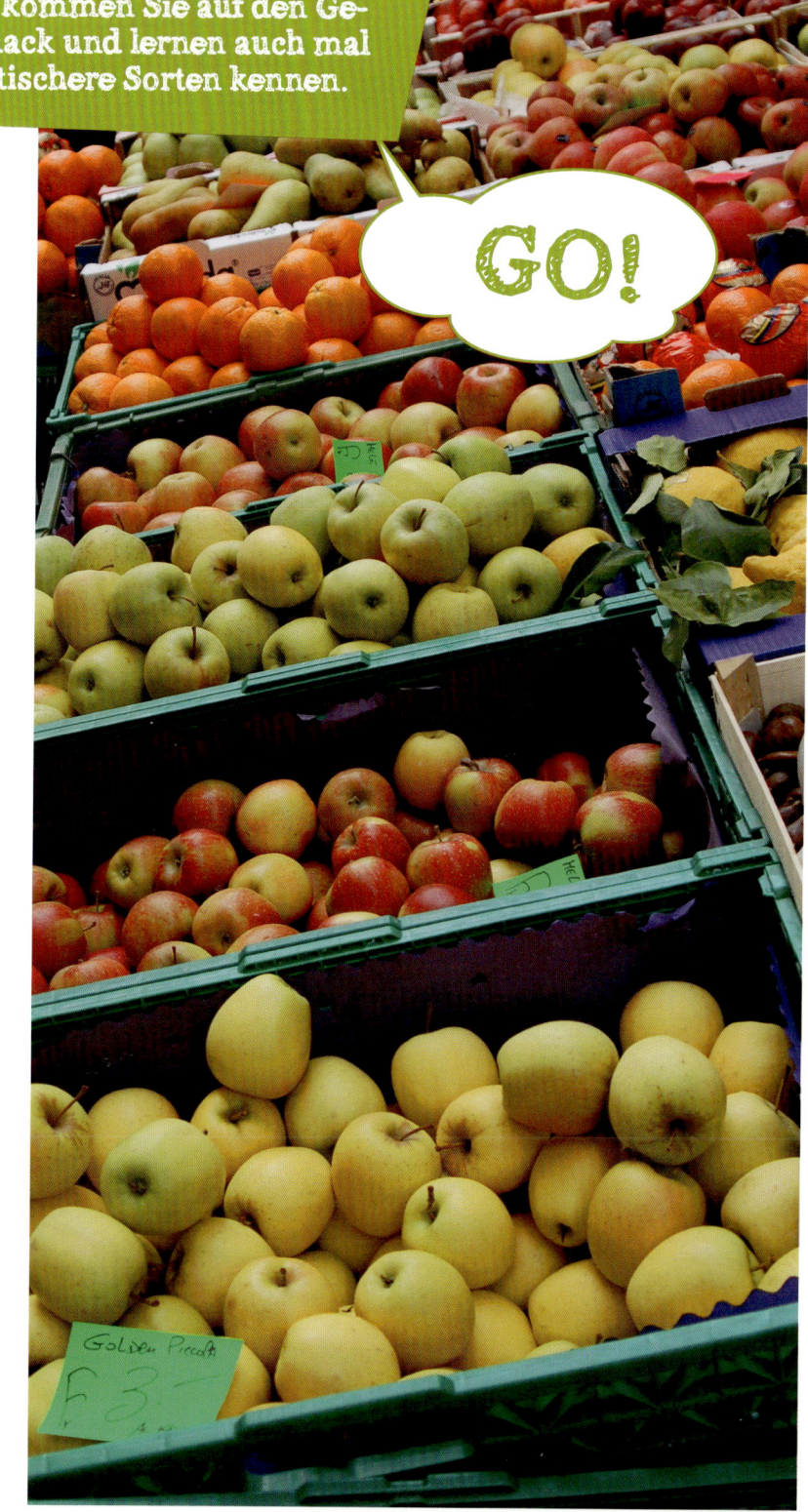

Hier kommen Sie auf den Geschmack und lernen auch mal exotischere Sorten kennen.

GO!

Drei Gründe, beim Obstmann vorbeizufahren:

1. Der Supermarkt hat noch geschlossen, wenn Sie auf dem Weg zur Arbeit sind – nicht jeder Supermarkt öffnet bereits um 7 Uhr. Der Obst- und Gemüsehändler an der Straßenecke kommt sehr früh mit frischen Lebensmitteln vom Großmarkt zurück. Selbst wenn er seinen Stand gerade noch aufbaut, müssen Sie bei ihm nicht auf die offizielle Öffnungszeit warten und werden gleich bedient.

2. Sie haben Lust auf etwas Frisches, wissen aber oft gar nicht, ob Ihnen der Geschmack wirklich zusagt? Der Obst- und Gemüsehändler lässt Sie in der Regel gerne probieren und Sie wissen schnell, ob die kleinen Tomaten so gut schmecken wie sie aussehen und die Mandarinen auch wirklich keine Kerne haben.

3. Sie befürchten, dass kleine Portionen Ihren Geldbeutel extrem strapazieren? Eine falsche Vermutung. Allein durch das Angebot an saisonaler Ware müssen Sie einen überteuerten Einkauf nicht fürchten. Meistens finden sich gerade dort spezielle Sonderangebote wie „3 zum Preis von 1". Und wenn Sie erst mal Stammkunde geworden sind, rundet der Händler die Preise häufig nach unten ab.

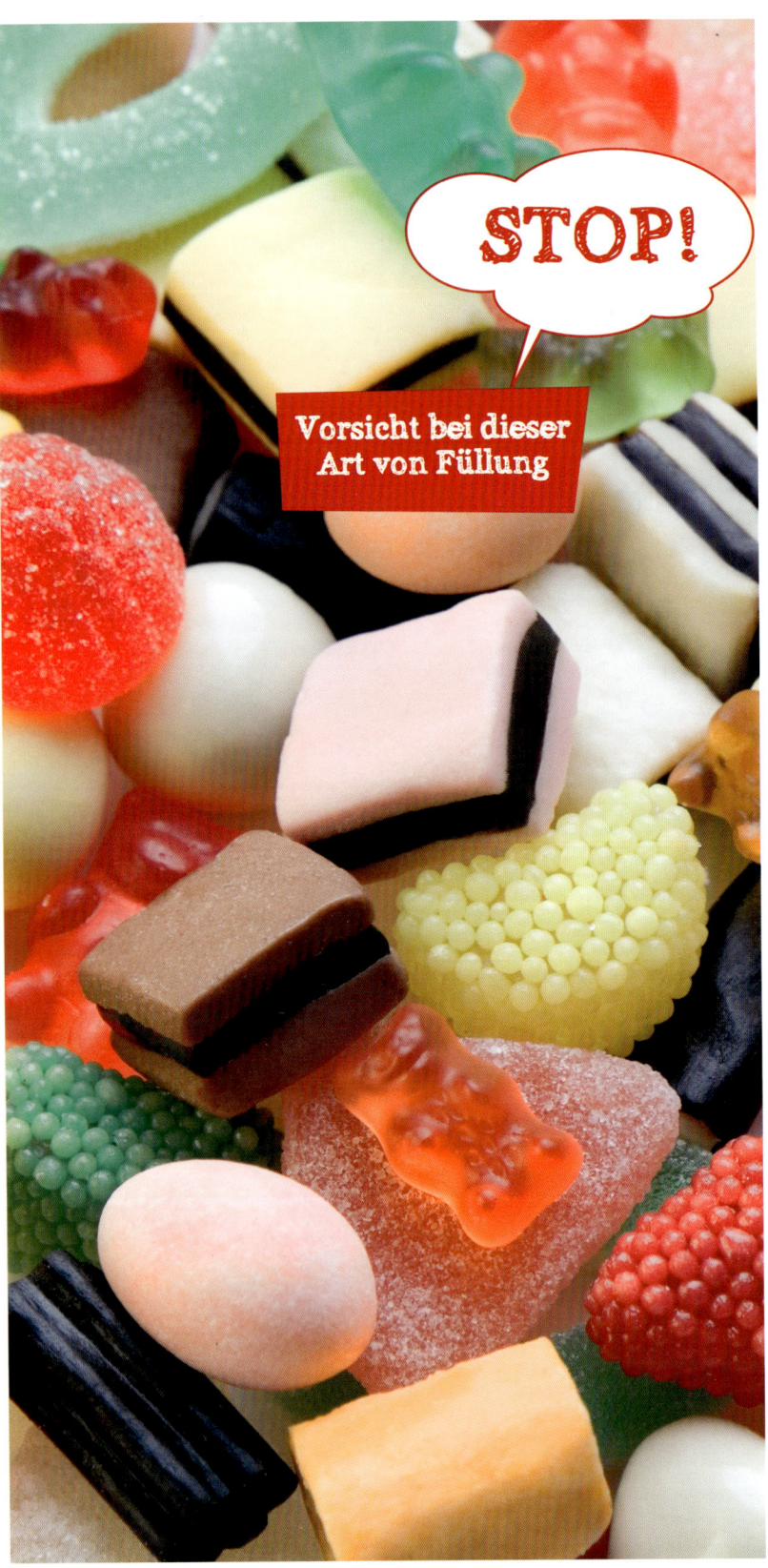

STOP!

Vorsicht bei dieser Art von Füllung

DER BUNTE TELLER AM EMPFANG

„Immer wenn ich bei Frau Müller vorbeigehe, muss ich einfach in die Schale greifen."
Der kleine Plausch und der Griff in die Schale sind Ihnen ja auch gegönnt. Entscheidend ist allerdings, welche Verführungen dort auf Sie lauern. Vielleicht bewegen Sie ja Ihre Kollegin zum Umdenken, und ab morgen gibt es Nüsse statt Gummibärchen.

„Obst in der Schale – das wird doch nur schlecht."
Wenn das Obst nicht gegessen wird, dann schon. Oft ist es eine Frage der Darreichung. Eine Orange lässt sich schlecht im Vorbeigehen essen – geschälte mundgerechte Schnitzen schon leichter.

„Bei uns gab es auch mal einen bunten Obstteller im Büro, der sah aber nicht gerade appetitlich aus."
Das ist Ihre Chance. Überraschen Sie Ihre Kollegen und bereiten Sie einen Obstteller ganz nach Ihrem Geschmack zu. Der erste Schritt bringt oft weitere Steine ins Rollen.

Starten Sie die Obst-initiative in Ihrem Büro!

1. Gehen Sie mit gutem Beispiel voran.

2. Bereiten Sie drei Tage hintereinander einen Obstteller für Ihre Kollegen mit kleinen, mundgerechten Stücken zu.

3. Schon bald wird Ihr Eifer honoriert und einer Ihrer Kollegen bietet an, Sie am nächsten Tag abzulösen.

4. Ihr Engagement hat sich gleich doppelt gelohnt. Sie werden nicht mehr vom „bunten Teller" verführt und helfen auch noch Ihren Kollegen, mehr Vitalstoffe zu essen.

5. Wenn Sie die ganze Abteilung angesteckt haben: Bestellen Sie größere Mengen bei einem Obstlieferservice in Ihrer Nähe. Im Internet findet sich bestimmt ein geeigneter Anbieter.

6. Aber Achtung: Obst enthält Fruchtzucker, daher in Maßen genießen. Nehmen Sie die weniger süßen Sorten, z.B. Kiwis, Beeren, Äpfel, Birnen und Zitrusfrüchte.

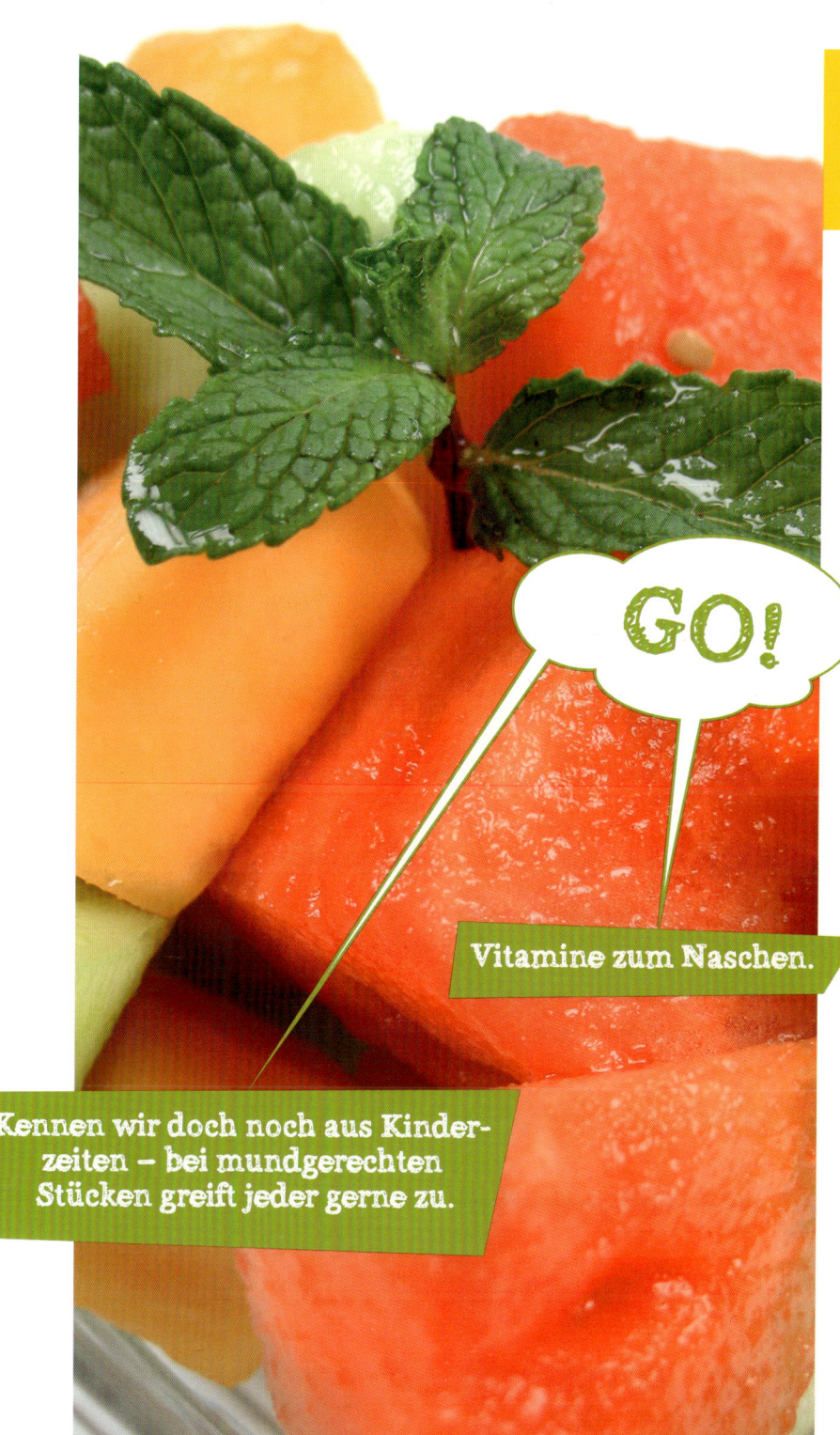

GO!

Vitamine zum Naschen.

Kennen wir doch noch aus Kinderzeiten – bei mundgerechten Stücken greift jeder gerne zu.

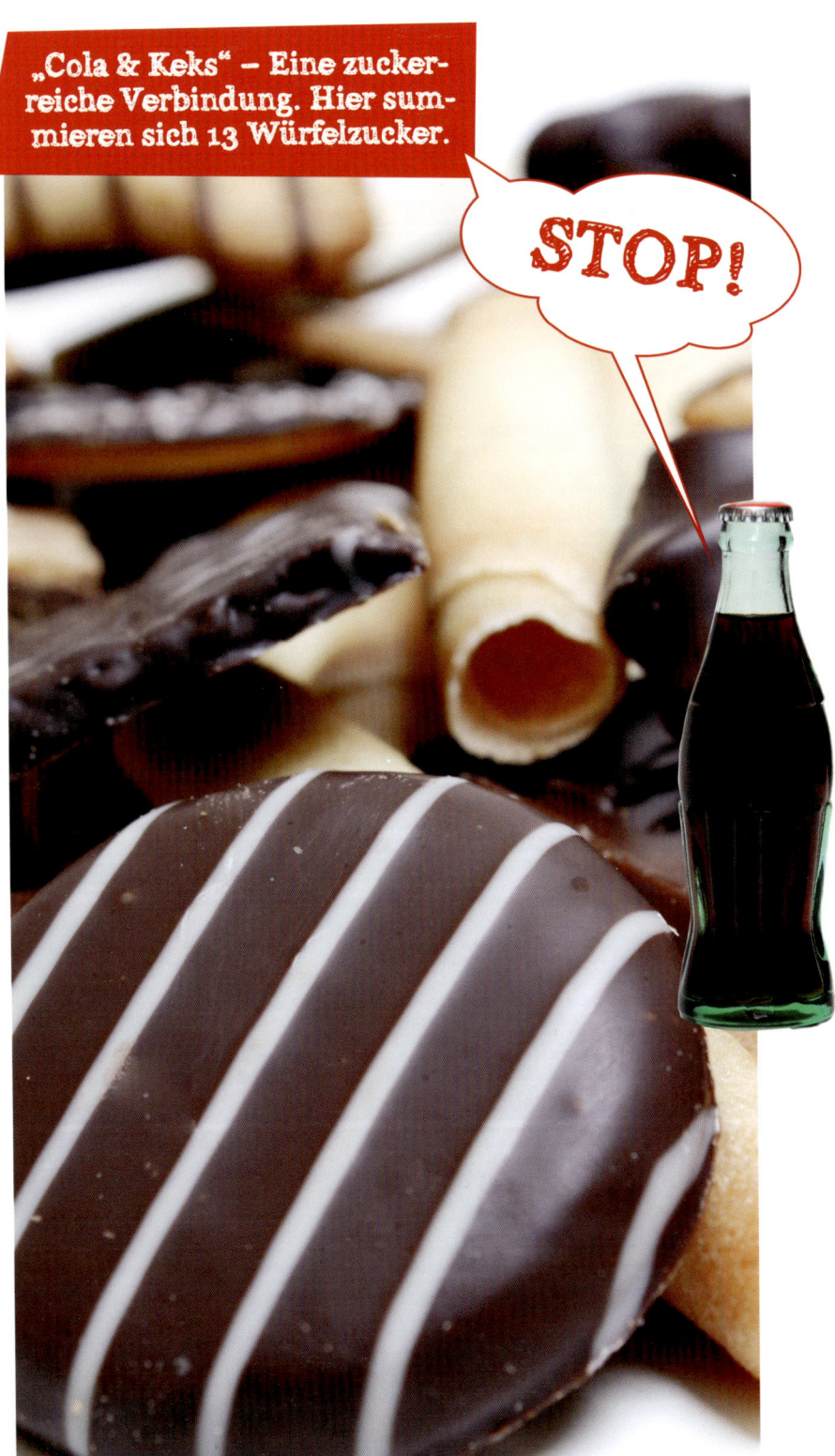

„Cola & Keks" – Eine zuckerreiche Verbindung. Hier summieren sich 13 Würfelzucker.

STOP!

MEETINGS UND KONFERENZEN – KEKS UND COLA

„In Konferenzen greife ich sehr gerne zu Cola und Keksen, sonst werde ich immer so müde."
Die Kombination aus viel Cola und Keksen ist alles andere als günstig für Ihre Konzentrationsfähigkeit. Die große Menge Zucker macht Sie nur kurzzeitig wach. Besser: regelmäßig Wasser oder Tee trinken. Das füllt den Magen und bringt Ihr Gehirn dauerhaft in Schwung.

„Wenn dieser Teller mit Keksen auf dem Tisch steht, greife ich früher oder später zu."
Diese Situation ist tatsächlich eine große Herausforderung. Denn Sie blicken während der Konferenz immer auf diesen verführerischen Teller. Wenn Sie vor dem Meeting gut gefrühstückt haben, fällt es Ihnen leichter, „Nein" zu sagen.

„Während der Konferenz kann ich mich gut zurückhalten, steht der Keksteller später im Büro oder in der Teeküche, kann ich mich nicht mehr beherrschen."
Ist die Konferenz erst zu Ende, sollten Sie schnellstmöglich der Verführung aus dem Weg gehen. An Ihrem Schreibtisch angekommen, können Sie auch wieder selbst bestimmen, was Sie „naschen" möchten. Machen Sie doch einfach mit frisch aufgeschnittenem Obst weiter.

Muss es immer was zum Naschen sein oder reichen auch mal nur Getränke? Bringen Sie das Thema auf den Tisch – egal, welche Rolle Sie am Konferenztisch einnehmen.

Für einstündige Meetings mit Kollegen:

Wasser: Vergessen Sie das Trinken nicht. 200 ml pro Stunde sollten es schon sein.
Tee: Ihnen sagt die normale Auswahl an Teesorten gar nicht zu? Dann regen Sie Ihre Kollegen zu einer größeren Auswahl an Teesorten an. Bei Sorten mit Süßholz sparen Sie leichter Zucker.
Kaffee: Vorsicht vor zu viel Zucker!

Für Meetings bis zu zwei Stunden:

Nüsse: Wenn der kleine Hunger kommt, hilft Ihnen eine hochwertige Nussmischung (Walnüsse, Cashewkerne, Mandeln und Pecan) weiter.

Für lang andauernde Konferenzen:

Getränke: Getränke sollten immer auf dem Tisch stehen. Pausen mit sorgfältig geplanten Mahlzeiten einbauen, statt ständig zu snacken.

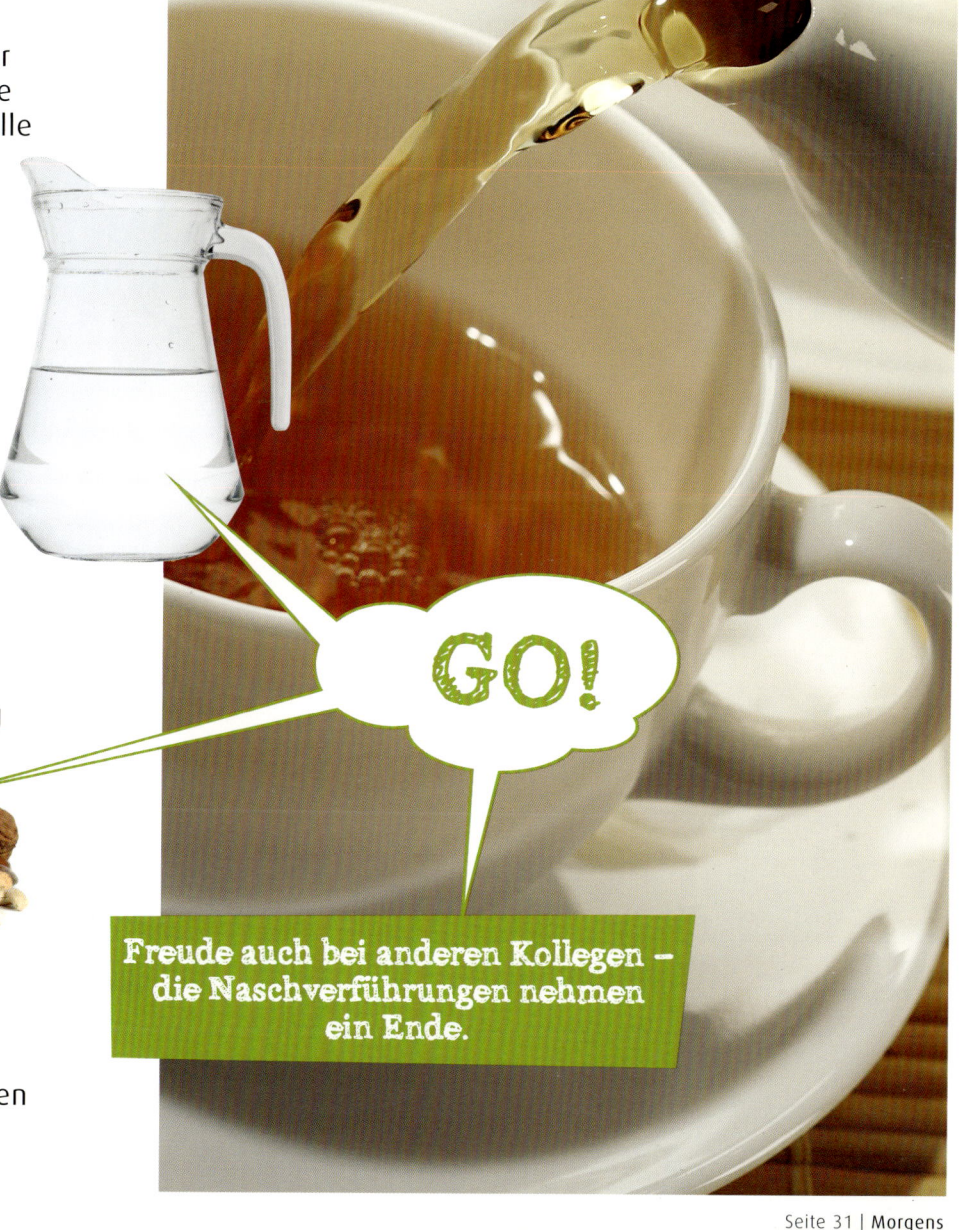

GO!

Freude auch bei anderen Kollegen – die Naschverführungen nehmen ein Ende.

DIE KAFFEEPAUSE

„Ganz nebenbei ist die Keksschachtel halb leer."

STOP!

Zu viel davon und die aufputschende Wirkung geht verloren.

„Wenn ich eine kurze Pause mache, brauche ich einen Kaffee und einen Keks."

Es ist immer wieder zu beobachten, dass sich bei vielen der Kaffeebecher und der kleine Keks als „Pausenerlaubnis" eingeschlichen haben. Aber zählen Sie doch mal, wie oft am Tag Sie diese kleine unscheinbare Pause machen. Ein- bis zweimal ist kein Problem. Sollten es aber vier bis sechs Pausen sein, haben Sie über den Tag verteilt eine halbe Schachtel Kekse gegessen. Und dies nur als Rechtfertigung für eine kleine Abwechslung.

„In der Pause brauch ich meinen Kaffee, damit ich wieder wach werde."

Gegen einen Kaffee ist nichts einzuwenden. Doch der wievielte Kaffee ist das bereits? Frühstückskaffee, Coffee-to-go, Starter-Kaffee-im-Büro, Kaffee-im-Meeting, Kaffee-mit-Kunden etc.? Ihr Körper gewöhnt sich an den steigenden Kaffeekonsum – die aufputschende Wirkung ist häufig nicht mehr so zu spüren. Ein kurzer Gang an der frischen Luft ist für Ihre Konzentration sicher effektiver.

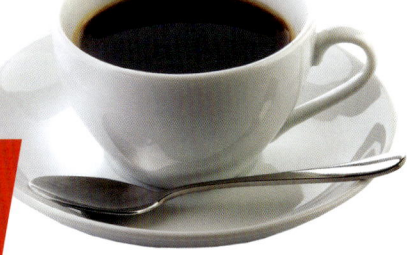

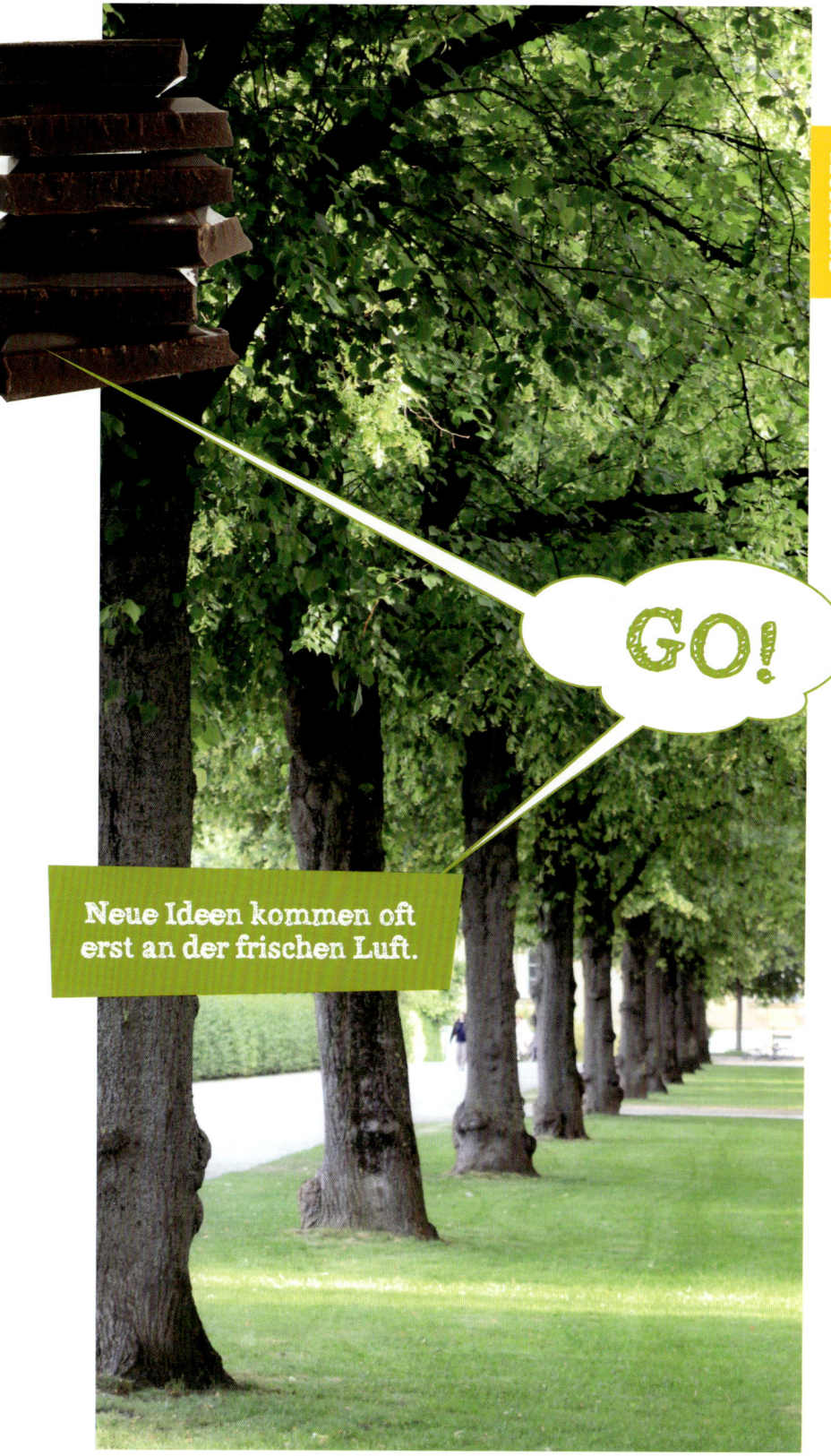

Für die „Süßen":

Gönnen Sie sich anstelle von zuckrigen Keksen einen Riegel Zartbitterschokolade (mindestens 80 % Kakaoanteil). Die ist auch süß, hat aber weniger Zucker.

Finger weg vom Süßstoff. Dieser eicht Ihre Geschmacksnerven auf übermäßige Süße. Steigen Sie auf Zucker um und reduzieren Sie nach und nach die Menge. Süßen Sie Ihren Kaffee schrittweise und probieren Sie ihn zwischendurch. So verhindern Sie, dass Sie ihn übermäßig süßen.

Für „Vieltrinker":

Kombinieren Sie Kaffee und frische Luft und suchen Sie einen guten Coffeeshop in Büronähe. So verhindern Sie, dass Sie zu viele Tassen trinken – Ihr Geldbeutel dankt es Ihnen auch.

Für „Kommunikative":

Auch Ihre Kollegen freuen sich über frische Luft. Gehen Sie gemeinsam eine Runde um den Block und nutzen Sie die Zeit, um wichtige Büroinfos auszutauschen.

GO!

Neue Ideen kommen oft erst an der frischen Luft.

KÜHLSCHRANK-CHECK IN DER TEEKÜCHE

Süße Fruchtjoghurts, Schokopudding, Trinkjoghurts = nur viel Zucker und Aromastoffe.

XXL-Vorratskäsepackung – da meint man´s gut und wird mit Schimmelpilzen am Ende der Woche bestraft.

Kondensmilch: eingedickte und gezuckerte Milch – lange haltbar aber für den Körper kein Mehrwert.

Und überhaupt – achten Sie und Ihre Kollegen auf das Verfallsdatum?

Vollmilch oder H-Milch: Kaffee und Körper freuen sich mehr über eine echte Milch als über Kondensmilch. Übrigens: Nutzen Sie gemeinsam eine Milchtüte – dann wird die Milch auch nicht so schnell sauer.

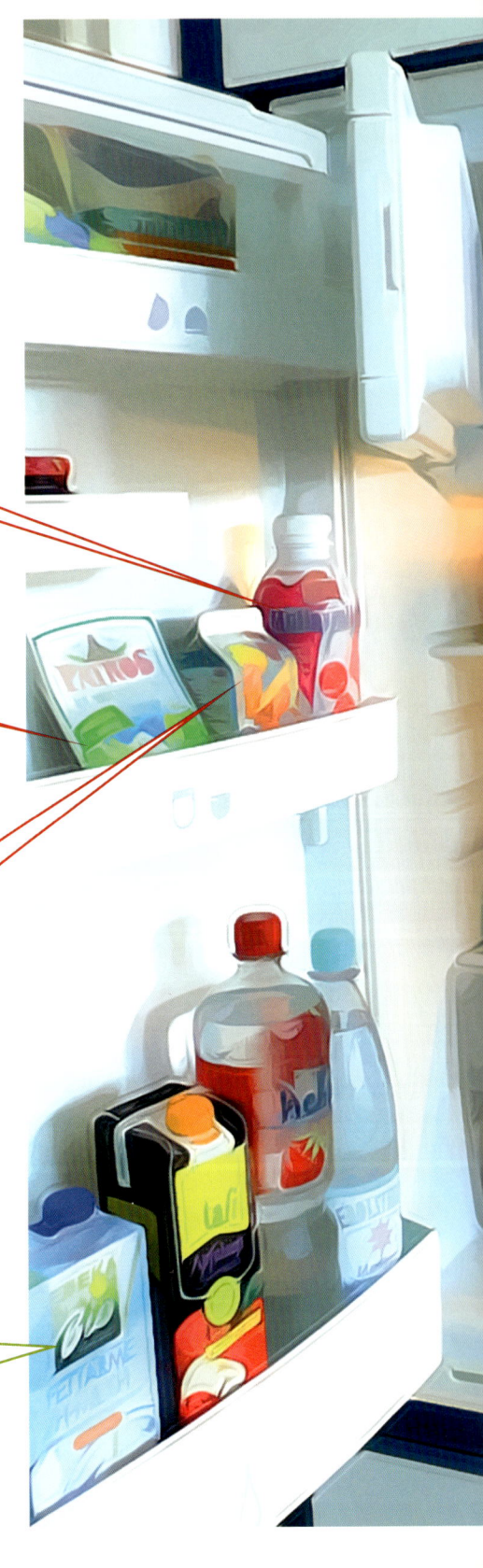

Im Eisfach ist Platz für eine Packung Tiefkühl-Beeren. Diese werten jeden Naturjoghurt auf.

Lieber Naturjoghurt oder Quark mit frischen Früchten oder Fruchtsauce (100 % Frucht).

Parmesan oder anderer Hartkäse hält sich lange im Kühlschrank. Bei Frischkäse, Mozzarella und Feta sind Sie mit kleinen Portionspackungen besser bedient.

In das Gemüsefach gehört kein Bier! Ein paar Möhren zum Knabbern und eine Packung Kräuterquark geben einen gesunden Snack.

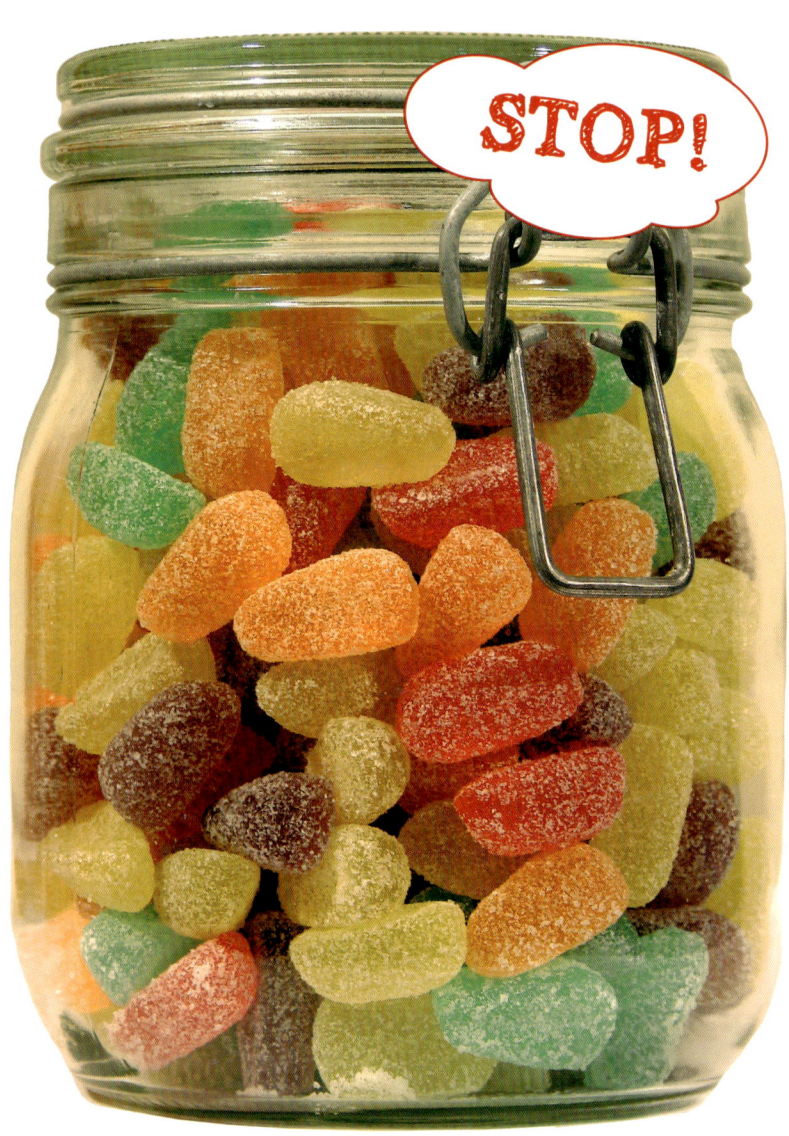

HERZHAFTE VORRATSHALTUNG IM BÜRO

„Sicher habe ich ein paar Vorräte im Büro. Für den kleinen Hunger habe ich Kekse und Gummibärchen in meinem Schrank."
Verabschieden Sie sich von Ihren süßen Vorräten. Wenn Sie auf eine übersichtliche, herzhafte Vorratshaltung umsteigen, können Sie den kleinen Hunger viel besser stillen.

„Ich kann doch im Büro keine Vorratshaltung betreiben."
Sie brauchen für Ihre Vorräte noch nicht einmal einen Kühlschrank. Eine kleine Nische in der Büroküche oder eine kleine Kiste in einer unauffälligen Ecke reicht schon aus. Wieso sollten Sie auf leckere und gesunde Snacks Ihres persönlichen Geschmacks verzichten? Schließlich verbringen Sie im Büro die längste Zeit des Tages.

„Vorratshaltung – das ist nichts für mich. Zu Hause mach ich das auch nicht."
Wie oft passiert es, dass Sie aus Zeitnot schnell beim Imbiss um die Ecke oder am Süßigkeitenautomaten etwas kaufen?
Ein paar Oliven oder andere Antipasti aus dem Glas können den größten Appetit stillen.

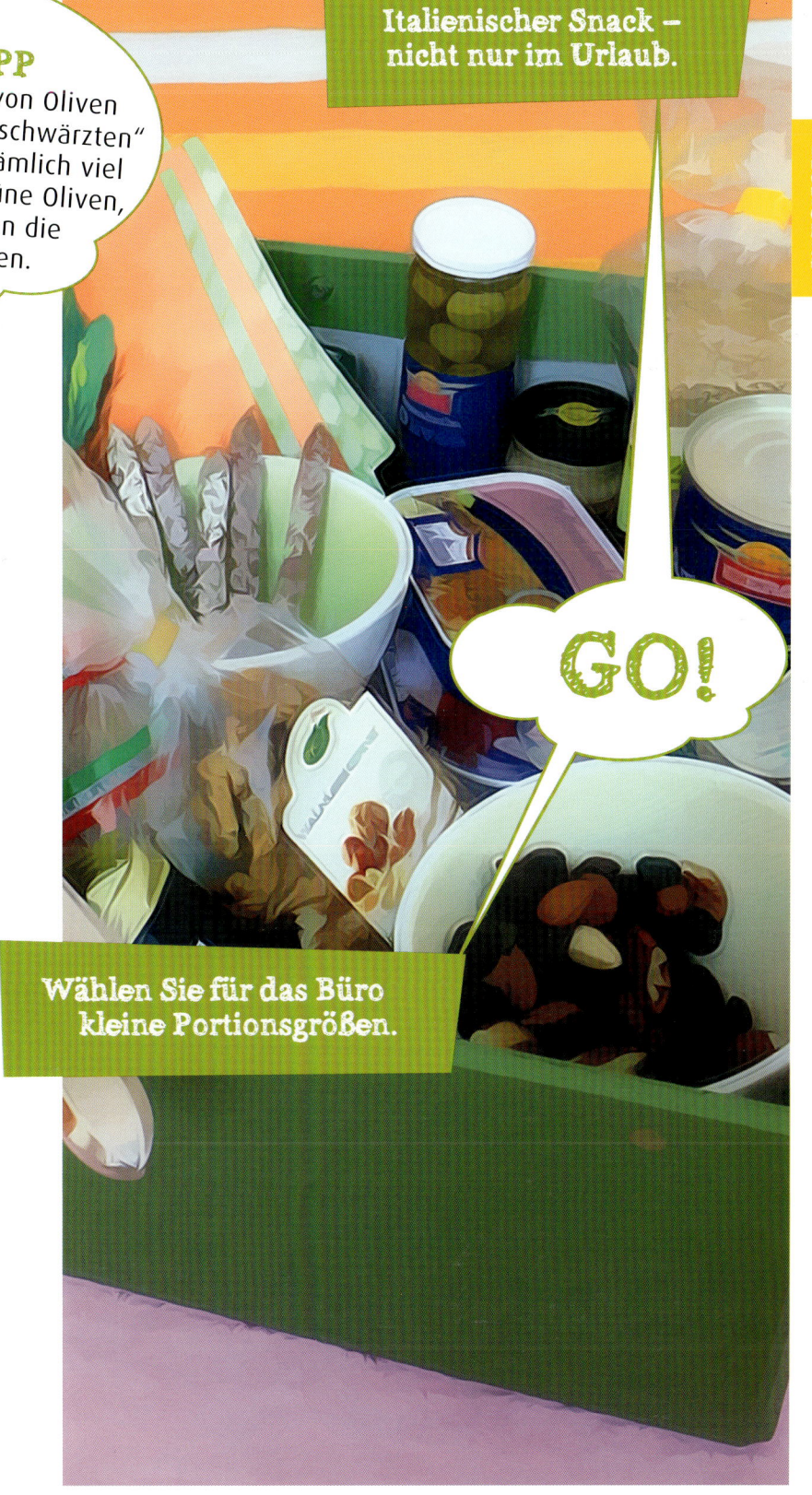

Italienischer Snack – nicht nur im Urlaub.

GO!

Wählen Sie für das Büro kleine Portionsgrößen.

EXTRA-TIPP
Achten Sie beim Kauf von Oliven darauf, dass es keine „geschwärzten" sind. Dann zahlen Sie nämlich viel Geld für ursprünglich grüne Oliven, im Glauben, es seien die reiferen, schwarzen.

EXTRA-TIPP
Das leere Olivenglas eignet sich hervorragend als zukünftiger Salatsaucen-Shaker. Also bitte aufheben!

Ihre Vorratsbox im Büro – sogar ungekühlt haltbar – bringt Abhilfe in stressigen Phasen:

1. Wählen Sie eine kleine Box (Weinkiste oder Karton).

2. Befüllen Sie die Box mit einigen Vorräten (siehe unten).

3. Deponieren Sie dort außerdem ein Taschenmesser und eine Packung Servietten.

FISCH IN TOMATEN-SAUCE	ARTI-SCHOCKEN	KLEIEN SALAMI (FRISCHE-PACK)
GETROCK-NETE TOMATEN	VOLLKORN-BROT 50 gr PORTIONEN	OLIVEN IM GLAS
THUN-FISCH IN ÖL ODER NATUR	WALNÜSSE	ALTERNA-TIVE BROTAUF-STRICHE

MIX IT!

SPEISEPLAN – GESCHICKTE WOCHENPLANUNG

MENÜ	MONTAG	DIENSTAG	MITTWOCH	DONNERSTAG	FREITAG
Menü 1 2,90 EURO	Champignons und Brokkoli à la Creme Lauchstreifen Semmelknödel	Milchreis mit heißen Wald-beeren Zimt und Zucker 1	Weißer Bohnen-eintopf Mit feinem Gemüse und Speck 4	Vegetarische Spaghetti „Bolognese" Reibkäse Obstdessert 1,2	„Chili con Carne" mit roten Bohnen Baguette
Menü 2 3,50 EURO	Fleischwurst-scheiben mit geräuchertem Speck umwickelt Kartoffelpüree 2	Gemüsefrikadelle Schnittlauchsauce geschmorte Karottenscheiben Salzkartoffeln	Hausgemachte Blattspinat-lasagne Dessert 1,2	Bunter Salatteller mit warmem Schafskäse in Folie	Schweineschnitzel Spiegelei bunter Kartoffelsalat 1,5
Menü 3 3,80 EURO	Cevapcici Zaziki Pommes frites 3,5	½ Grillhähnchen Pommes frites Currysauce Dessert 1	Hausgemachte Frikadellen dicke Bohnen Salzkartoffeln 4	Pfannengyros von der Putenbrust Zaziki Pommes frites 3	Schollenfilet gebacken Remouladensauce Pommes frites gemischter Salat 1,5
Tipp des Tages	Asiatische Filetpfanne süß-sauer Chinagemüse Basmatireis	„Cordon bleu"vom Schwein, gefüllt mit Schinken und Käse Zuckererbsen Röstkartoffeln 1,2,3,4,8	Hähnchenbrust-filet Pfeffersauce Broccoli Kartoffelgratin	Rindersaftbraten Rahmsauce Apfelrotkohl Kartoffelklöße 4	„Mailänder Schweinesteak" mit Tomaten und Mozzarella überbacken Rahmgemüse Butterreis

Zusatzstoffe: 1. Farbstoff, 2. Konservierungsmittel, 3. Antioxidationsmittel, 4. Geschmacksverstärker, 5. Süßungsmittel, 6. geschwefelt, 7. gewachst, 8. Phosphat

Klingt gut, aber was steckt dahinter?
„A la creme": Oft verbirgt sich hier eine dick machende Sauce mit viel Stärke.
„Obst-Dessert": zuckriges Obst aus der Konserve oder eine kleine Ananas auf einem Schokopudding?

Feine Unterschiede beim Fleisch:
Wählen Sie hochwertige Fleischgerichte, wie „Steaks" oder „Filet", nicht die billigen Wurstbeilagen wie z. B. „Fleischwurstscheiben".

Verführung vor Ort:
Ohne Vorausplanung lassen Sie sich schnell von spontanen Gelüsten leiten. So passiert es leicht, dass Sie fast täglich Pommes frites essen.

Mehr Zusatz- als Nährstoffe?
Konservierungs-, Aroma- und Geschmacksverstärker sollten nicht jeden Tag in dieser Anzahl in Ihrem Gericht enthalten sein.

So entgehen Sie den Fallen: vernünftige Planung ist die halbe Miete.

1. Drucken Sie sich den Wochenplan aus und verschaffen Sie sich einen Überblick.

2. Achten Sie bei jedem Gericht auf einen großen Gemüseanteil.

3. Geben Sie Gerichten mit Salzkartoffeln den Vortritt gegenüber solchen mit Pommes frites.

4. Hinterfragen Sie die klein gedruckten Zahlen! Je weniger Zusatzstoffe, umso besser.

5. Gestaltet sich an manchen Tagen die Auswahl schwierig, dann lassen Sie sich von den Tipps der folgenden Seiten inspirieren.

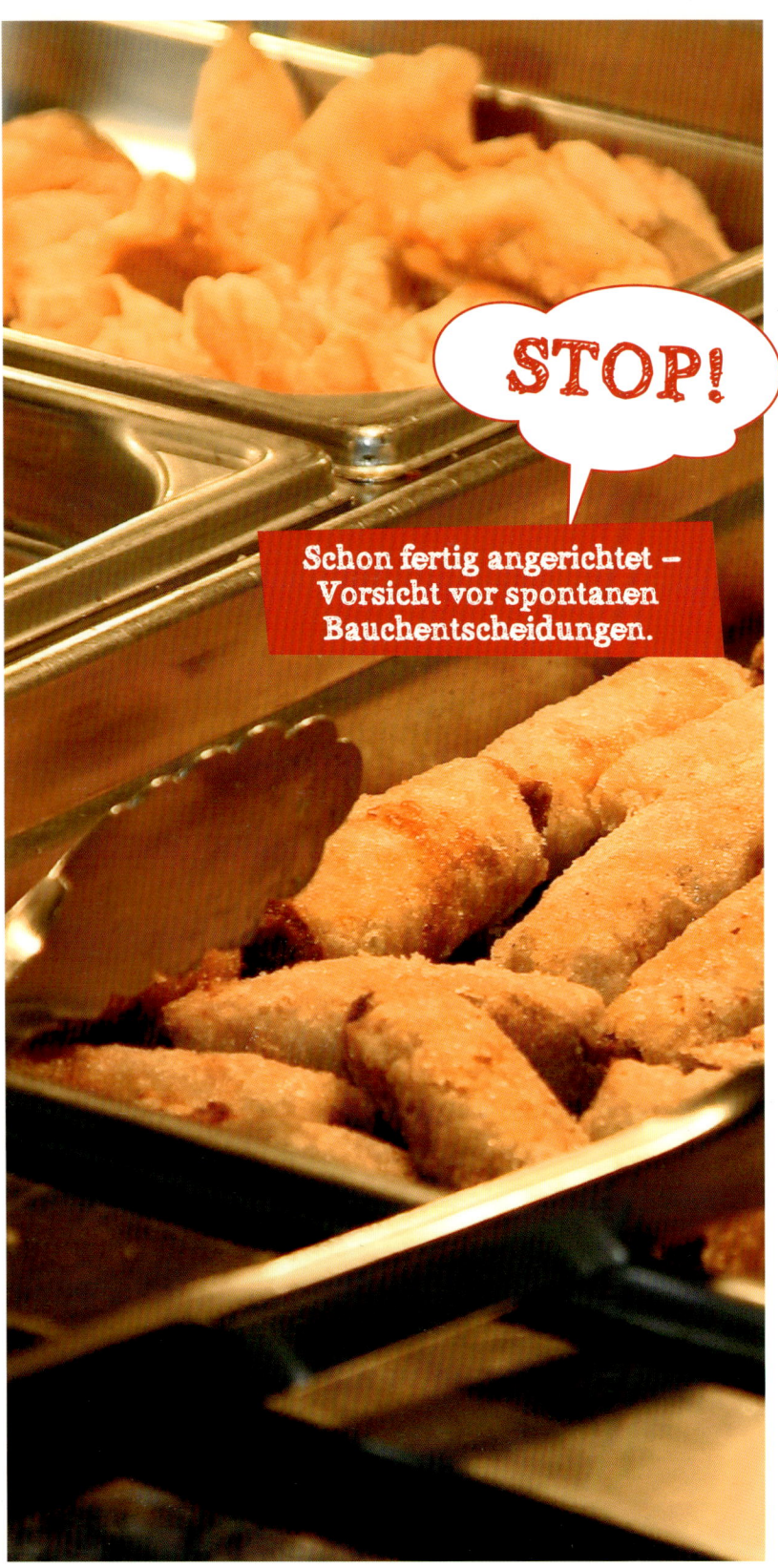

STOP!

Schon fertig angerichtet – Vorsicht vor spontanen Bauchentscheidungen.

KANTINE – DAS „PATCH-WORK"-MENÜ

„Oft komme ich in die Kantine und die Auswahl an Hauptgerichten spricht mich gar nicht an. Da weiß ich nicht, was ich wählen soll."

Schauen Sie sich doch mal bei den Beilagen genauer um. Und stellen Sie sich für Ihren Geschmack eine vollwertige Mahlzeit zusammen. Was spricht gegen zwei Schälchen gedünstetes Gemüse und ein Schälchen Reis?

„Das Gemüse in der Kantine ist doch ganz zerkocht. Da kann ich gleich die Currywurst essen."

Mag sein, dass das Gemüse oft nicht so knackig ist wie bei Ihnen zu Hause. Aber selbst wenn ein paar Vitamine durch die Zubereitung gelitten haben, liefert das Gemüse immer noch mehr Ballast- und Vitalstoffe als die Currywurst.

„Oft hätte ich gern nur eine Beilage, aber die gibt es nur in Kombination mit dem ganzen Menü."

Sicher ist es am besten, wenn Sie sich im Baukastenprinzip Ihre Speisen zusammenstellen können. Wenn dies nicht möglich ist, weil der Koch darüber entscheidet, wie die Teller über die Theke gehen, ist Ihre Selbstdisziplin gefragt. Sie entscheiden letztendlich, was Sie von Ihrem Teller essen und was auch mal liegen bleiben darf.

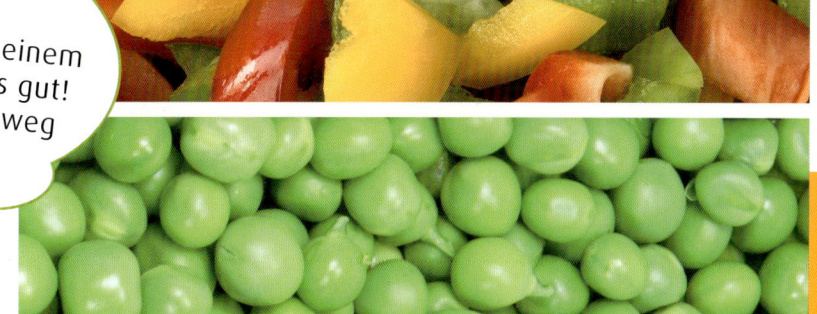

EXTRA-TIPP
Gemüse schmeckt oft mit einem Schuss Olivenöl besonders gut! Hierfür lohnt sich der Umweg zum Salatbuffet!

Stellen Sie Ihr persönliches „Patchwork-Menü" aus Suppen und Beilagen* zusammen:

GEMÜSE-SUPPE	TOMATEN-SUPPE	KLARE BRÜHE	1x SUPPE
BROKKOLI	BLUMEN-KOHL	KOHLRABI	2 x GEMÜSE-BEILAGE
WOK-GEMÜSE	BUTTER-GEMÜSE	ERBSEN & KAROTTEN	
Kl. PORTION REIS	Kl. PORTION NUDELN AL DENTE	Kl. PORTION KARTOFFEL	1x BEILAGE Kl. PORTION

MIX IT!

GO!

Die Chance, sich am Gemüse satt zu essen, ohne es selbst putzen und schneiden zu müssen.

Machen Sie einen Bogen um Pommes frites, Bratkartoffeln und Kroketten.

Wer Angst hat, nicht satt zu werden: Ein Teller Salat oder eine Suppe als Vorspeise können Wunder wirken.

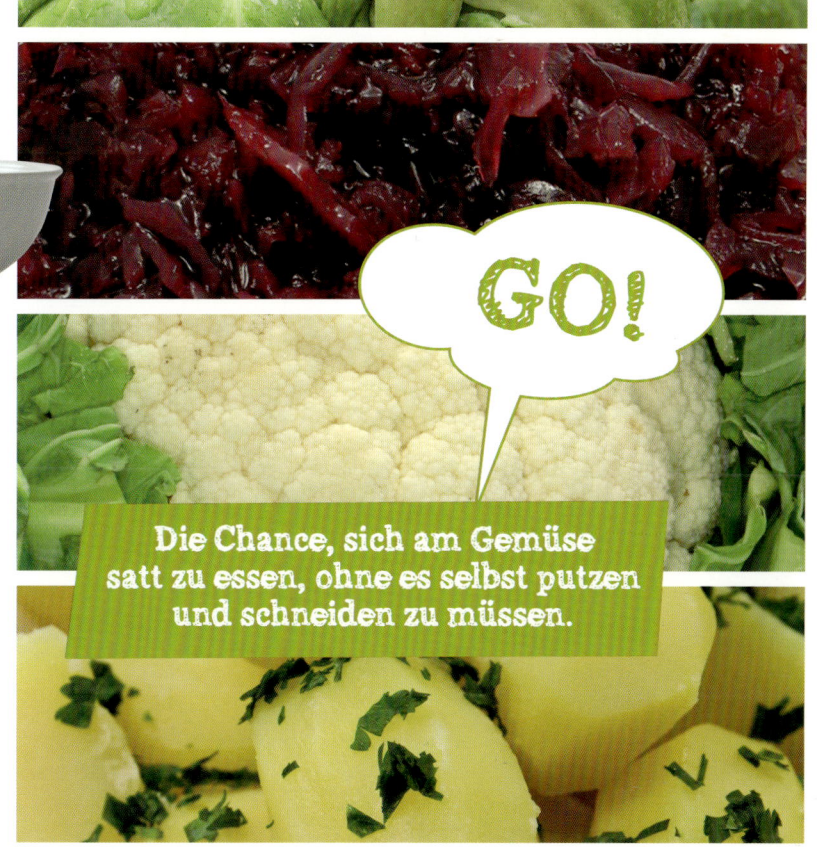

STOP!

Mayonnaise, Aromastoffe, Geschmacksverstärker, Zucker.

Der Salat geht leider unter.

KANTINE

Salatsaucen mit Vorsicht genießen.

„An der Salatbar macht man doch automatisch alles richtig."
Nicht alles, was sich an der Salatbar tummelt, ist ausnahmslos gesund. Achten Sie darauf, dass Sie Ihren frischen, knackigen Salat nicht in einem mayonnaisestarken Dressing ertränken.

„Natürlich nehme ich die Sauce, die am Salatbuffet steht. Dafür ist sie ja gedacht."
Ja, man möchte es Ihnen mit Fertigsaucen gerne einfach machen. Diese Saucen sind aber bei weitem nicht die beste Alternative. Oft kommen hier minderwertige Öle, Konservierungsstoffe und jede Menge Zucker zum Einsatz. Der Eigengeschmack des Salats kommt wieder mehr zur Geltung, wenn Sie weniger Fertigsaucen verwenden.

„Am Salatbuffet lachen mich die Fertigsalate am meisten an."
In bereits angemachten Salaten verlieren sich die Vitalstoffe oft unter Mayonnaise, Konservierungs- und Aromastoffen. Wählen Sie frische Produkte wie Karotten, Gurken, Tomaten, Sprossen und verschiedene Salatblätter. Übrigens: Im Vergleich zu Eisbergsalat liefern Salatsorten wie Radicchio und Feldsalat nicht nur mehr Geschmack, sondern auch mehr Vitalstoffe.

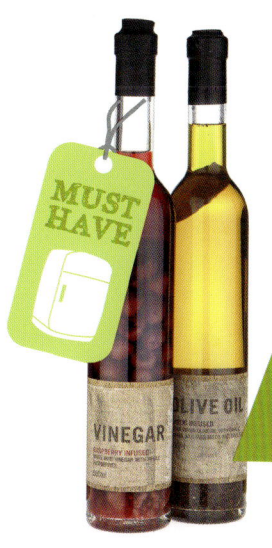

MUST HAVE

VINEGAR

OLIVE OIL

Die schönen Flaschen sind keine Dekoration – sondern warten auf Ihren Einsatz.

GO!

Hier gewinnt Ihr Salat an Geschmack und Ihr Körper an Vitalstoffen.

Ihre Eigeninitiative ist gefragt:

Hier haben Sie die Möglichkeit, verschiedene Öl- und Essigsorten zu testen, die Sie vielleicht nicht zu Hause haben, aber immer schon mal probieren wollten.

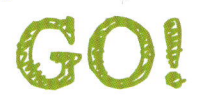

HIMBEER-ESSIG	BALSAMICO	KRÄUTER-ESSIG
OLIVENÖL	WALNUSS-ÖL	KÜRBIS-KERNÖL
SALZ & PFEFFER	SPROSSEN	PINIEN- & KÜRBIS-KERNE

MIX IT!

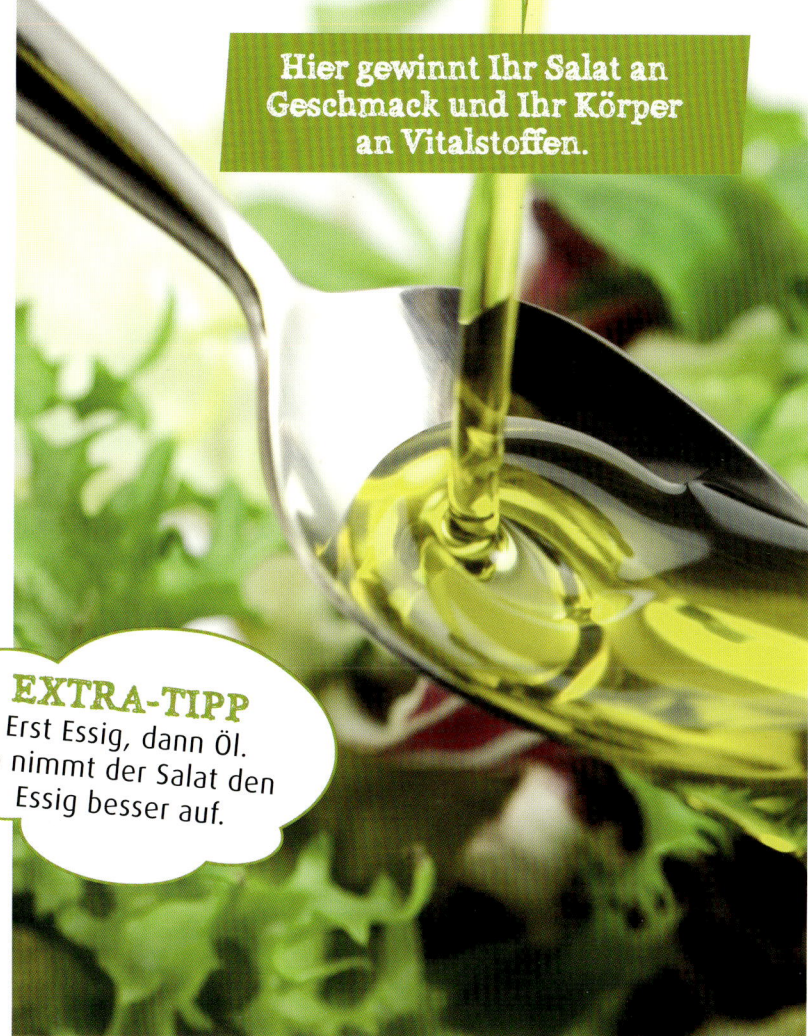

EXTRA-TIPP
Erst Essig, dann Öl. So nimmt der Salat den Essig besser auf.

Selbst wenn die Auswahl an Ölen und Essigsorten nicht so groß ist, die Klassiker „Olivenöl & Balsamico" finden sich an jedem Salatbuffet.

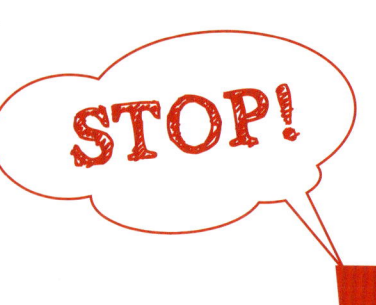

STOP!

Vorsicht vor der Zutat: „Pflanzenfette gehärtet" – eine Gefahr für Ihre Zellen.

FAST FOOD – TÜTENSUPPEN & CO.

„Ist doch praktisch. Heißes Wasser dazu und fertig."
Praktisch sind sie schon, diese „Hightech-Produkte", die sich mit etwas heißem Wasser zu einer ganzen Mahlzeit entwickeln. Leider beinhaltet diese Pulvermischung einen Cocktail aus Aroma- und Zusatzstoffen, der auf Dauer Ihr Geschmacksempfinden so verändert, dass Sie die wahren Zutaten nicht mehr zu schätzen wissen.

„Mit meiner Tütensuppe habe ich wenigstens etwas Warmes im Bauch."
Warm schon, aber viel mehr kann die Suppe nicht leisten. Sie sollten Ihrem Körper etwas Besseres gönnen. Wenn Sie am Vorabend etwas mehr kochen, können Sie die Reste mittags schnell aufwärmen und die Tütensuppe getrost streichen.

„Es kann doch nicht sein, dass alle Suppen so schlecht sind, oder?"
Die Zutatenliste verrät Ihnen die Wahrheit. Wenn Sie „gehärtete Pflanzenfette" lesen, sollten Sie die Finger von der Packung lassen (siehe S. 130-131). Manche Anbieter aus der Bio-Ecke wissen, wie man auch gesunde Tütensuppen herstellt. Diese kosten zwar etwas mehr – sind den Preis aber auch wert.

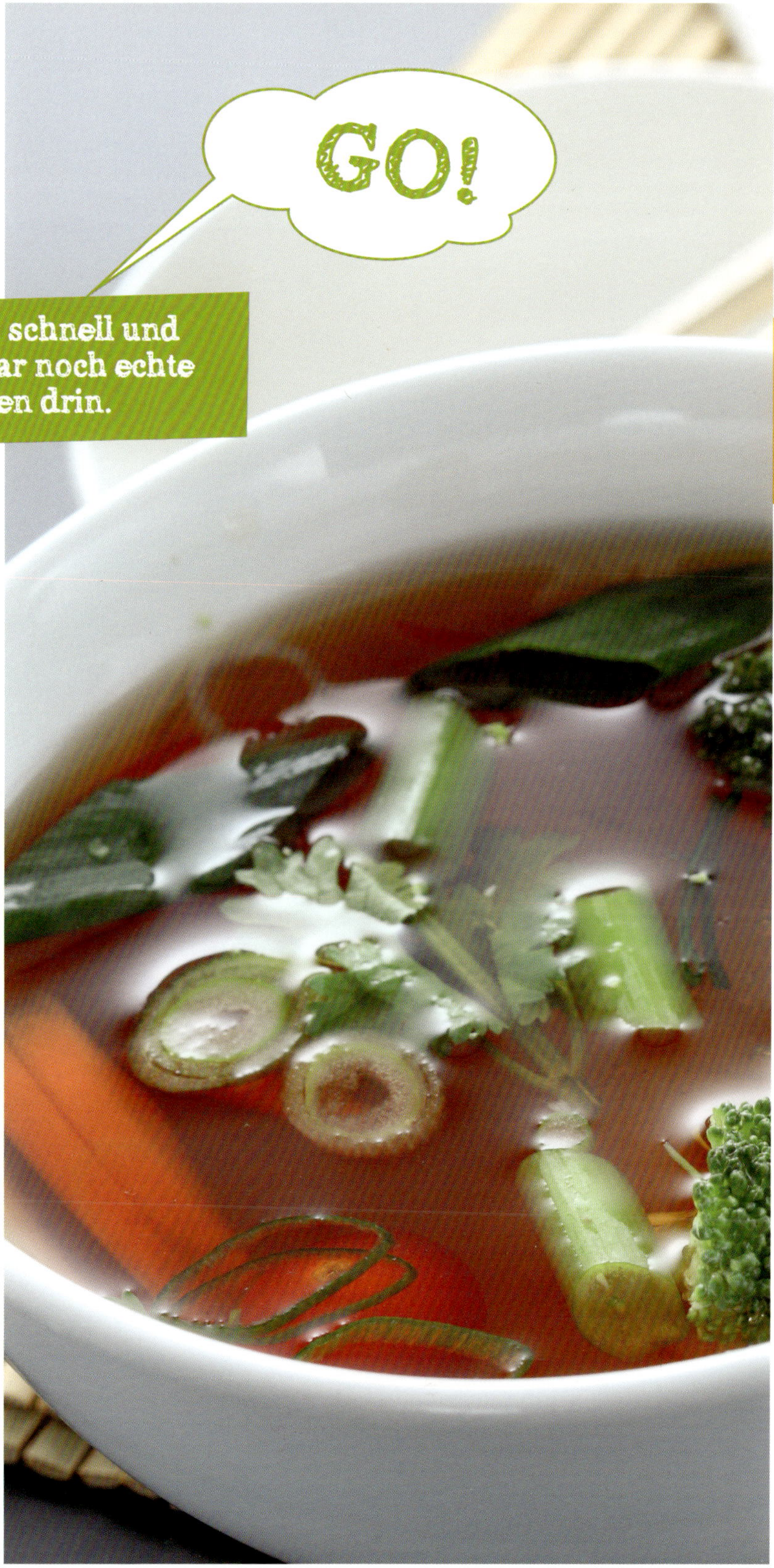

Geht auch schnell und es sind sogar noch echte Zutaten drin.

Mitgedacht – mitgebracht:

Planen Sie bewusste Kochtage ein:
Kochen Sie zu Hause einen großen Topf Suppe
Ihrer Wahl und nehmen Sie mindestens
die doppelte Menge an Zutaten. Frieren Sie
die Suppe portionsweise in Beuteln ein.

So haben Sie die ideale Lösung für das Büro.
Dort aufgewärmt kann die Konkurrenz aus
dem Päckchen schnell einpacken.

Liefern lassen:

Halten Sie Ausschau nach unterschiedlichen
Lieferdiensten in Ihrer Nähe. Selbst mit
asiatischer Geschmacksrichtung gibt es
immer mehr BIO-Anbieter, die auf den Einsatz
von Geschmacksverstärkern verzichten.

Informieren Sie sich vorab im Internet über
das Angebot oder fragen Sie bei Ihrer Bestellung telefonisch nach.

FAST FOOD – DER PIZZA-SERVICE

STOP!

Vier Käsesorten und Sie verabschieden sich in den Verdauungsschlaf.

„Wir bestellen beim Pizzaservice – will noch jemand etwas?"

Schnell erliegen Sie der Versuchung, eine Pizza mit zu bestellen, doch der Pizzaservice bietet auch eine große Auswahl unterschiedlichster Salate. Ein Blick ins Internet, auf die Seite des Lieblingsanbieters, und Sie sind im Nu über sein Angebot informiert.

„Wenn ich die Pizza bestellt habe, esse ich sie auch auf."

Oft reicht eine halbe Pizza aus, um den Mittagsappetit zu stillen. Fragen Sie vorher Ihre Kollegen, wer sich eine Pizza teilen mag. Auch wenn „Jumbo" preiswerter erscheint, „Single" reicht für „Schreibtischtäter" vollkommen aus.

„Pizzaservice finde ich klasse. Die Pizza bestelle ich ganz nach meinen Wünschen mit extra viel Käse und Salami."

Weniger ist manchmal mehr. Gerade die Kombination von viel Käse, fettem Wurstbelag und Pizzateig ist schwer verdaulich und raubt Ihnen Energie am Nachmittag. Pizzen mit weniger Belag sättigen auch und machen Sie nicht so müde.

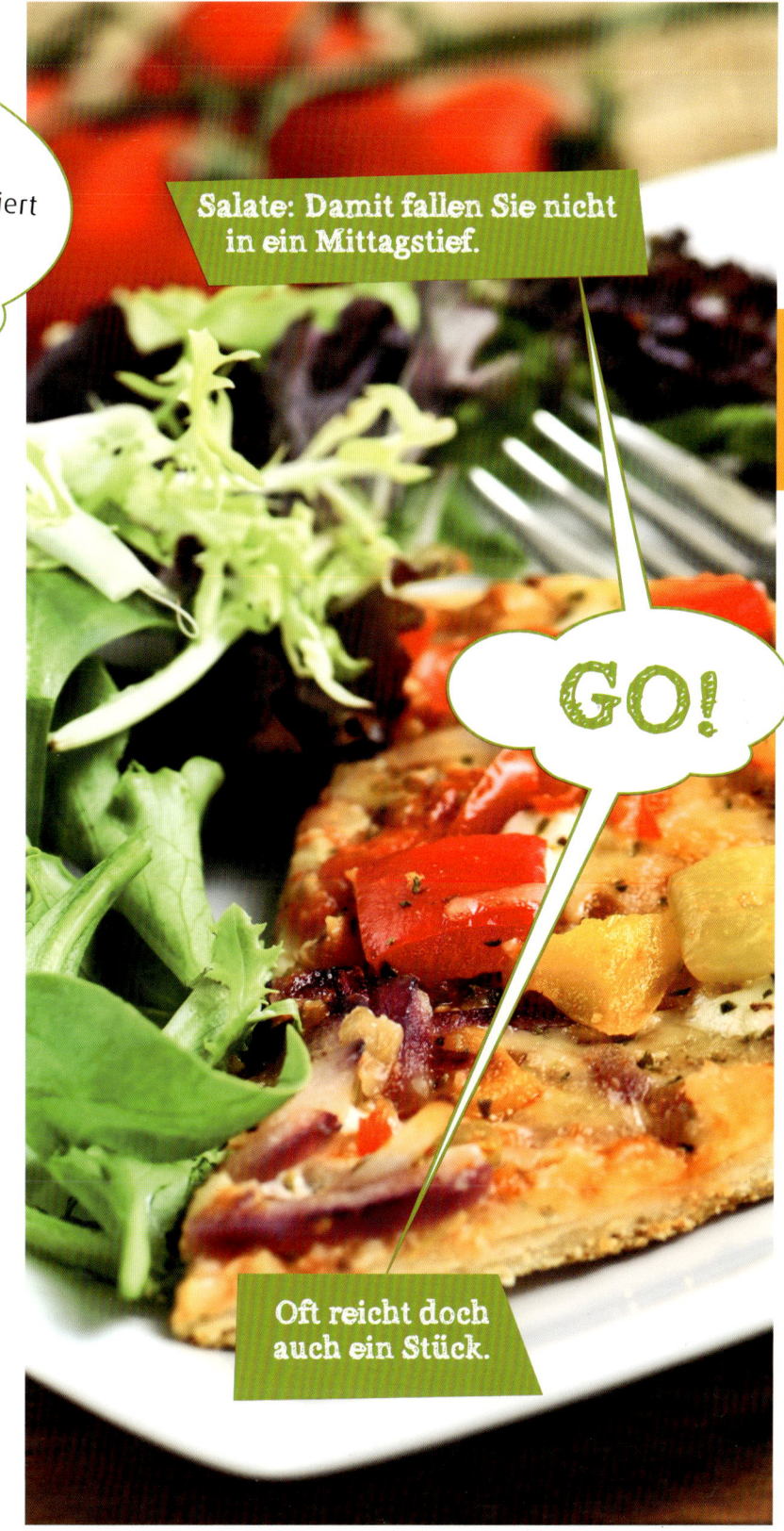

Salate: Damit fallen Sie nicht in ein Mittagstief.

GO!

Oft reicht doch auch ein Stück.

EXTRA-TIPP

Ihr Telefon-Vorteil. Keiner registriert Ihr Alter. Also zögern Sie nicht und bestellen auch mal eine „Kinderpizza".

Auch nach dem Mittagessen möchten Sie fit sein? Dann stellen Sie sich ein Menü zusammen, das Sie lange sättigt und nicht ins Mittagstief fallen lässt:

1. Bestellen Sie immer einen großen gemischten Salat.

2. Kreieren Sie Ihr Dressing aus dem eigenen Olivenöl- und Essigvorrat und verzichten Sie auf das mitgelieferte, meist zuckrige Fertigdressing.

3. Wenn Sie eine große Pizza bestellen, teilen Sie sich diese mit einem Ihrer Kollegen.

4. Sammeln Sie Frische-„Punkte" durch „Rucola & Tomate".

5. Achten Sie auf die Bestellgrößen „mini – single – maxi". Je nach Anbieter variieren hier die Pizzamaße.

Es findet sich kein Kollege, der sich eine Pizza mit Ihnen teilt? Dann heben Sie sich die zweite Hälfte für den nächsten Tag auf.

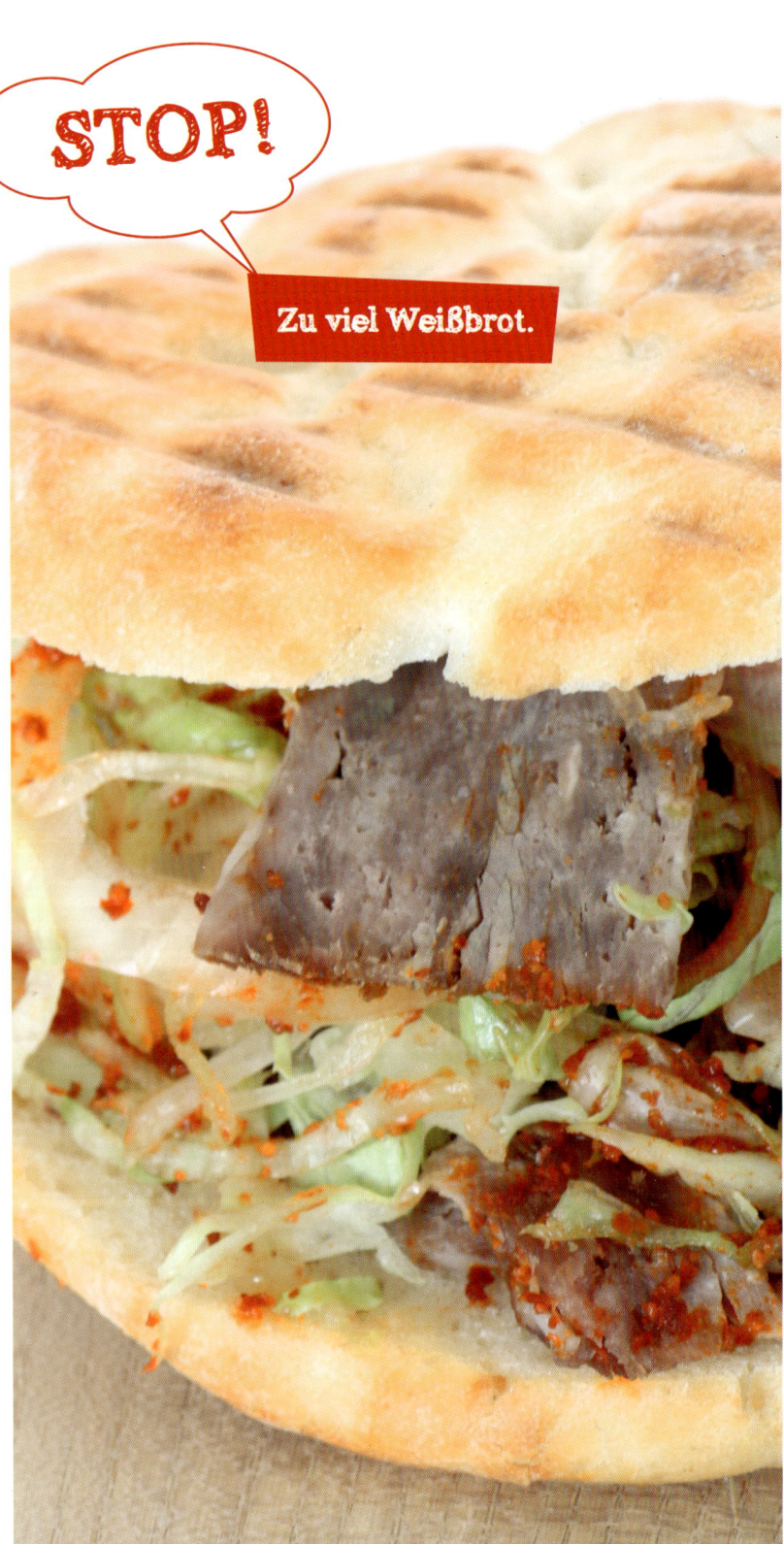

STOP!

Zu viel Weißbrot.

FAST FOOD – DIE DÖNER-BUDE

„Döner ist Döner – da gibt es doch keine Unterschiede."
Aber sicher – gerade beim Döner können Sie selbst mitentscheiden: Zwiebeln ja oder nein, Salat gerne ein bisschen mehr, Tomaten bitte reichlich und das Dressing nicht zu scharf. Nirgends anders können Sie Ihr Fast Food so individuell zusammenstellen.

„Döner esse ich nicht gern, da tropft immer etwas runter."
Sie dürfen sich den Döner auch einpacken lassen und ihn dann in Ruhe im Sitzen mit Messer und Gabel essen. Ihr Vorteil: Sie sind meist schneller satt und auf den Fladenbrot-Deckel können Sie dann auch verzichten.

„Ich habe gehört, dass beim Döner oft Gammelfleisch im Spiel ist."
Schwarze Schafe gibt es überall – daher inspizieren Sie die Dönerbude Ihres Vertrauens. Ist etwas nicht in Ordnung, spricht sich das schnell herum. Fragen Sie doch Ihre Kollegen nach einer Dönerbude, die sich bewährt hat.

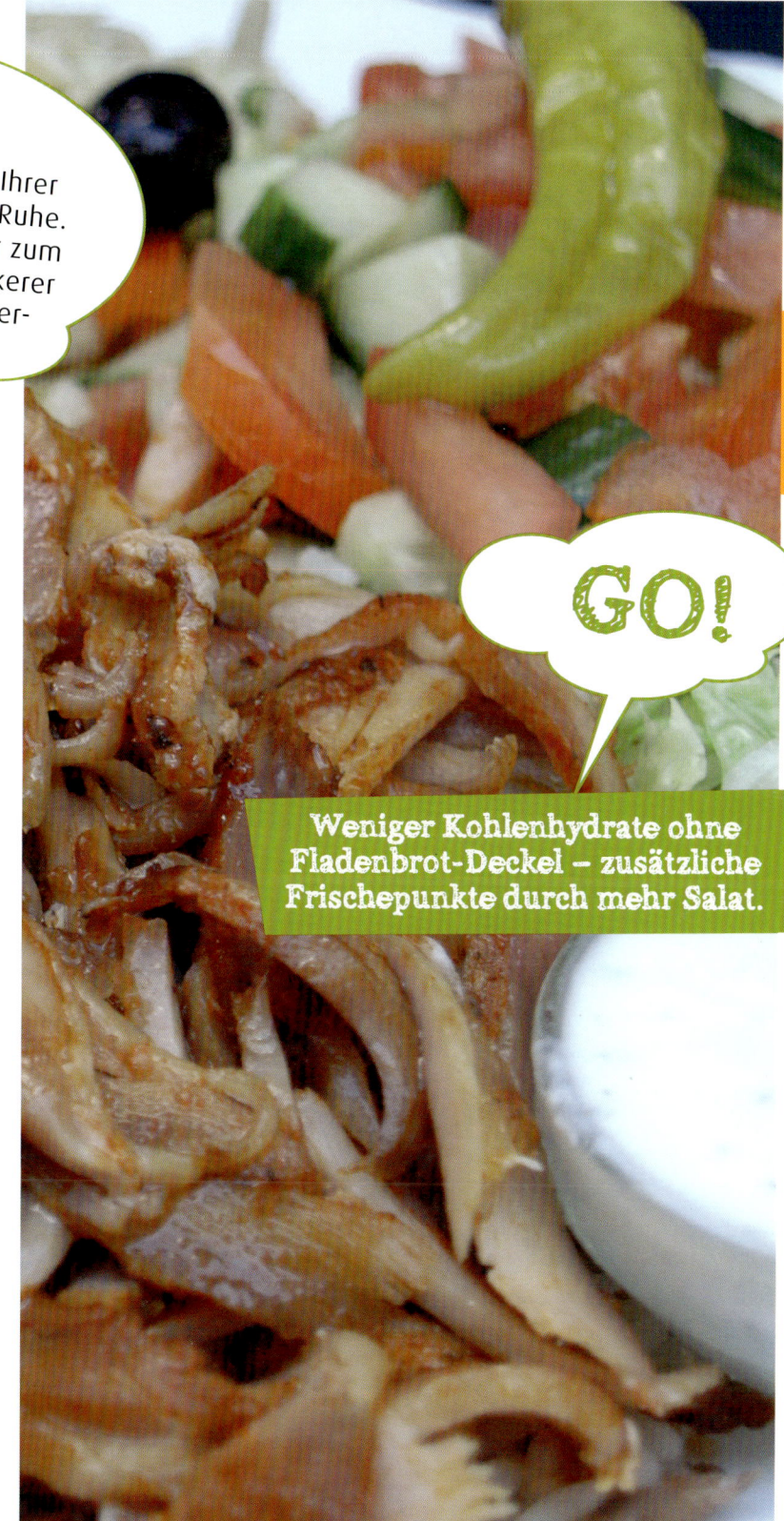

EXTRA-TIPP

Inspizieren Sie das Angebot Ihrer orientalischen Imbissbude in Ruhe. Viele Menschen kommen hier zum ersten Mal in den Genuss leckerer Hülsenfrüchte, wie z.B. Kichererbsen in Form von Humus.

Das macht den Döner zu einem gesunden Mittagessen:

» meist mageres Fleisch
» leckerer Salat
» Tomaten
» Krautsalat
» Rotkohl
» frische Zwiebeln
» Joghurtdressing
» Knoblauch und Chili

Der Dönerteller:

Genießen Sie den Döner in Ruhe mit Messer und Gabel und verzichten Sie auf den „stabilisierenden" Fladenbrot-Deckel. Die leckeren Zutaten sättigen Sie meistens ausreichend und Sie können sich einen Teil des Brotes sparen.

Mehr Sättigung durch Ayran:

Fragen Sie nach dem türkischen Trinkjoghurt (Ayran). Wenn Sie vom Brot weniger essen und stattdessen wertvolles Eiweiß erhöhen, wird der Döner-Imbiss schnell eine wertvolle Mahlzeit.

GO!

Weniger Kohlenhydrate ohne Fladenbrot-Deckel – zusätzliche Frischepunkte durch mehr Salat.

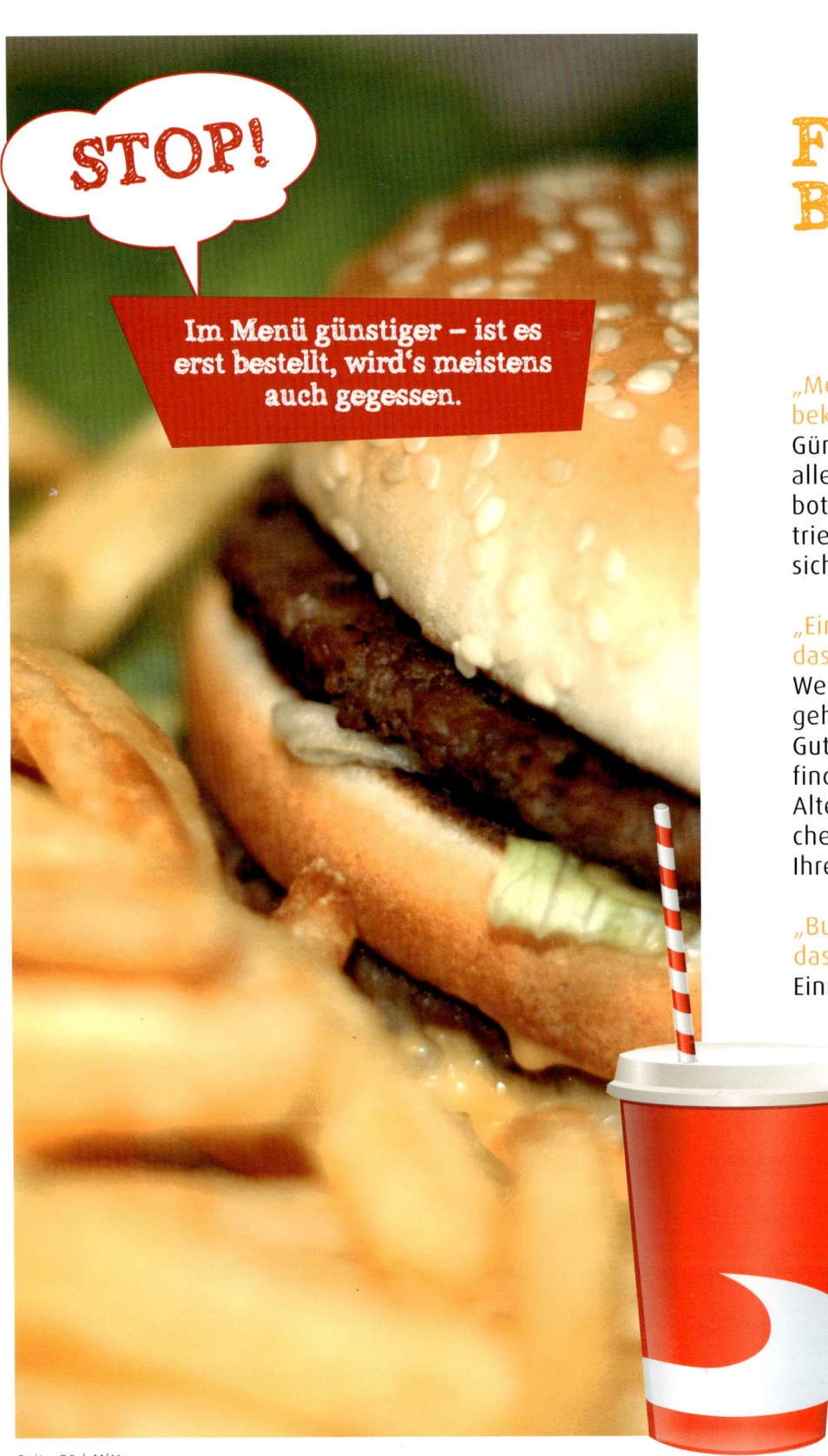

FAST FOOD – BURGER & CO.

„Meistens bestelle ich ein Menü. Da bekomme ich alles zum günstigsten Preis."
Günstig schon, aber wollen Sie das wirklich alles essen? Wer immer alles isst, was angeboten wird, hat schnell zu viel. Das konzentrierte Arbeiten am Schreibtisch fällt danach sicherlich nicht leicht.

„Ein Menü zu bestellen, ist nun mal das Einfachste."
Wenn Sie mittags ins Fast-Food-Restaurant gehen und Ihrem Körper trotzdem etwas Gutes tun wollen, müssen Sie mitdenken. Es finden sich dort definitiv gesunde und leckere Alternativen. Um diese zu entdecken, brauchen Sie aber eine ruhige Minute, bevor Sie Ihre Bestellung abgeben.

„Burger, Pommes und Cola – das gehört einfach zusammen."
Einmal im Jahr ist diese Kombination auch okay. Wenn Sie mehrmals im Monat auf Fast Food zurückgreifen, sollten Sie sich an neue Kombinationen gewöhnen. Bestellen Sie ein Wasser statt einer großen Cola, haben Sie ca. 15 Würfelzucker gespart.

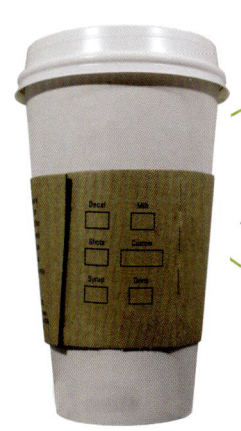

EXTRA-TIPP
Der Kaffee ist oft ausgezeichnet.
Als Dessert ist ein Cappuccino eine
gute Wahl (siehe dazu
Seite 69).

Die beste Wahl im Fast-Food-Restaurant:

» Nehmen Sie sich Zeit und schauen sich die gesamte Speisekarte an, bevor Sie bestellen.

» Ignorieren Sie die Menü-Angebote.

» Wenn Sie gar nicht auf Ihren Burger verzichten möchten, nehmen Sie einmal Messer und Gabel, lassen die eine Hälfte das Brötchens weg und genießen nur die Frikadelle.

» Ein großer Salat mit gebratenem Fleisch und einem leichten Dressing ist ein wunderbares Mittagessen.

» Vorsicht Salatsaucen! Wählen Sie ein Dressing aus Essig und Öl.

» Trinken Sie Wasser – und nutzen Sie den Refill-Service, wo Sie Ihr Glas jederzeit neu mit Wasser befüllen können.

Hier freut sich nicht nur Ihr Körper, sondern auch noch Ihr Geldbeutel:

Durch die Kombination aus Salat mit Hähnchen oder Pute sind Sie gut gesättigt und entgehen dem „Verdauungskoma" nach dem klassischen „Burger-Menü".

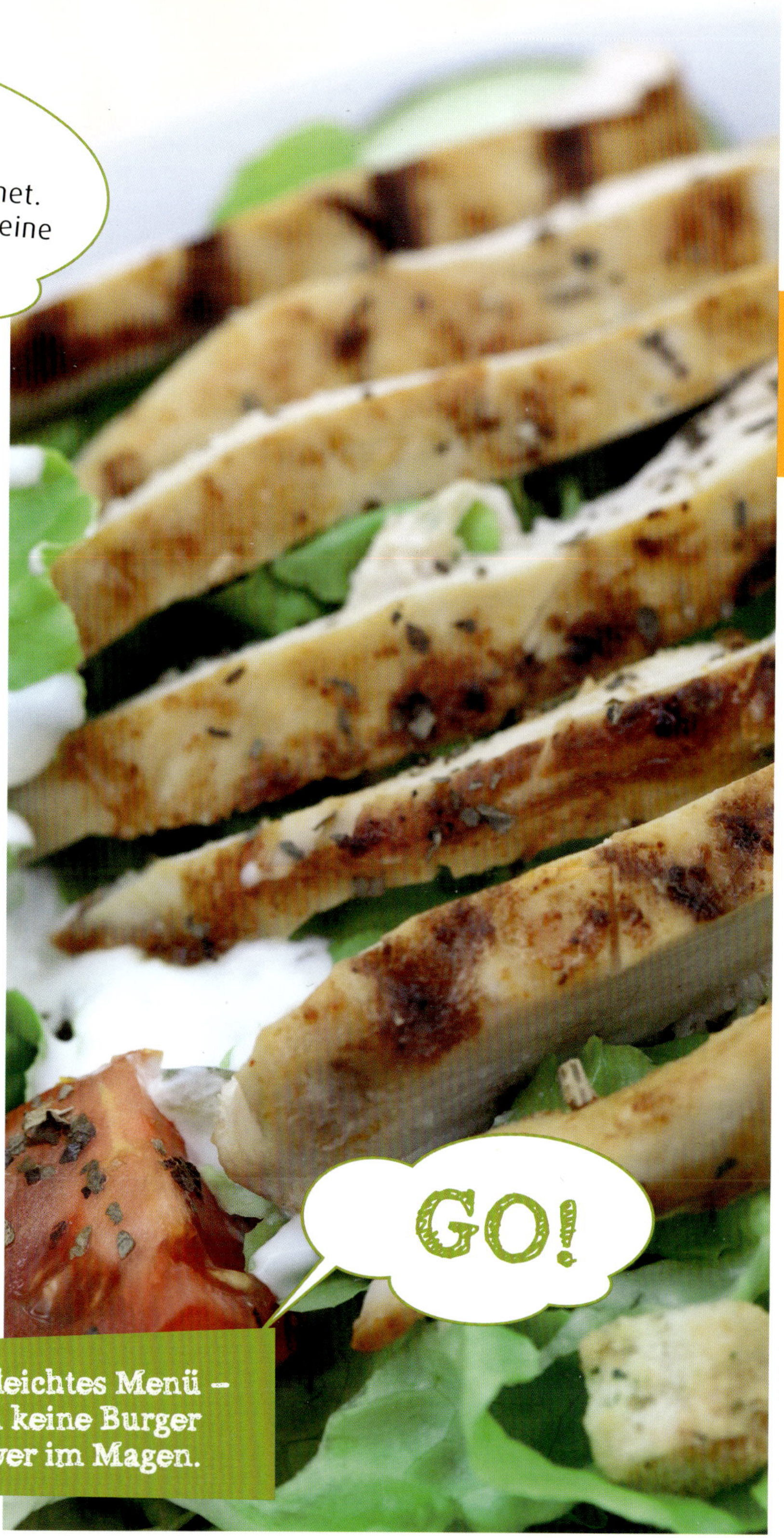

GO!

Endlich ein leichtes Menü –
hier liegen keine Burger
mehr schwer im Magen.

SALAT – 4 X LEICHT BESCHAFFT

Kantine: Die schnellste und oft günstigste Lösung.

» Wählen Sie den großen Teller – schließlich wollen Sie satt werden.

» Die Basis auf Ihrem Teller besteht aus verschiedenen Blattsalaten.

» Als Fitmacher wählen Sie reichlich bunte und frische Rohkost wie Tomate, Karotte und Paprika.

» Das besondere Extra sind Sprossen und Kerne.

» Geschmackvolle Sattmacher, wie z. B. Thunfisch, Oliven, Käsewürfel oder hart gekochte Eier, dürfen natürlich nicht fehlen.

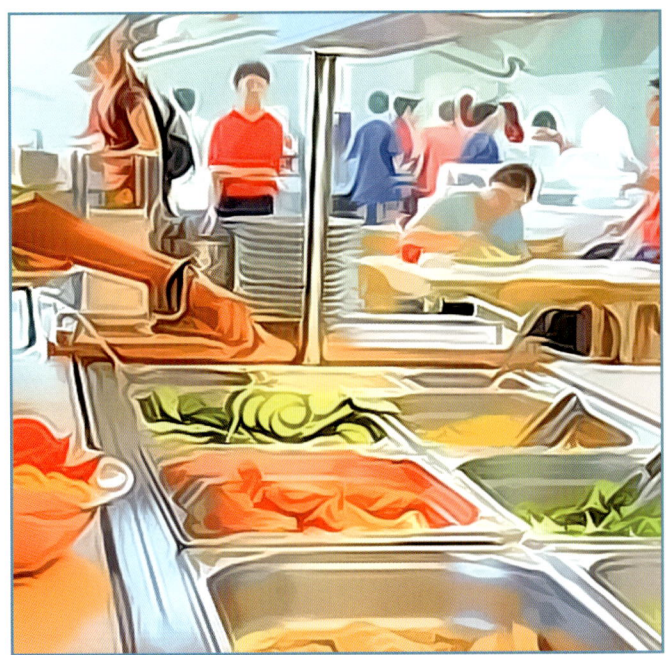

Supermarkt: Die Do-it-yourself-Lösung.

Wenn Sie wenig Zeit haben, dürfen Sie gerne zum Tütensalat greifen. Achten Sie hierbei unbedingt darauf, dass die Salatblätter frisch aussehen. Inspizieren Sie hierfür den Beutel genau, bevor er in Ihrem Einkaufskorb landet. Mit folgenden Zutaten aus dem Supermarkt können Sie Ihren Salat aufwerten:

» Oliven

» Thunfisch natur

» hart gekochte Eier

» Schafs- oder Ziegenkäse

Immer mehr Verbreitung findet der „Fix und fertig"-Salat in Plastikboxen im Kühlregal. Beachten Sie hier unbedingt den Zuckergehalt der Salatsauce und greifen Sie im Zweifel lieber auf Ihren eigenen Öl- und Essigvorrat zurück.

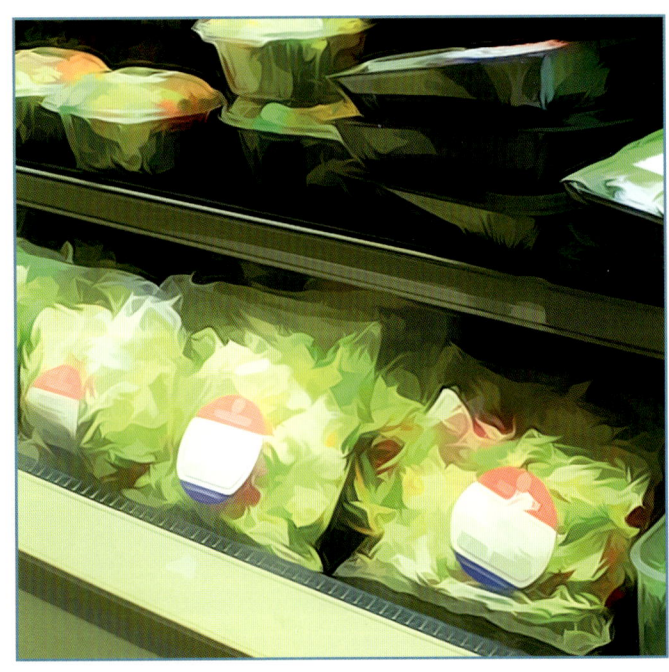

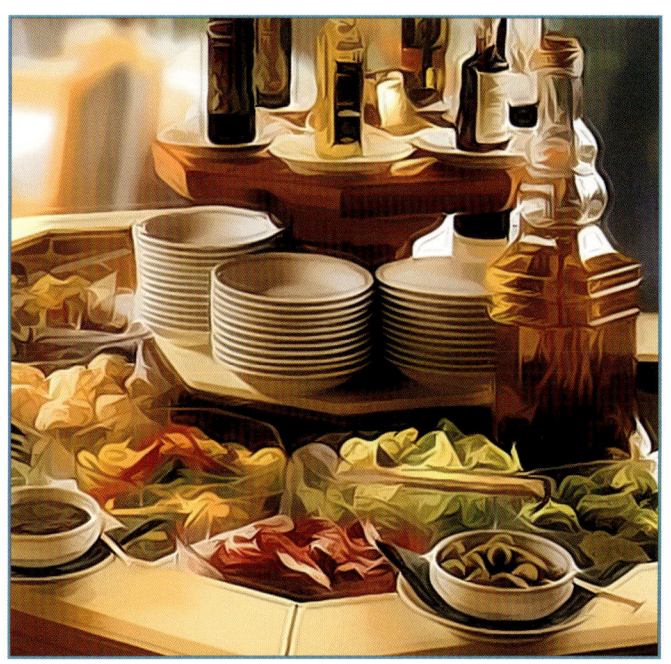

Restaurant: Die Lösung für die längere Pause.

» Viele Hotels oder Restaurants bieten mittags ein „All you can eat"-Salatbuffet an.
» Halten Sie Ausschau nach einem Angebot in der Nähe Ihres Arbeitsplatzes.

Das Plus im Restaurant: Sie entscheiden ganz nach Ihrem Geschmack, was Sie zu Ihrem Salat bestellen: gegrillten Fisch, Garnelen, Putenbrust, gebratene Austernpilze oder vielleicht warmen Ziegenkäse?

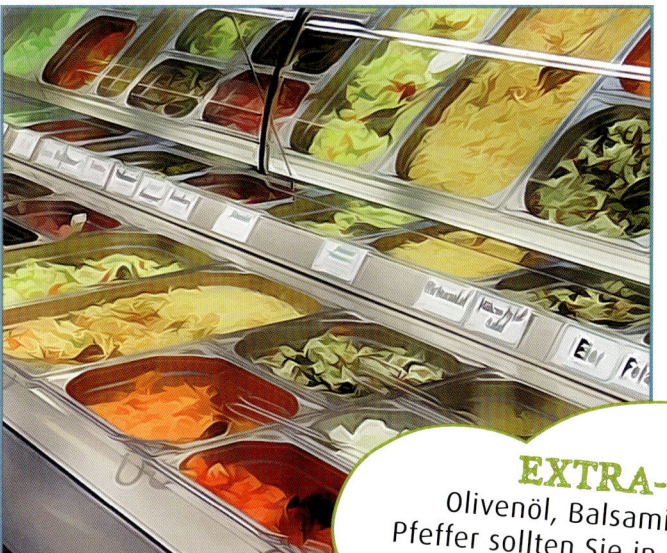

Metzgerei von nebenan: Salat, wo Sie ihn nicht vermuten.

» Die Salatbar hält Einzug, selbst in Geschäften, denen Sie es gar nicht zutrauen.
» Ein prüfender Blick in die Metzgerei lohnt sich.
» **Vorsicht:** Meistens wird hier abgewogen. Der Gesundheit und dem Geldbeutel zuliebe, sollten Sie die mayonnaisehaltigen Salate, wie Nudel- und Kartoffelsalat, lieber nicht wählen.

EXTRA-TIPP
Olivenöl, Balsamico, Salz und Pfeffer sollten Sie in Ihrer Büroküche deponieren. So gehen Sie den Fertigsaucen gekonnt aus dem Weg.

MITTAGSMENÜS

Der Gemüse und Obstcheck.

Vorsicht: der Frischefaktor steckt höchstens im Schnittlauch!

Weit und breit kein Gemüse in Sicht. Ganz ehrlich, ein kleiner Beilagensalat rettet hier auch nicht mehr viel.

Zum krönenden Abschluss noch eine Extraportion Zucker ohne Obst.

TAGESTIPP

Backerbsensuppe

Hausgemachte Rinderroulade mit Kartoffelpüree

Mousseau Chocolat

6,90 Euro

Ähnlich fatale Kombinationen sind:

Pfannkuchensuppe
Backerbsensuppe
Leberknödelsuppe

*****

Schnitzel mit Pommes frites
Fleischspieß mit Bratkartoffeln
Schweinebraten mit Kartoffelknödel
Currywurst mit Pommes frites
Backcamembert mit Preiselbeeren
Spaghetti bolognese

*****

Milchreis
Vanillepudding

Fragen Sie doch mal nach dem Rezept für Brühe und Pudding. Hinter kleinen Preisen verstecken sich oft Brühwürfel und Puddingpulver.

Eine Suppe, die nicht nur satt, sondern auch fit macht.

Die Gewinnerkombination: Fisch oder Fleisch eingebettet in jeder Menge Gemüse.

Jetzt noch frisches Obst zum Dessert, dann haben Sie wirklich gewonnen!

Weitere Gewinnerkombinationen sind:

Tomatensuppe
Zucchinisuppe
Kürbissuppe

*****

Fisch mit gedünstetem Gemüse
Steak mit Grillgemüse
Hülsenfrüchte in Form von Eintopf
Gemüseauflauf
Pasta mit Ratatouille
Meeresfrüchte im Gemüsebett

*****

Fruchtsorbet
Quarkspeise mit Obst

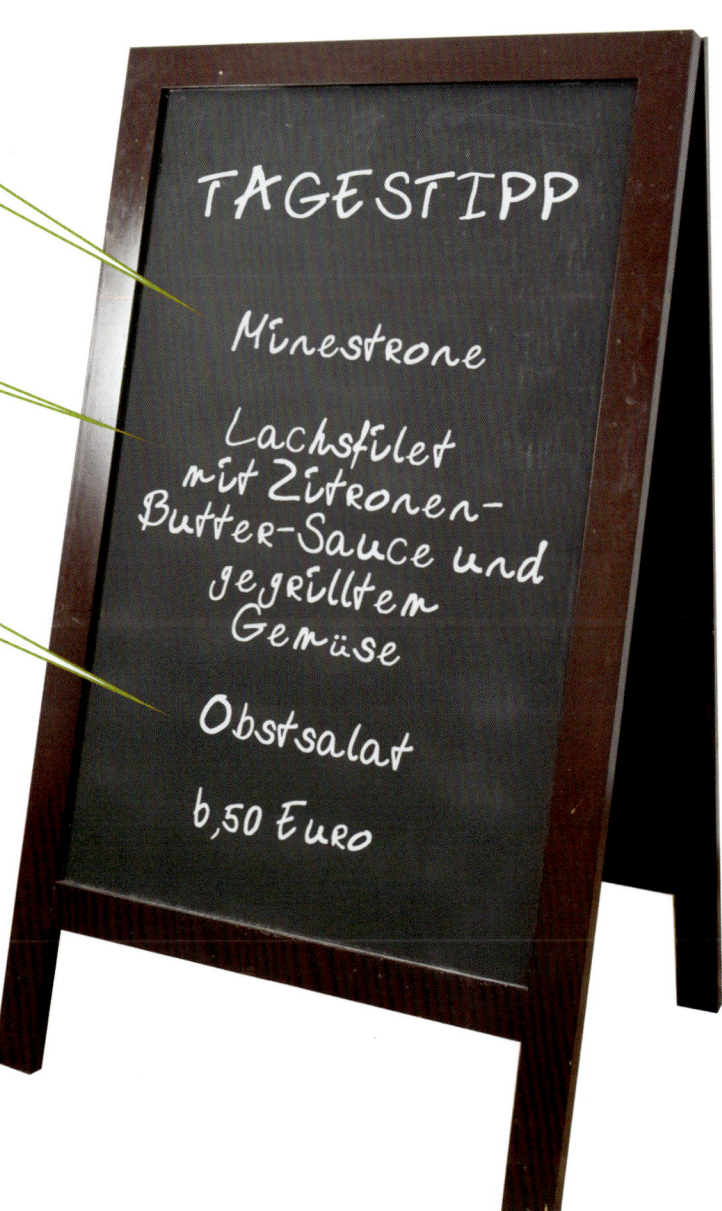

TAGESTIPP

Minestrone

Lachsfilet mit Zitronen-Butter-Sauce und gegrilltem Gemüse

Obstsalat

6,50 Euro

ZUCKERTÜRME IN GETRÄNKEN

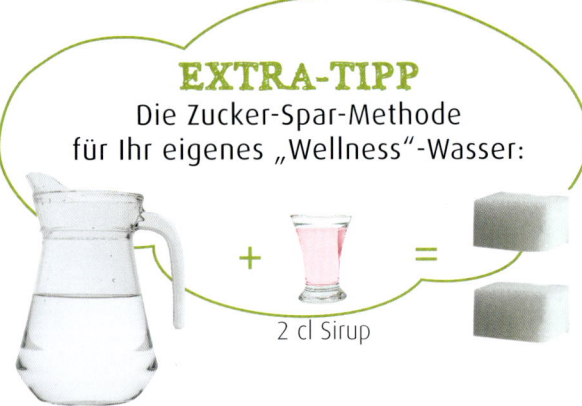
Fruchtsäfte

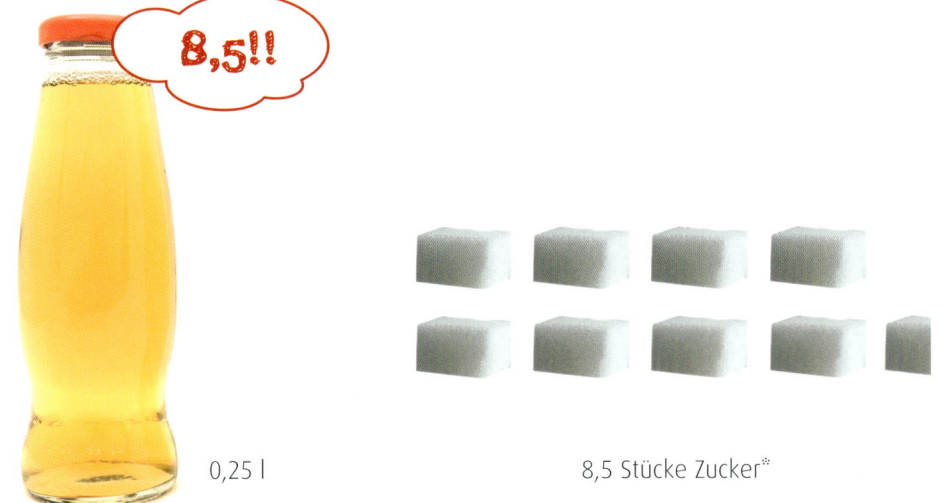

8,5!!

0,25 l

8,5 Stücke Zucker*

Softdrinks

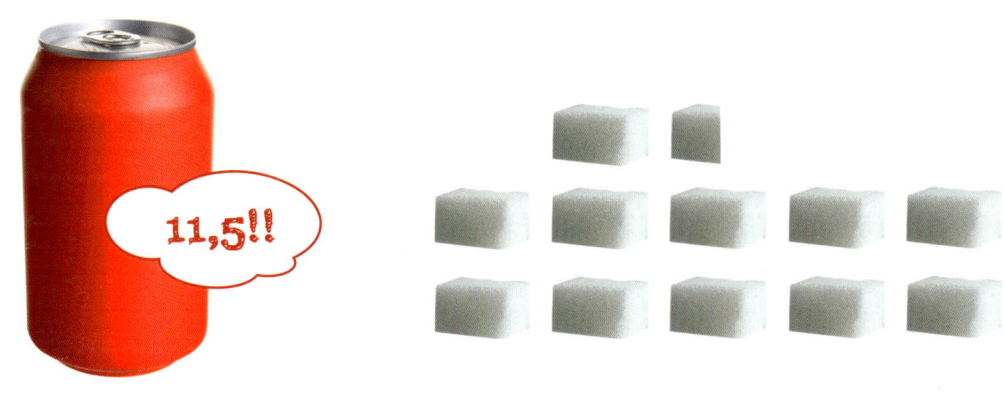

11,5!!

0,33 l

11,5 Stücke Zucker*

*Die Werte variieren je nach Anbieter. Es handelt sich um Durchschnittswerte aus den jeweiligen Getränkekategorien.

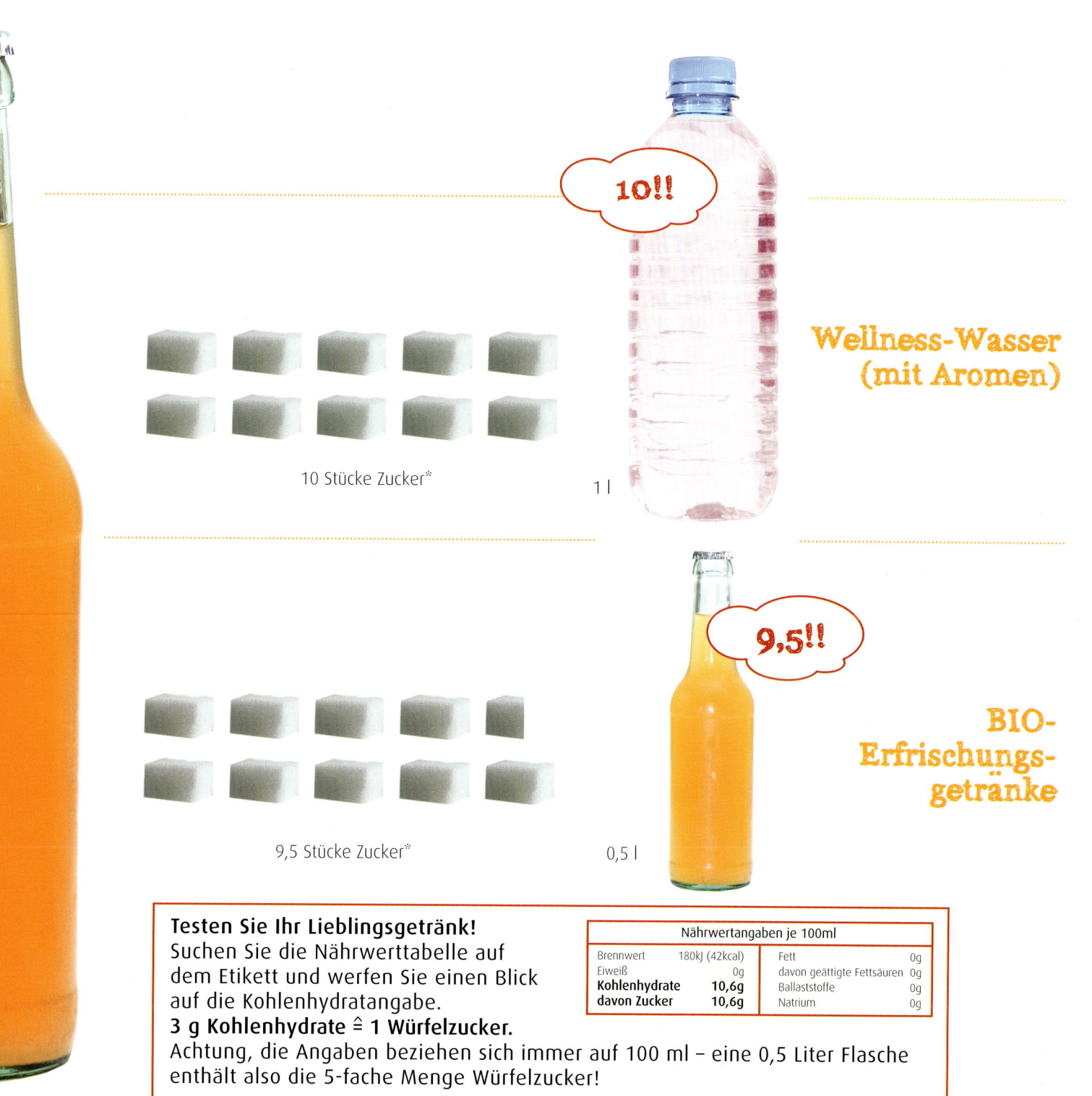

10!!

Wellness-Wasser (mit Aromen)

10 Stücke Zucker*

1 l

9,5!!

BIO-Erfrischungs-getränke

9,5 Stücke Zucker*

0,5 l

Testen Sie Ihr Lieblingsgetränk!
Suchen Sie die Nährwerttabelle auf dem Etikett und werfen Sie einen Blick auf die Kohlenhydratangabe.
3 g Kohlenhydrate ≙ 1 Würfelzucker.
Achtung, die Angaben beziehen sich immer auf 100 ml – eine 0,5 Liter Flasche enthält also die 5-fache Menge Würfelzucker!

Nährwertangaben je 100ml			
Brennwert	180kJ (42kcal)	Fett	0g
Eiweiß	0g	davon geättigte Fettsäuren	0g
Kohlenhydrate	**10,6g**	Ballaststoffe	0g
davon Zucker	**10,6g**	Natrium	0g

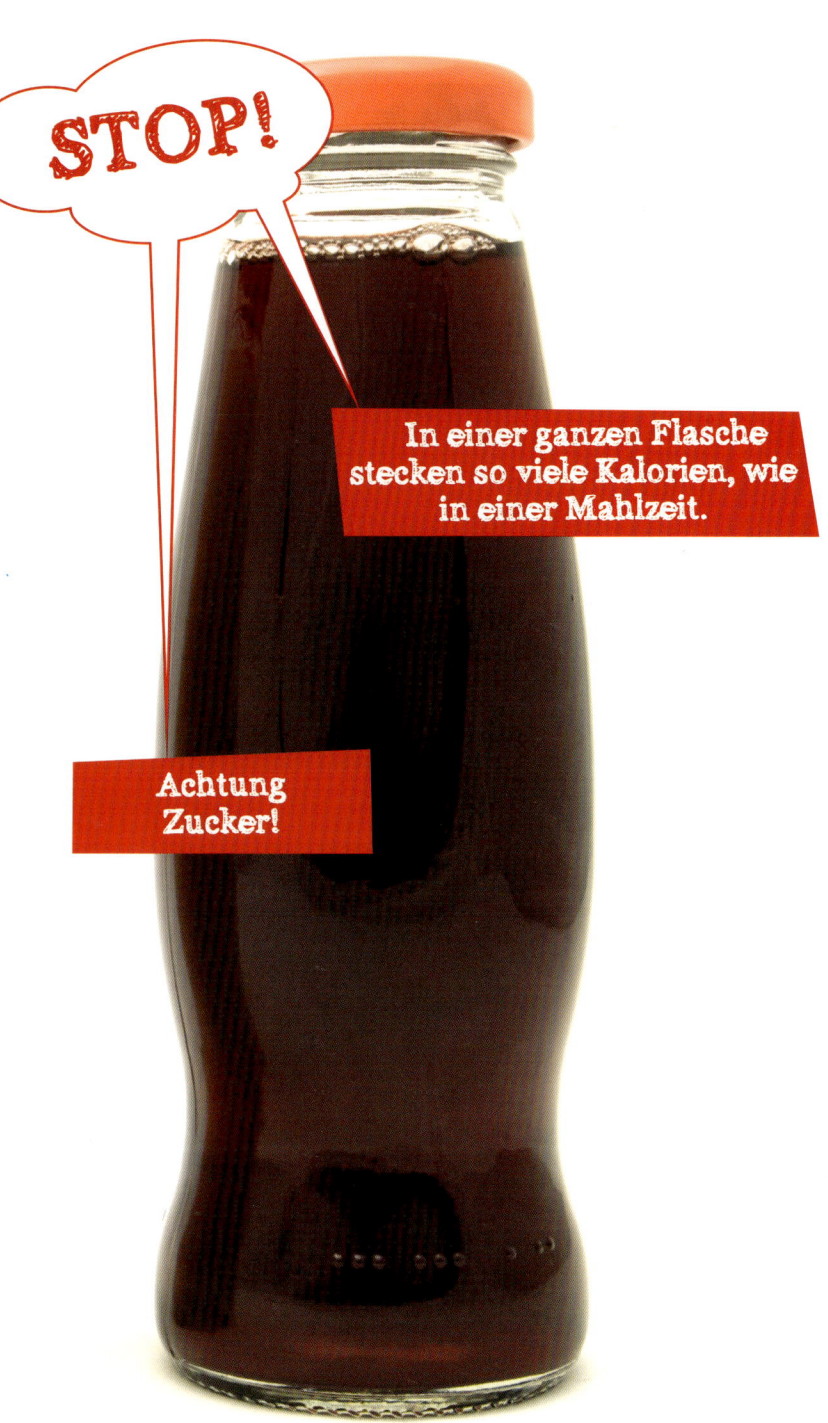

STOP!

In einer ganzen Flasche stecken so viele Kalorien, wie in einer Mahlzeit.

Achtung Zucker!

DURST ERKENNEN – TRINKEN LERNEN

„Ich denke den ganzen Tag nicht ans Trinken. Ich habe einfach keinen Durst."
Dabei ist der Körper viel mehr auf Wasser angewiesen als auf Nahrung. Überdenken Sie mal Ihr Trinkverhalten. Wenn Sie oft Getränke zu sich nehmen, die gleichzeitig auch Kalorien liefern, erkennt Ihr Körper hierin eine Form von Nahrungsaufnahme. So kommt es, dass Sie häufiger etwas essen in Momenten, wo Sie eigentlich nur Durst haben, den Durst als solchen aber nicht erkennen. Durch regelmäßiges Wassertrinken kommen Sie aus dieser Spirale wieder heraus.

„Wasser schmeckt mir überhaupt nicht."
Wasser aus der Leitung kann einen Beigeschmack haben aufgrund veralteter Rohrleitungen. Hier hilft ein Wasserfilter. Oder testen Sie sich durch das reichhaltige Angebot an Mineralwassersorten Ihres Getränkemarktes. Auch eine Wasserverkostung kann viel Spaß bringen – ähnlich wie eine Weinprobe. Unter den vielen Sorten finden Sie bestimmt eine, die Ihnen schmeckt.

„Ich komm einfach nie auf meine Zwei Liter Wasser täglich."
Nehmen Sie eine 1,5 Liter Wasserflasche, schreiben Ihren Namen darauf und stellen Sie sich die Flasche in Sichtweite zu Ihrem Arbeitsplatz. Im Auto können Sie die Flasche auf dem Beifahrersitz platzieren. Mit der Wasserflasche im Blick trinken Sie oft mehr als Sie denken.

Für heiße Tage:

Pressen Sie auf einen Liter Wasser eine halbe Zitrone aus. Geben Sie in Ihre Wasserkaraffe noch ein paar frische Minzblätter und genießen Sie das selbst gemachte Erfrischungsgetränk.

„Das Auge trinkt mit":

Schneiden Sie eine unbehandelte Zitrone oder Orange in Scheiben und geben Sie diese in Ihre Wasserkaraffe – so macht Wassertrinken Spaß.

Für kalte Tage:

Übergießen Sie drei bis vier dünne Scheiben der Ingwerwurzel mit heißem Wasser. Wenn Sie das Ganze in einer Thermoskanne vorbereiten, können Sie es auch noch mit zur Arbeit nehmen.

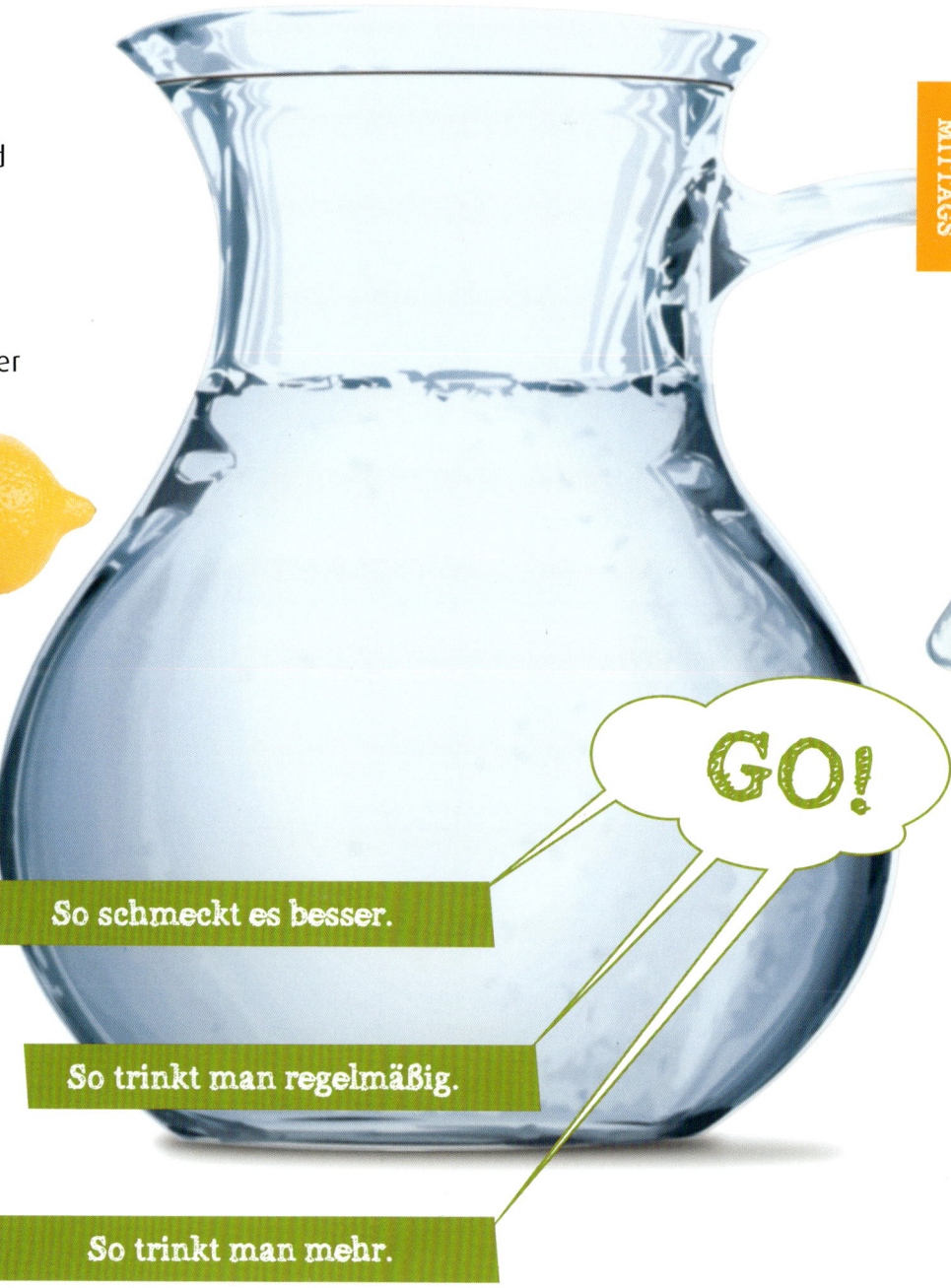

ZITRONE	INGWER	MINZBLÄTTER
HANDY AUF STÜNDLICHE ERINNERUNG PROGRAMMIEREN	INTERNETANBIETER DIE STÜNDLICH ERINNERN	IN BLICKNÄHE AUF DEN SCHREIBTISCH STELLEN
HÜBSCHE WASSERKARAFFE	1,5-LITER-FLASCHE	KLEINE FLASCHE UNTERWEGS

GO!

So schmeckt es besser.

So trinkt man regelmäßig.

So trinkt man mehr.

MACHEN SIE DEN TRINKCHECK

Gerade anfangs können Sie eine Gedächtnisstütze gut gebrauchen, um sich das regelmäßige Wassertrinken anzugewöhnen. Notieren Sie eine Woche lang Ihre Trinkgewohnheiten.
Das geht ganz einfach: Haken Sie jedes Glas Wasser (mindestens 0,2 l) ab, das Sie trinken.

Auch wenn es anfangs nur ein oder zwei Haken täglich sind – mit der Routine steigt Ihre getrunkene Wassermenge.

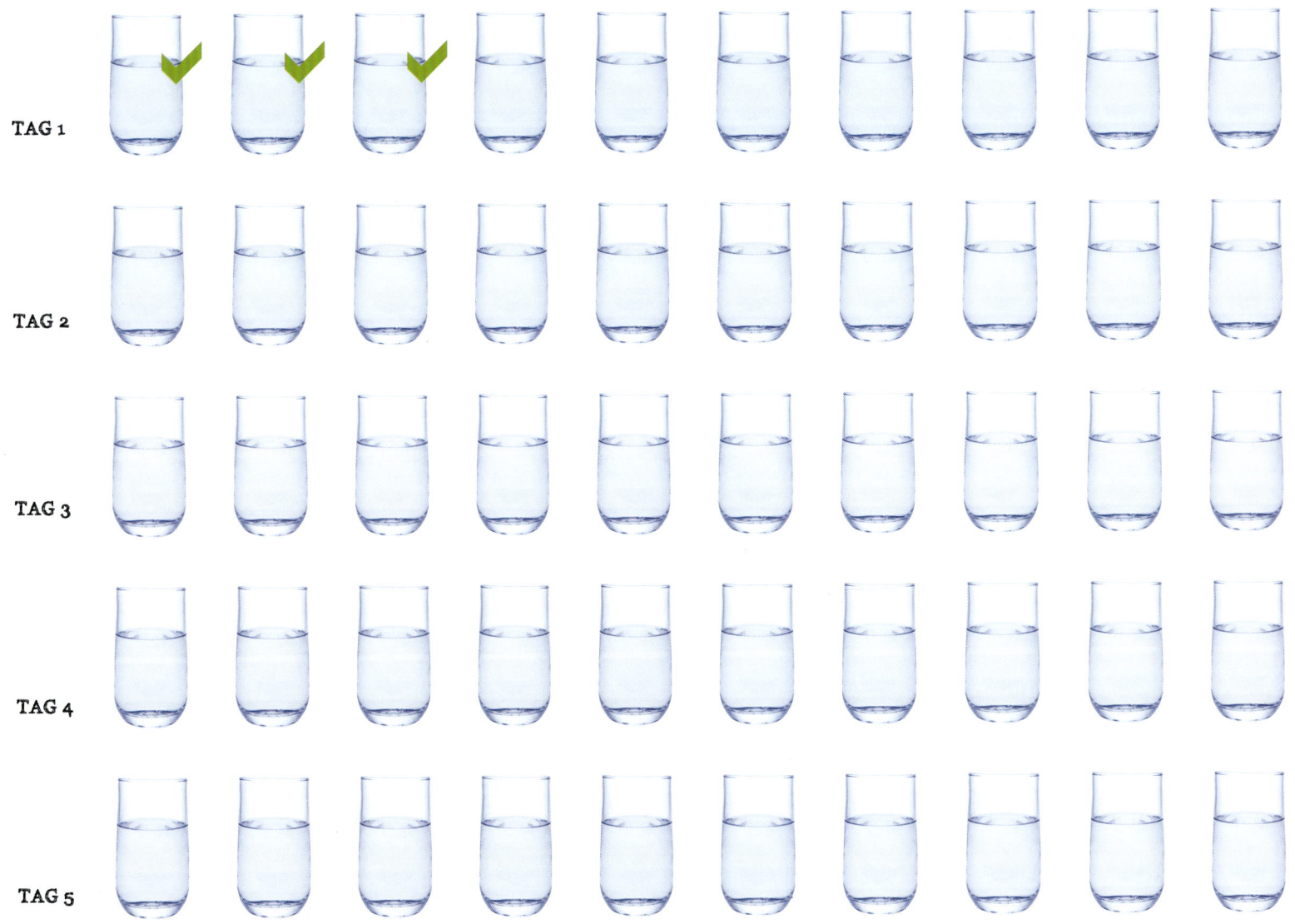

TAG 1

TAG 2

TAG 3

TAG 4

TAG 5

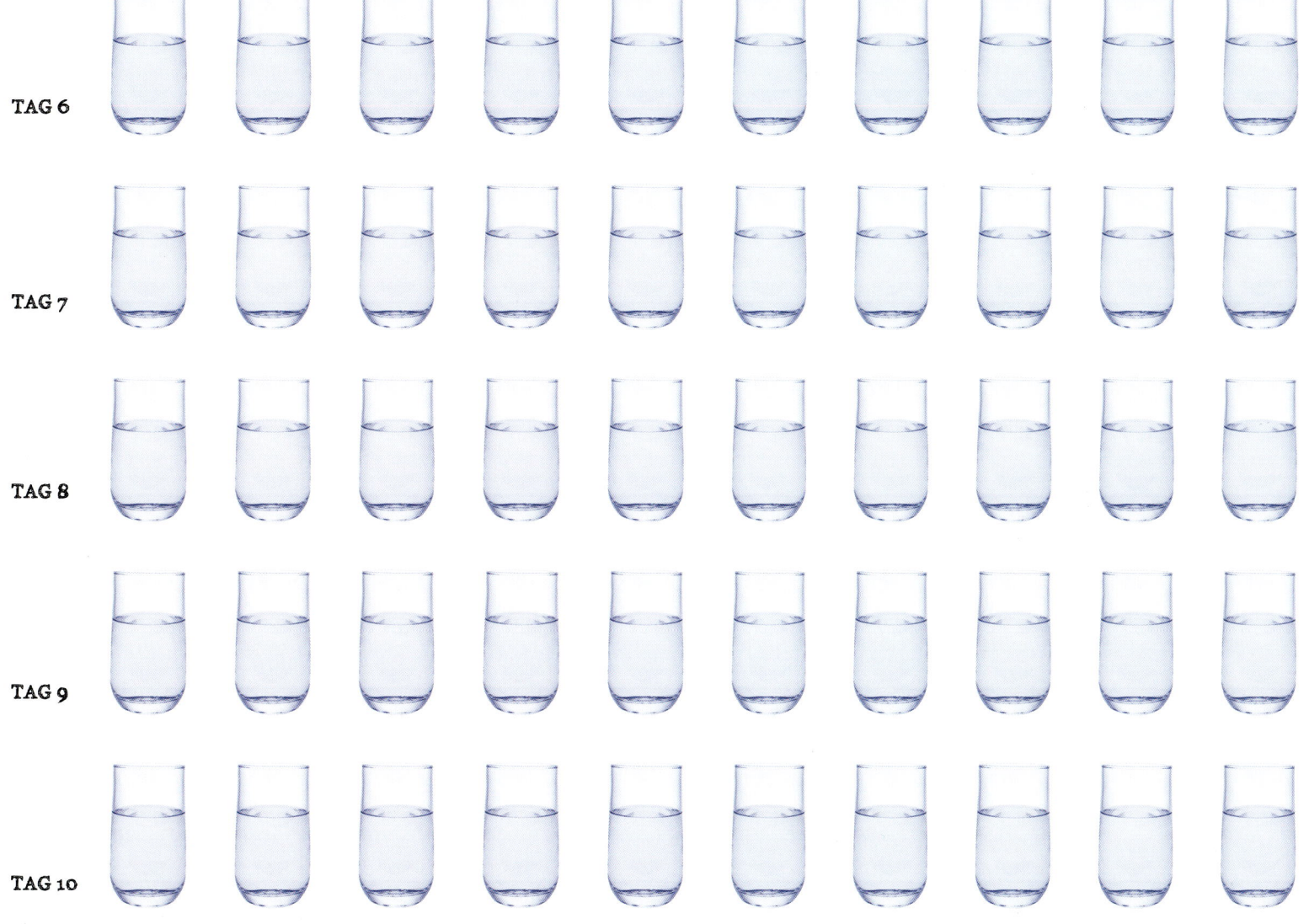

TAG 6

TAG 7

TAG 8

TAG 9

TAG 10

XL-Verpackungen verführen zum Dauernaschen.

STOP!

Nur ein kurzer Energiekick.

DIE SCHREIB-TISCHSCHUB-LADE

„Am Nachmittag brauche ich einfach etwas Süßes."
Greifen Sie nicht automatisch zum gewohnten Schokoriegel. Es gibt zahlreiche Alternativen, die Ihnen in Heißhungerphasen weiterhelfen. Wichtig ist, dass Sie im Notfall auf ein Depot mit gesunden Snacks zurückgreifen können. Wenn es dann schnell gehen muss, greifen Sie statt zur Schokolade lieber zu getrockneten Apfelchips.

„Ich kann nicht nur ein wenig naschen. Wenn die Packung einmal auf ist, esse ich sie auch leer."
Gönnen Sie sich etwas richtig Gutes. Das darf auch ruhig einmal teurer sein. Lehnen Sie sich zurück und genießen Sie Ihre kostbare Süßigkeit. Champagner nehmen Sie schließlich auch nicht als Durstlöscher.

„Ich muss immer etwas im Mund haben. Das Kauen beruhigt mich einfach."
Auch das ist vollkommen in Ordnung. Wussten Sie, dass allein das Kauen die Gedächtnisleistung verbessert? Also greifen Sie ruhig häufiger zum zuckerfreien Kaugummi.

„Meine Kollegen verführen mich immer wieder zum Naschen."
Gehen Sie auf Ihre Kollegen zu und bieten Sie zuerst aus Ihrem neuen Vorrat etwas an. So gehen Sie mit gutem Beispiel voran und können vielleicht bald auf gesündere Verführungen seitens Ihrer Kollegen hoffen.

NUSS-MISCHUNG	STUDEN-TEN-FUTTER	PISTAZIEN

Nüsse werden in lichtdurchlässigen Verpackungen leicht ranzig. Wählen Sie eine lichtgeschützte Verpackung und Sie sind geschmacklich auf der sicheren Seite.

GETROCK-NETE APFELCHIPS ODER -RINGE	GETROCK-NETE CRANBER-RIES, JACKFRUIT	GETROCK-NETE MANGOS, ANANAS, MAUL-BEEREN

Tasten Sie sich an Trockenfrüchte langsam heran und trinken Sie viel dazu. Genießen Sie drei bis vier Fruchtstücke, auf keinen Fall die ganze Tüte. Achten Sie darauf, dass die Früchte nicht zusätzlich gezuckert sind.

ZART-BITTER-SCHOKO-LADE	OBST-SCHNITTE	KAU-GUMMI UNBEDINGT ZUCKER-FREI

Wählen Sie eine Zartbitterschokolade mit hohem Kakaoanteil. Je höher der Kakaoanteil, umso weniger Zucker ist enthalten.

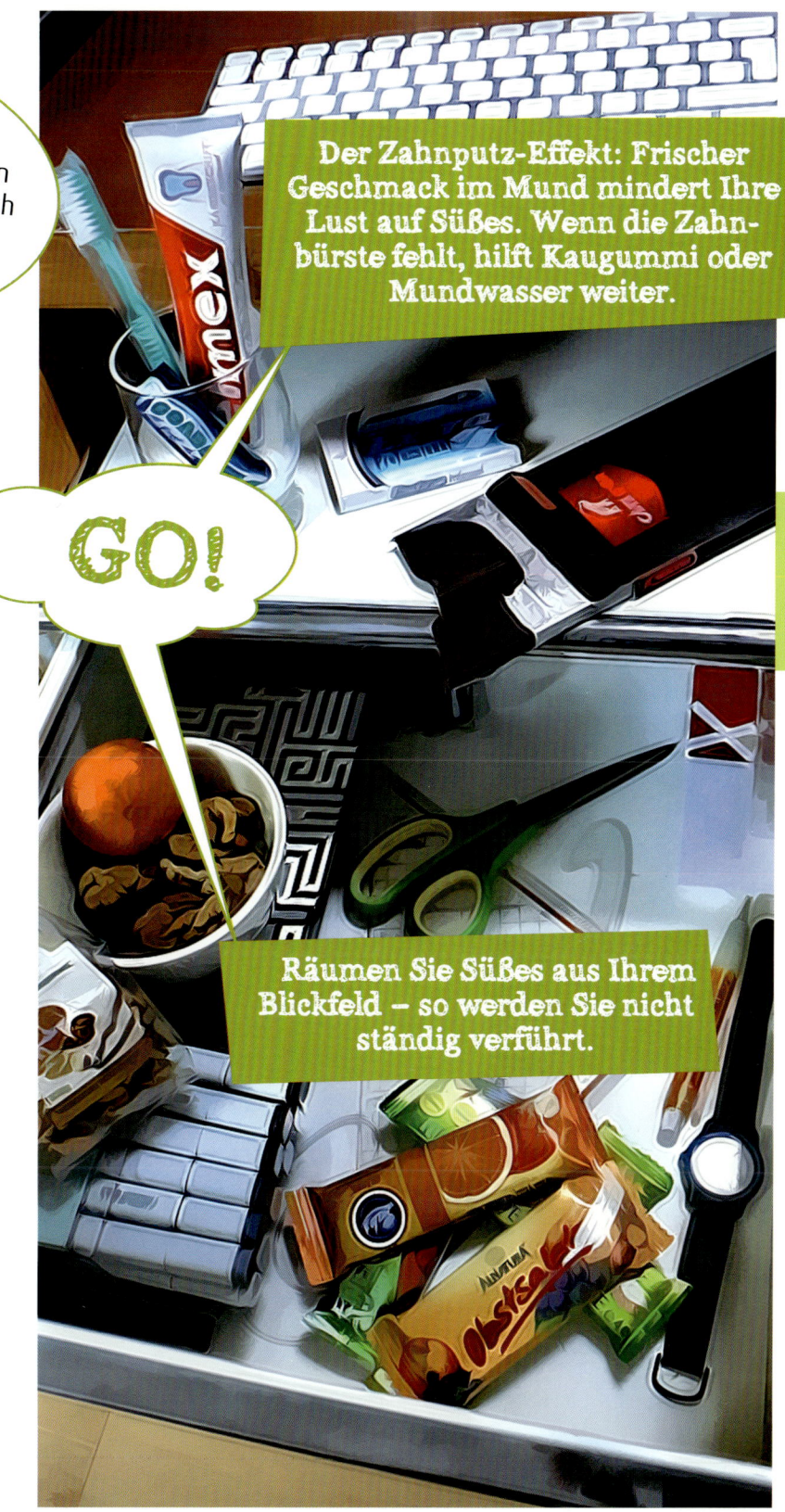

Der Zahnputz-Effekt: Frischer Geschmack im Mund mindert Ihre Lust auf Süßes. Wenn die Zahnbürste fehlt, hilft Kaugummi oder Mundwasser weiter.

GO!

Räumen Sie Süßes aus Ihrem Blickfeld – so werden Sie nicht ständig verführt.

DER SÜSSIGKEITEN-AUTOMAT

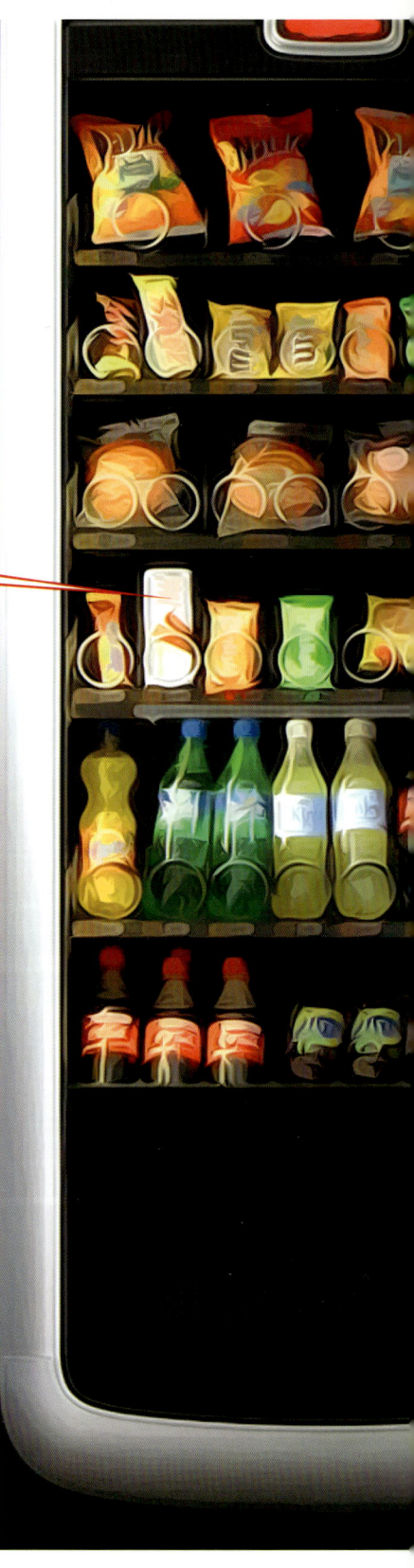

> **Vorsicht:** Nicht alles, was in einer Zartbitterhülle steckt, hat automatisch weniger Zucker (siehe „Zartbitterfalle" S.136). Den „Zucker-Spar-Effekt" haben Sie meistens nur bei hochprozentiger, reiner Schokolade mit mindestens 80 Prozent Kakaoanteil.

Gibt es mehrere Automaten in der Firma?
Wenn ja, dann wählen Sie einen Automaten, der weiter entfernt ist. Jeder zusätzliche Schritt zählt vor dem anschließenden Naschen.

Der genaue Blick auf das Studentenfutter. Ist es eine lichtgeschützte Verpackung?
Dann besteht eine reelle Chance, dass die Nüsse nicht ranzig schmecken, auch wenn sie schon längere Zeit im Automaten liegen.

Bessere Alternative: stellen Sie mit Ihren Kollegen eine eigene, interne Naschbox auf. Erstens bestimmen Sie den Inhalt und zweitens sind Sie vor ständigem Naschen geschützt. Denn die „indirekte Beobachtung" durch Ihre Kollegen lässt Sie seltener zugreifen.

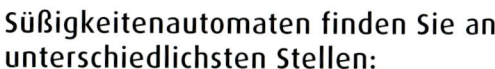

Süßigkeitenautomaten finden Sie an unterschiedlichsten Stellen:
Ob im Büro, im Hotel oder am Bahnsteig – wer einmal lernt, den Automaten zu ignorieren, kann zahlreichen Fallen ausweichen.

Ergreifen Sie die Initiative. Informieren Sie sich bei dem Automaten-Betreiber. Der Ansprechpartner mit Telefonnummer steht in der Regel am Automaten. Fragen Sie nach, ob nicht mindestens zwei bis drei gesündere Alternativen ins Angebot aufgenommen werden können: Nussmischungen, Fruchtriegel oder Trockenfrüchte.

Wenn sich die Bestückung des Automaten selbst nach mehrfachem, freundlichem Nachfragen nicht ändert, sollten Sie sich Ihr eigenes kleines Depot anlegen, sodass Sie zukünftig nicht mehr auf den Automaten angewiesen sind.

Eine Seltenheit, aber nicht unmöglich – Schokolade mit 80-prozentigem Kakao-anteil. Hier dürfen Sie zugreifen.

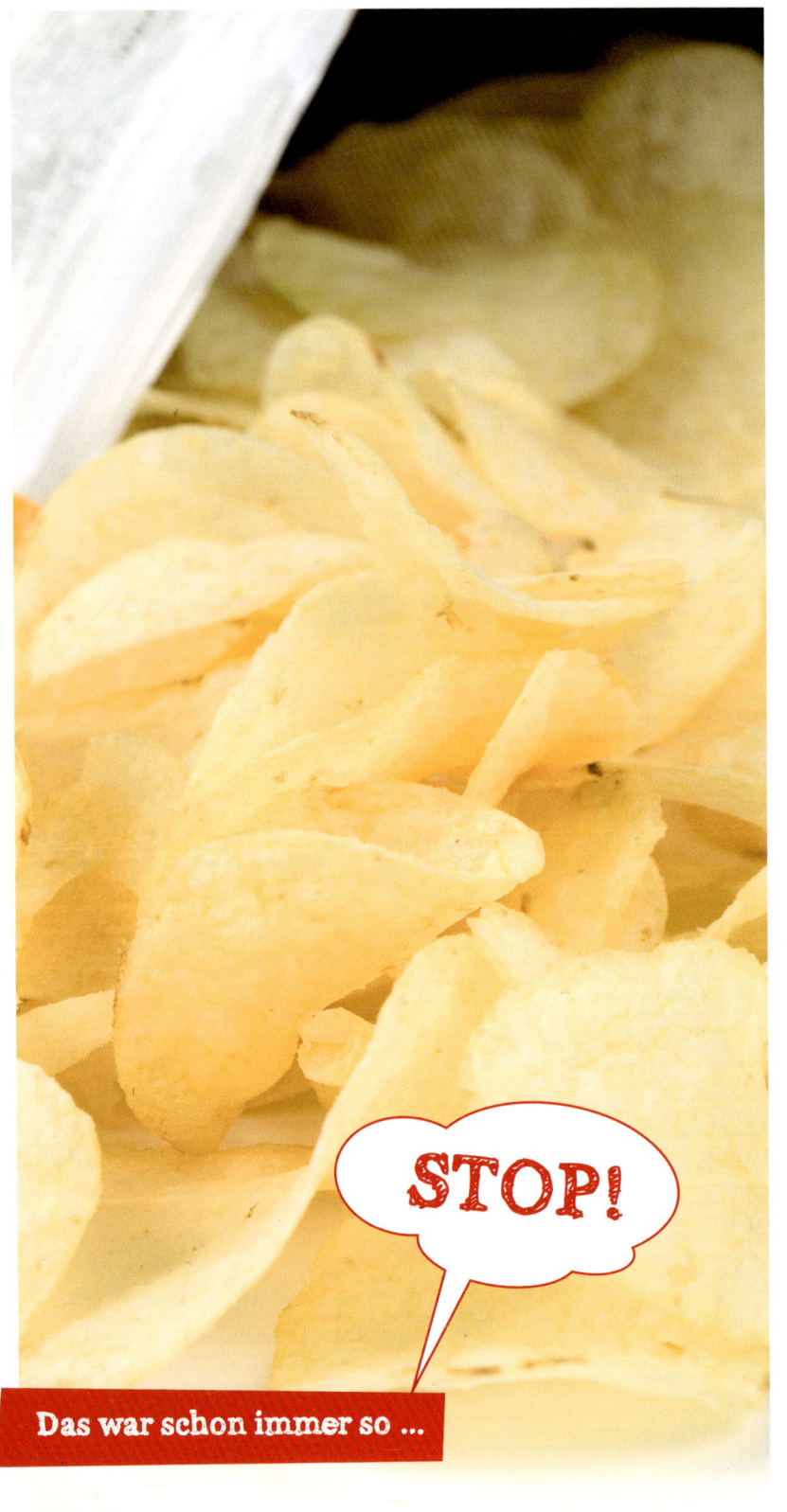

STOP!

Das war schon immer so ...

BÜROPARTY – SCHON WIEDER WIRD GEFEIERT

„Meine guten Vorsätze werfe ich spätestens bei der ersten Büroparty über Bord."

Es kann schon mal vorkommen, dass sich die Partys im Büro überschlagen und Sie Ihre guten Vorsätze nicht halten können. Schließlich reiht sich jeder gerne knabbernd in den Kreis der Gratulanten ein. Wegen der Party brauchen Sie kein schlechtes Gewissen zu haben – überdenken Sie stattdessen Ihren weiteren Tag – sicher können Sie für die kleinen Sünden der Büroparty auf eine andere Mahlzeit verzichten.

„Zum Gläschen Sekt gehört doch auch etwas zum Knabbern."

Zum Glück gibt es im Büro meistens Stehpartys. So können Sie Ihre Hände nutzen, um Ihr Glas festzuhalten. Wenn Sie sich jetzt noch vom Knabbertisch fernhalten, kommen Sie gar nicht erst in die Versuchung, bei Chips, Salzstangen und Erdnüssen kräftig zuzulangen.

„Ich kann einfach nicht „Nein" sagen – es ist doch unhöflich, nichts zu essen."

Unhöflich ist es, die Einladung nicht anzunehmen und Ihren Kollegen nicht zu gratulieren. Ob und wie viel Sie dann essen, ist absolut zweitrangig. Also lieber mit einem freundlichen Lächeln „Nein" zu Chips & Co. sagen, als unzufrieden und mit vollem Bauch die Party zu verlassen.

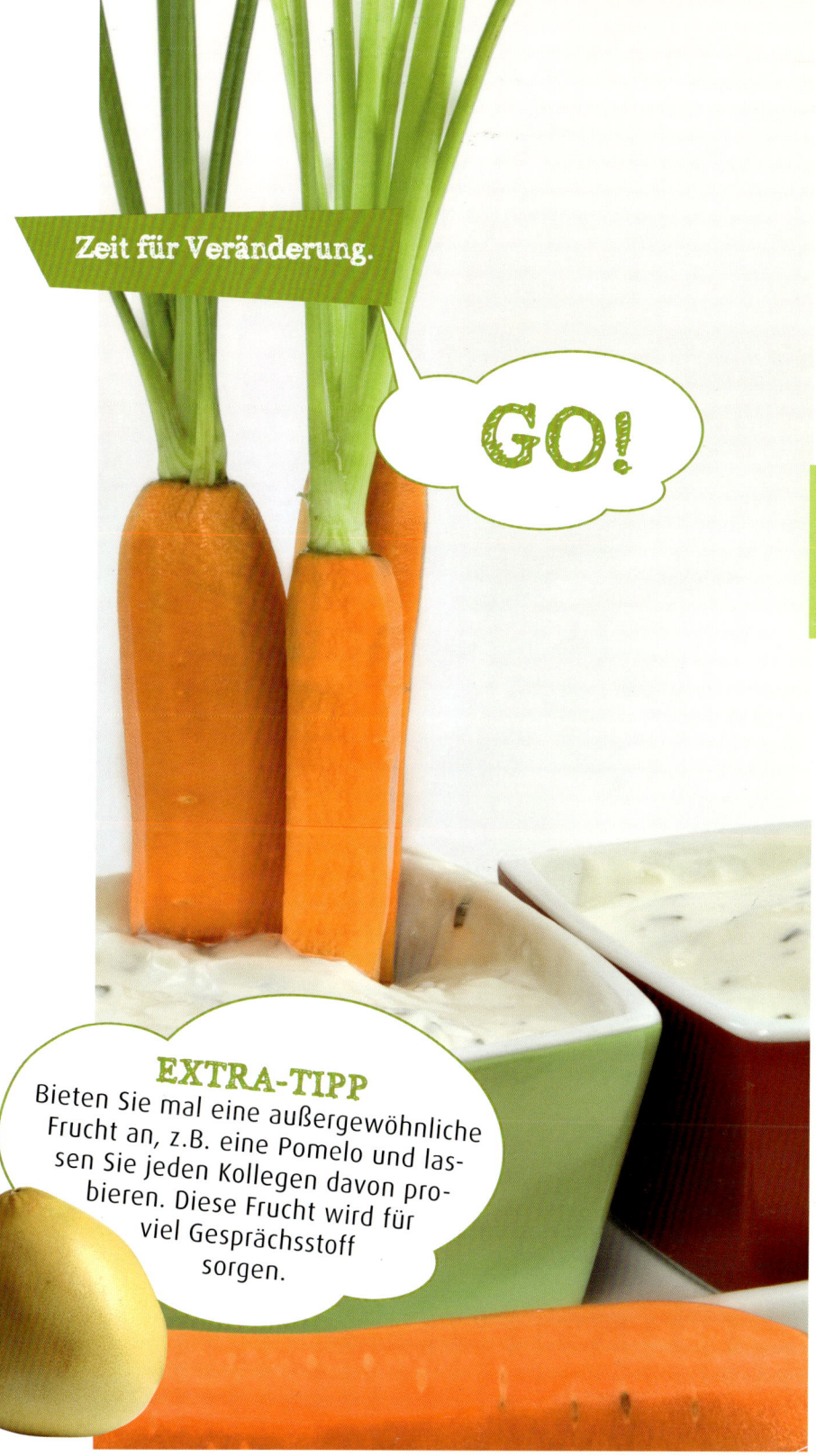

Zeit für Veränderung.

GO!

Ideen für alternative Partysnacks:

Gehen Sie mit gutem Beispiel voran:
Spätestens bei Ihrer eigenen Feier weht ein neuer Wind im Büro.

Herzhafte Partysnacks:

» Gemüsesticks mit Quarkdips:
Quarkdips muss man nicht selbst machen, im Kühlregal gibt es eine große Auswahl.

» Mozzarella-Sticks:
Mozzarella-Kugeln, Cocktail-Tomaten und Zahnstocher – fertig.

Süße Partysnacks:

Ein Quarkkuchen vom Blech mit viel Eiern und leckeren Himbeeren eignet sich hervorragend, um ihre Kollegen zu begeistern.

EXTRA-TIPP
Bieten Sie mal eine außergewöhnliche Frucht an, z.B. eine Pomelo und lassen Sie jeden Kollegen davon probieren. Diese Frucht wird für viel Gesprächsstoff sorgen.

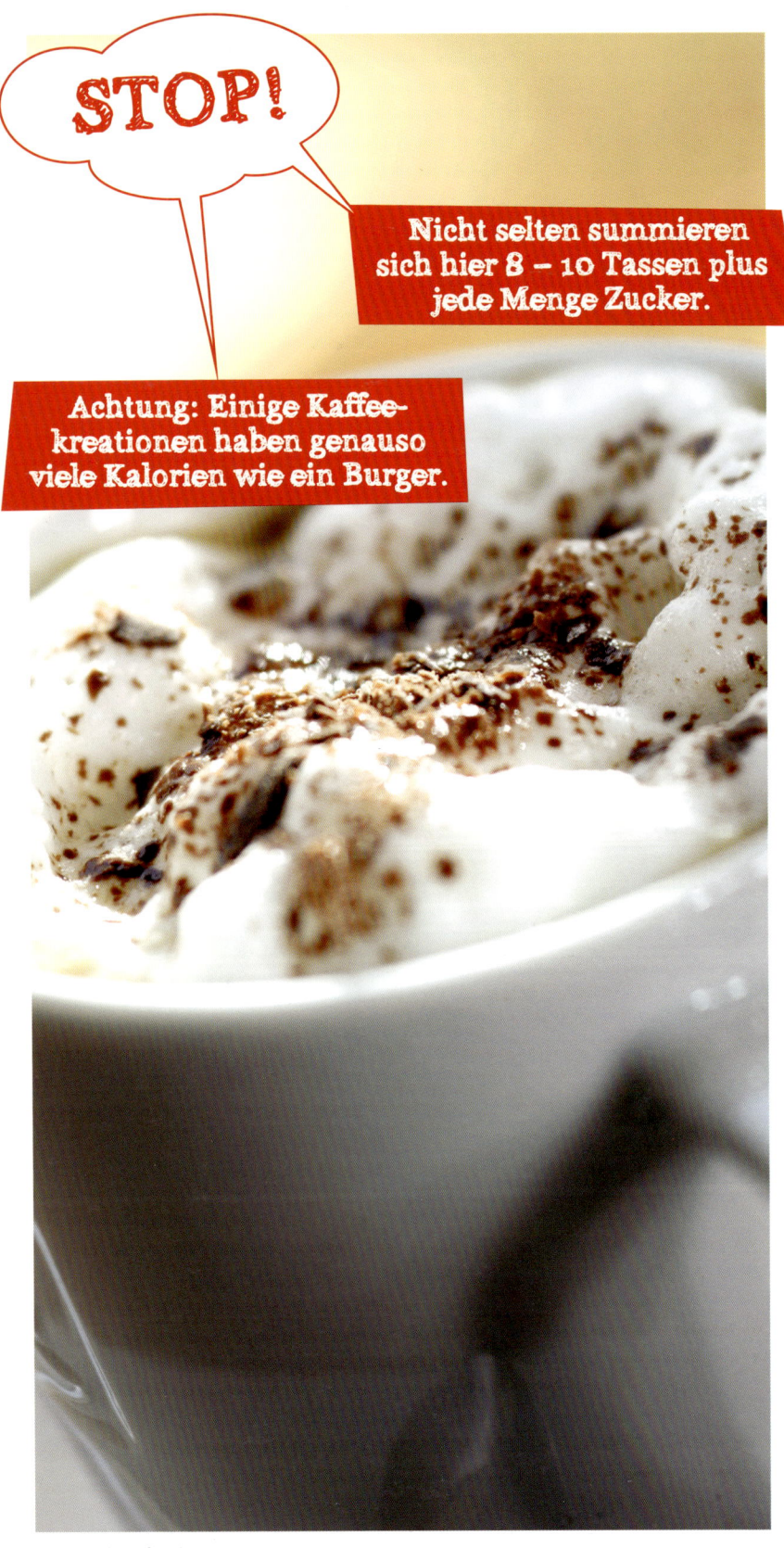

KAFFEE – VOM WACHMACHER ZUM SATT-MACHER

„Ich trinke genug – es steht ja ständig eine Kanne Kaffee auf dem Schreibtisch."

Kaffee ist zwar mittlerweile als Getränk anerkannt. Aber denken Sie bitte an die körperlichen Auswirkungen, die hoher Kaffeekonsum mit sich bringen kann. Wenn Sie bereits sehr nervös und angespannt sind, sollten Sie auch Ihrem Magen zuliebe nicht mehr als fünf Tassen täglich trinken.

„Ich kann den Kaffee nicht ohne Milch und Zucker trinken."

Das aufputschende Getränk wird für viele erst durch Milch und Zucker zum Genuss. Hier verbirgt sich genau die Falle, denn bei 6 Tassen Kaffee am Tag summieren sich schnell 10 Teelöffel Zucker. Testen Sie mal eine andere Kaffeesorte oder gönnen Sie Ihrer Kaffeemaschine gefiltertes Wasser. Wenn der Kaffee dadurch milder schmeckt, sparen Sie schnell jede Menge Zucker.

„Ich habe für mich das Cappuccino-Pulver entdeckt – jetzt brauche ich schon viel weniger Zucker."

Viele Instantsorten enthalten sehr viel Zucker. Schnell kommen Sie in die Versuchung, mehr als die empfohlene Pulvermenge in die Tasse zu geben. Vorsicht Zuckerfalle! Diese Art des Cappuccino hat mit dem Original nicht mehr viel zu tun.

Von Espresso bis Latte macchiato.

Die Zusammensetzung der einzelnen Komponenten entscheidet darüber, ob Sie durch Ihren Kaffee eine Zwischenmahlzeit zu sich nehmen. Kaffeezubereitung ist sehr individuell, daher schulen Sie Ihren Blick für die Gewichtung der einzelnen Komponenten.

Die gute Nachricht: einfach nur wach werden gibt es für Null Kalorien.

GO!

Nicht jedes Zuckertütchen hat den gleichen Inhalt. Ein bis drei Teelöffel Zucker können darin enthalten sein. Unbedingt Grammangaben beachten.

KAFFEE Espresso:
der „Wachmacher" » 0 kcal

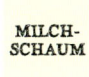
MILCH-SCHAUM 50 ml Milchschaum:
der „Weißmacher" » 30 kcal

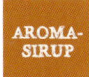
ZUCKER 1 TL Zucker:
der „Süßmacher" » 12 kcal

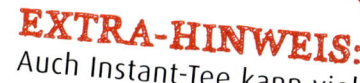
AROMA-SIRUP 2 cl Aromasirup:
der „Geschmackmacher" » 24 kcal

Cappuccino:

■ + □ + =60 kcal

■ + □ + □ + = 72 kcal

■ + □ + □ + □ + = 84 kcal

EXTRA-HINWEIS:
Auch Instant-Tee kann viel Zucker enthalten!

Latte macchiato:

■ + □ + □ + □ + □ + □ = 150 kcal

■ + □ + □ + □ + □ + □ + □ + ■ = 186 kcal

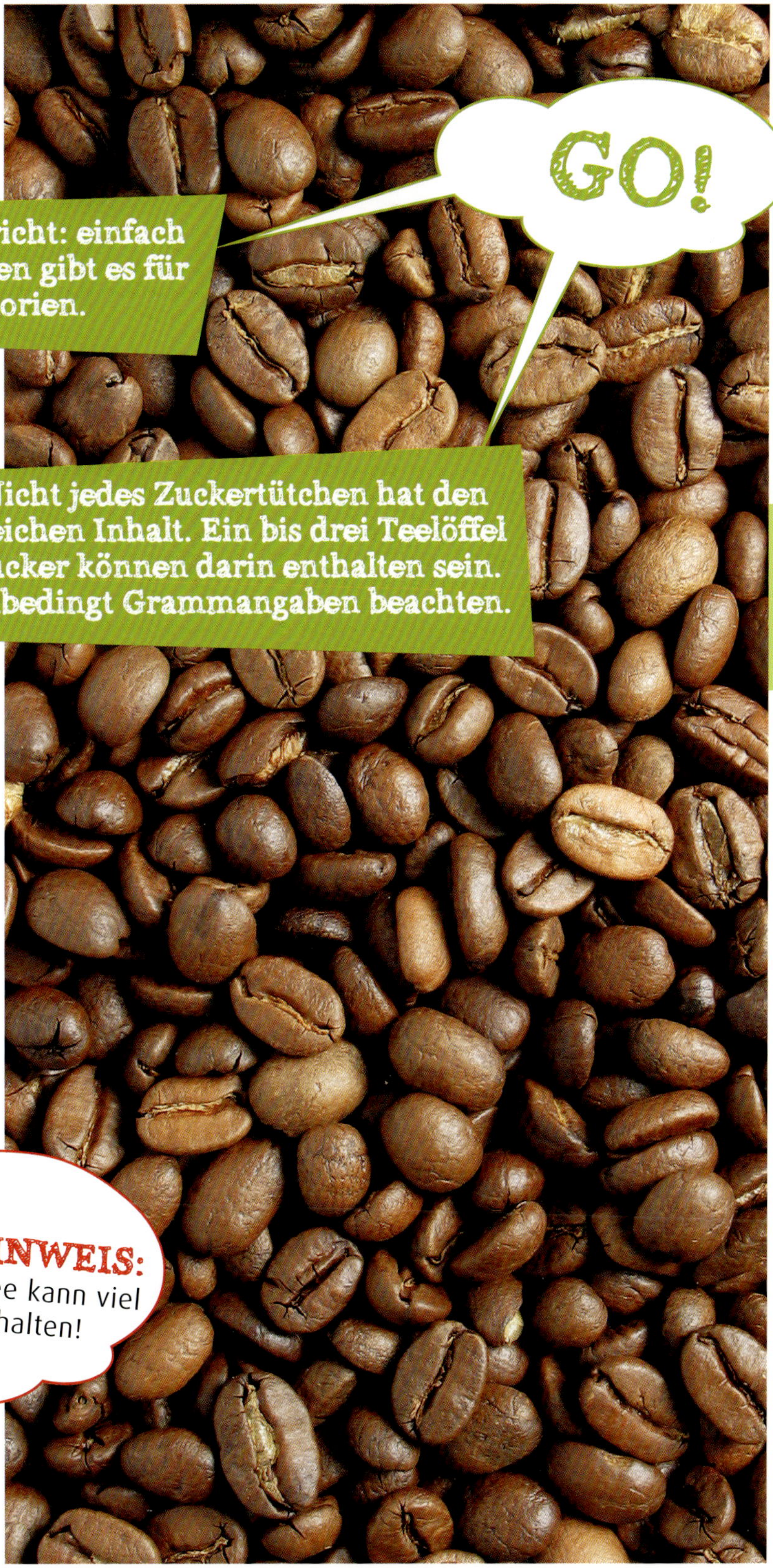

KAFFEEAUTOMATEN – KEIN VOREILIGER MÜNZEINWURF!

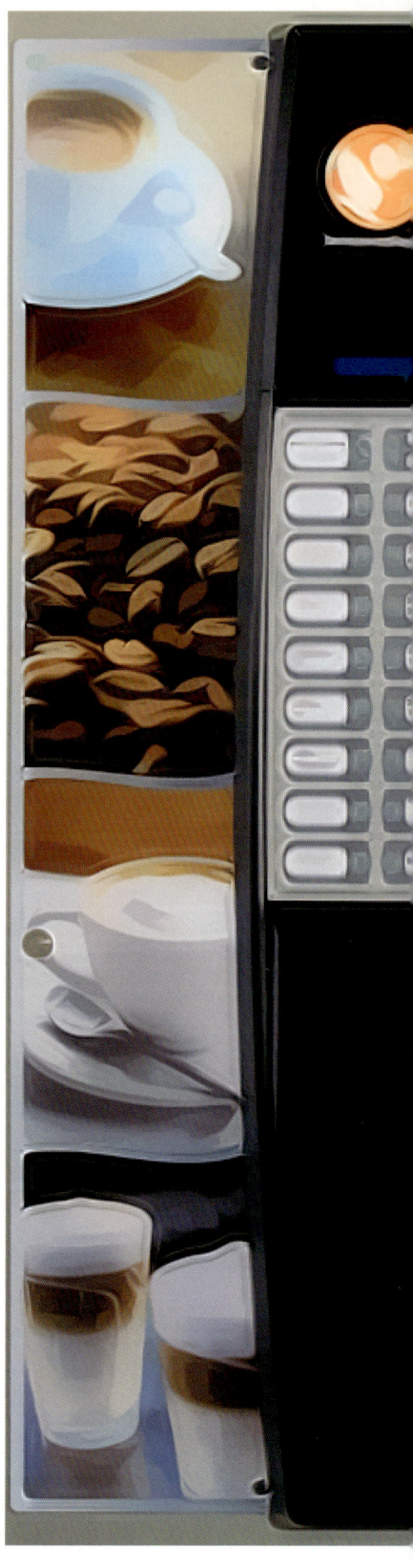

„Extra Milch"
Diese Taste müsste genau genommen „Extra-Pflanzenfett gehärtet-Phosphat-Farbstoff-Trennmittel-Stabilisatoren-Emulgatoren-und-Glukosesirup" heißen. Hinter der Automatentüre verbirgt sich in den meisten Fällen leider keine Milch, sondern der sogenannte Kaffeeweißer. Diese Mischung aus Pflanzenfett und Zusatzstoffen wird vielerorts als leckerer Milchschaum angepriesen.

Ausnahme: Manche Anbieter legen Wert auf „frische Milch". Auf diesen Luxus wird der Konsument durch auffällige Werbeaufschriften aufmerksam gemacht.

„Extra Zucker"
Heißgetränke aus Automaten schmecken meist schon sehr viel süßer als das Originalgetränk beim Italiener um die Ecke. Das liegt an den zum Teil sehr zuckrigen Fertigmischungen, die für die Zubereitung von Cappuccino, heißer Schokolade und Latte macchiato eingesetzt werden. Seien Sie lieber vorsichtig mit der Betätigung der „Extra Zucker"-Taste.

„Münzeinwurf"
Es gibt Notfälle, z.B. nachts um halb vier an einem kalten Bahnsteig, wo ein heißer Kaffee im Plastikbecher Lebensfreude schenkt. Täglich so einen Automaten im Büro mit Münzen zu füttern schadet auf Dauer Ihrer Gesundheit.

Von Kaffeebohnen keine Spur. Es handelt sich um Instantkaffee, der mit heißem Wasser aufgebrüht wird.

Wachmacher mit 0 Kalorien:
Der kleine Espresso

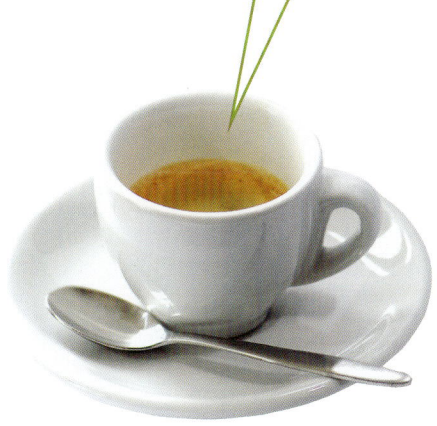

EXTRA-TIPP
Stellen Sie doch ein Sparschwein auf. Alle Kollegen, denen echter Kaffeegenuss auch 50 Cent mehr wert ist, sammeln für die Anschaffung einer Kaffeemaschine. Eine, die aus echten Espressobohnen und Milch einen Cappuccino bereitet.

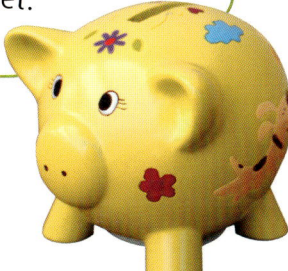

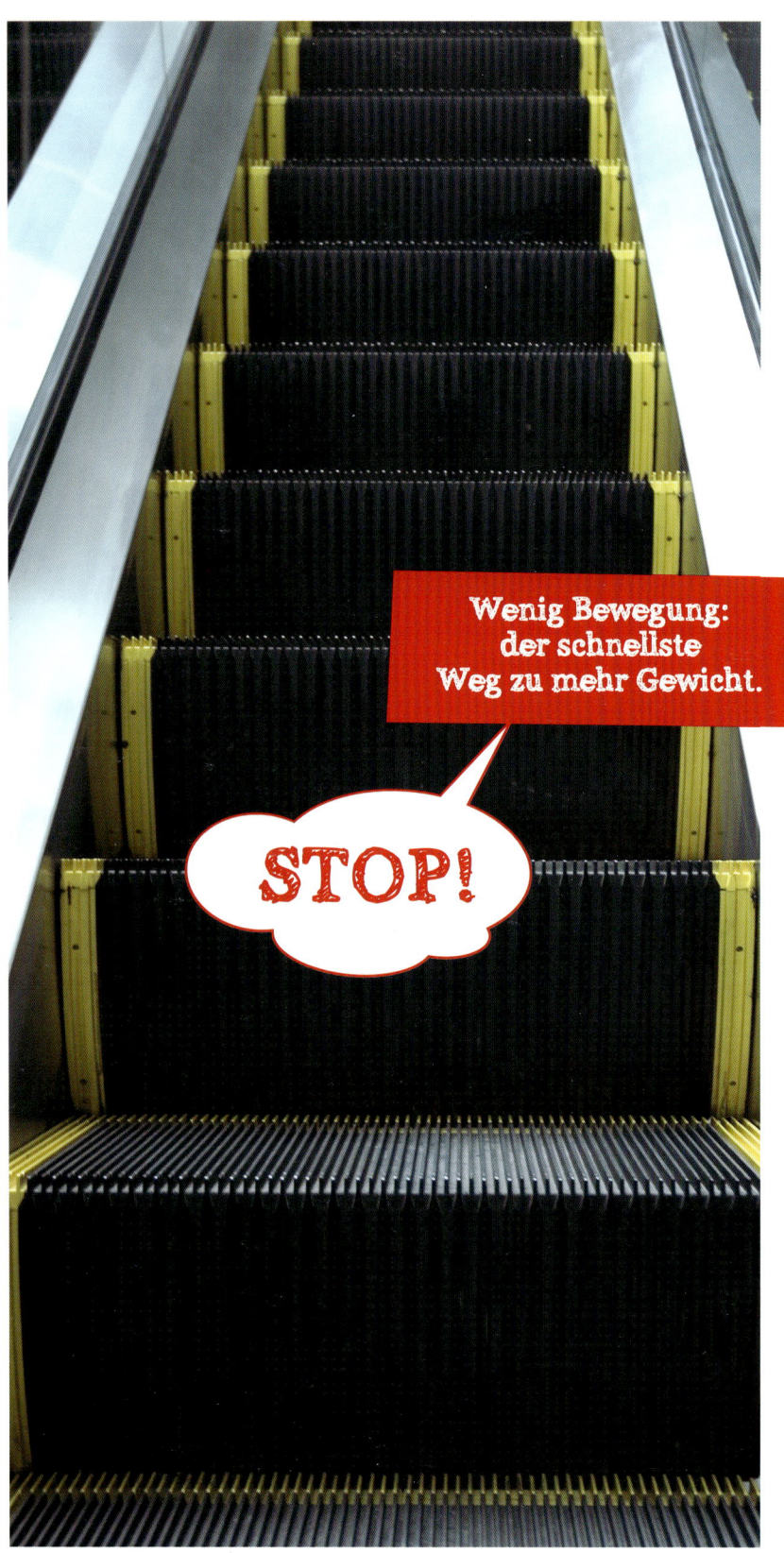

HEISS-HUNGRIG DAS BÜRO VERLASSEN

„Wenn ich aus dem Büro komme, habe ich richtig Hunger. Da passiert es schnell, dass ich mir was für unterwegs hole."
Genau hiervon leben die Imbissstände. Doch diese Snacks füllen Ihren Magen auch nur kurzzeitig mit leeren, dick machenden Kohlenhydraten. Dazu kommt: Geben Sie Ihrer Esslust jetzt nach, ist Ihnen der richtige Appetit für ein gemeinsames Abendessen mit Familie oder Freunden leider genommen.

„Die Zeit an der Bushaltestelle ist für mich die beste Zeit, um schnell etwas zu essen."
Warum müssen Sie jetzt essen? Nur um die Wartezeit zu verkürzen? Nutzen Sie doch die Zeit an der Bushaltestelle, um sich einen Einkaufszettel zu schreiben oder gehen Sie gedanklich Ihr geplantes Abendessen durch.

„Ich bin fix und fertig und möchte nur noch nach Hause."
Ein Arbeitstag ist anstrengend – keine Frage. Doch auch Ihre Freizeit sollten Sie noch fit genießen können. Was Ihr Körper jetzt braucht, ist Bewegung und frische Luft. Beim Gang durch die Straßen kommen Sie wieder in Schwung für den angenehmen Teil des Tages.

So umgehen Sie Imbissbuden und andere Fast-Food-Verführungen:

» Trinken Sie noch im Büro ein Glas Wasser. Dies füllt den Magen bereits ein wenig.
» Wenn Sie ein Stück Obst an der Haltestelle essen, vertreiben Sie sich „vitalstoff-tankend" die Wartezeit.
» Manchmal hilft es auch, einfach einen anderen Weg zu gehen, z.B. zu einer weiter entfernten Haltestelle. Sie umgehen nicht nur Ihre Snackfalle, sondern bewegen sich und bekommen auch noch eine extra Portion Sauerstoff.

So landen Sie nicht sofort auf der Couch:

» Verabreden Sie sich sofort nach der Arbeit mit Freunden zu einer Runde Bewegung. Hierbei spielt es keine Rolle, ob es der Spaziergang oder das Fitness-Training ist. Jeder Schritt zählt!
» Machen Sie Ihre Erledigungen und Einkäufe am besten zu Fuß oder mit dem Fahrrad. Lassen Sie das Auto so oft wie möglich stehen.

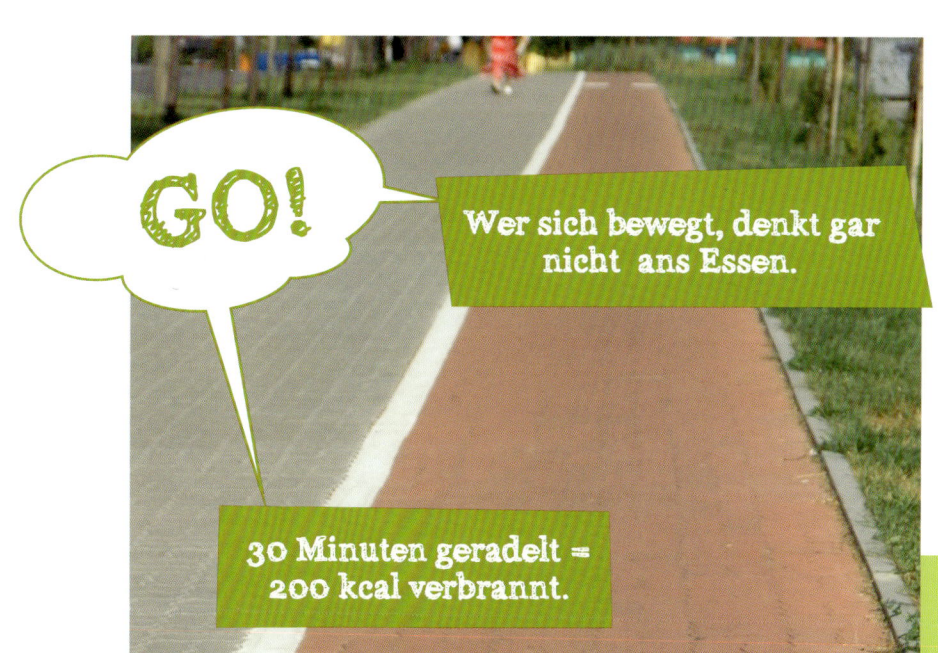

GO!

Wer sich bewegt, denkt gar nicht ans Essen.

30 Minuten geradelt = 200 kcal verbrannt.

VERFÜHRUNGEN AUF DEM HEIMWEG

Der Weg zu Arbeit. Verführungen lauern an jeder Strassen-ecke... man muss sie sich nur mal klar machen und...

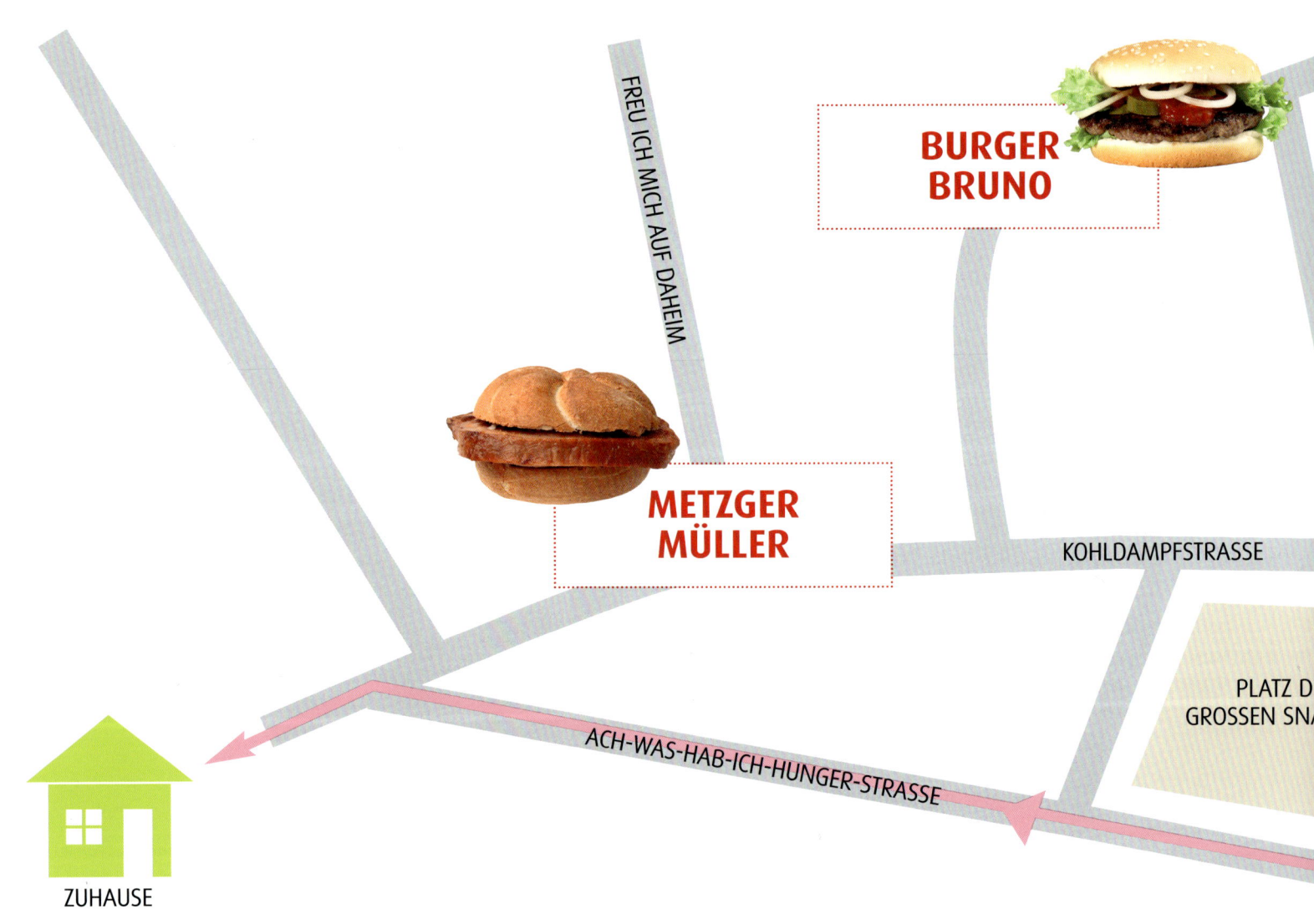

FREU ICH MICH AUF DAHEIM

BURGER BRUNO

METZGER MÜLLER

KOHLDAMPFSTRASSE

PLATZ D[...]
GROSSEN SN[...]

ACH-WAS-HAB-ICH-HUNGER-STRASSE

ZUHAUSE

... dann auch mal einen anderen Weg gehen.

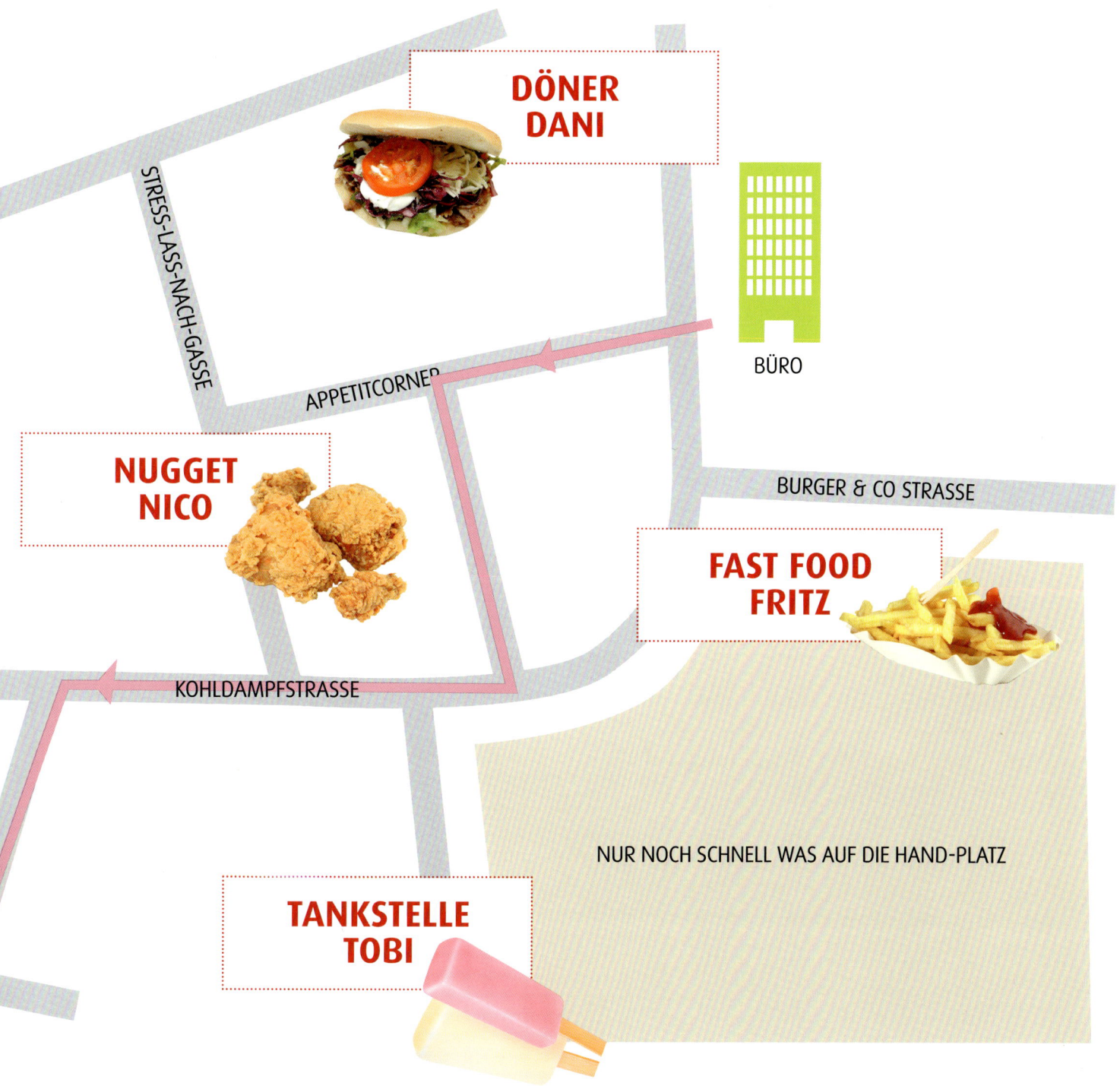

DÖNER DANI

STRESS-LASS-NACH-GASSE

BÜRO

APPETITCORNER

NUGGET NICO

BURGER & CO STRASSE

FAST FOOD FRITZ

KOHLDAMPFSTRASSE

NUR NOCH SCHNELL WAS AUF DIE HAND-PLATZ

TANKSTELLE TOBI

IHR PERSÖNLICHER HEIMWEG

Ihre drei größten Snackfallen:

Gibt es die Möglichkeit einer Ausweichstrecke?

Schätzen Sie Ihre bisher zurückgelegten Meter. Ein Schrittzähler kann helfen.

Den Fallen durch mehr Bewegung entkommen.

zu Fuß

mit dem Fahrrad

So funktioniert´s:

Schließen Sie die Augen und gehen Sie im Geiste Ihren alltäglichen Heimweg.

1. Gibt es auf Ihrem Weg bestimmte Läden, an denen Sie einfach nicht vorbeigehen können, ohne einen Snack zu kaufen?

Gibt es Bäckereien, Metzgereien, Tankstellen, Kioske, Straßenverkäufer, Fast-Food-Restaurants, Pizzasnacks, Supermärkte oder Coffee-Shops, in die Sie regelmäßig nach der Arbeit einen kleinen Abstecher machen? Dann notieren Sie hier Ihre drei größten Snackfallen.

2. Gibt es einen kleinen Umweg, den Sie wählen können, um so den täglichen Verführungen aus dem Weg zu gehen? Die U-Bahn-Haltestelle zwei Straßen weiter, der Parkplatz auf der anderen Straßenseite oder die Unterführung, die Sie vom Straßentrubel etwas abschirmt?

3. Ziehen Sie Bilanz!
Wie viele Meter befinden Sie sich bereits auf Ihrem „Bewegungskonto"?

Werten Sie Ihren Heimweg auf:
Nehmen Sie jede Treppe anstelle der Rolltreppe/Lift. Steigen Sie eine Station früher aus dem Bus oder der Straßenbahn aus und gehen Sie den Rest zu Fuß.

Wählen Sie bei schönem Wetter extra einen kleinen Umweg.

mit dem Auto | Bus

MITBRINGSEL FÜR JEDEN ANLASS

Die Bürofeier: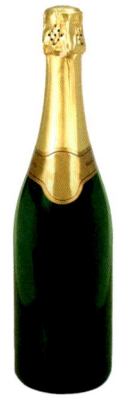

Das Kaffeekränzchen: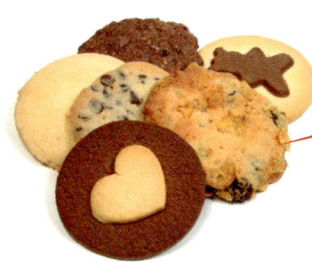

Wie einfallslos und ungesund.

Der Fußballabend: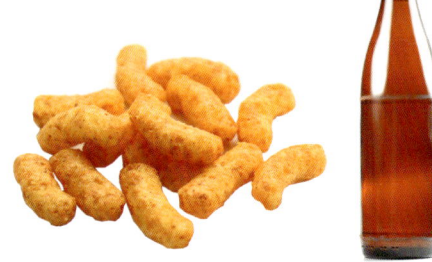

Das Grillfest: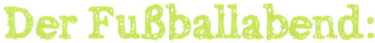

Das Abendessen: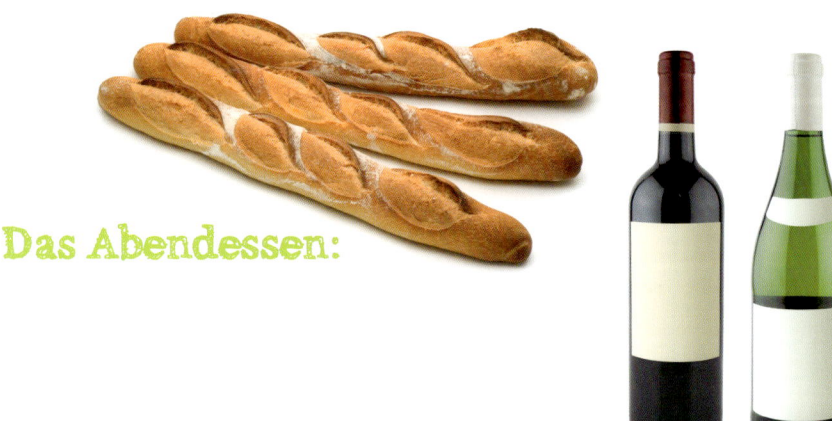

Gemeinsam aufschneiden
und genießen!

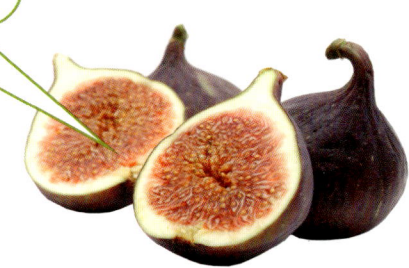

Die Bürofeier:
Exotische Früchte und Nussmischung

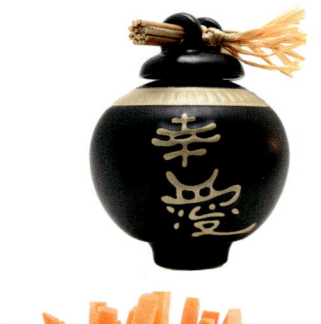

Das Kaffeekränzchen:
Teemischungen

Der Fußballabend:
Gemüsesticks und Frischkäse

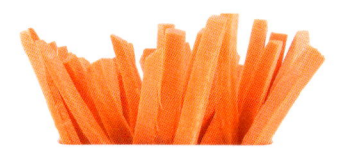

Pesto-Rezept:

1 Topf Basilikum
200 g Parmesan
1 Tüte Pinienkerne
Viel Olivenöl
2 Knoblauchzehen
Prise Salz
Zerkleinern und mixen – in Omas
Einmachglas ist es ein
wunderbares Gastgeschenk.

Das Grillfest:
Schafskäse im Alusäckchen

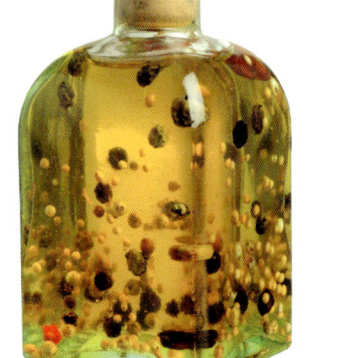

Hier punkten Sie bei Freunden und
Geschäftskollegen gleichermaßen:

Das Abendessen:
Flasche Olivenöl und edle Gewürze
je nach Anlass (Fisch, Wild, indisch)

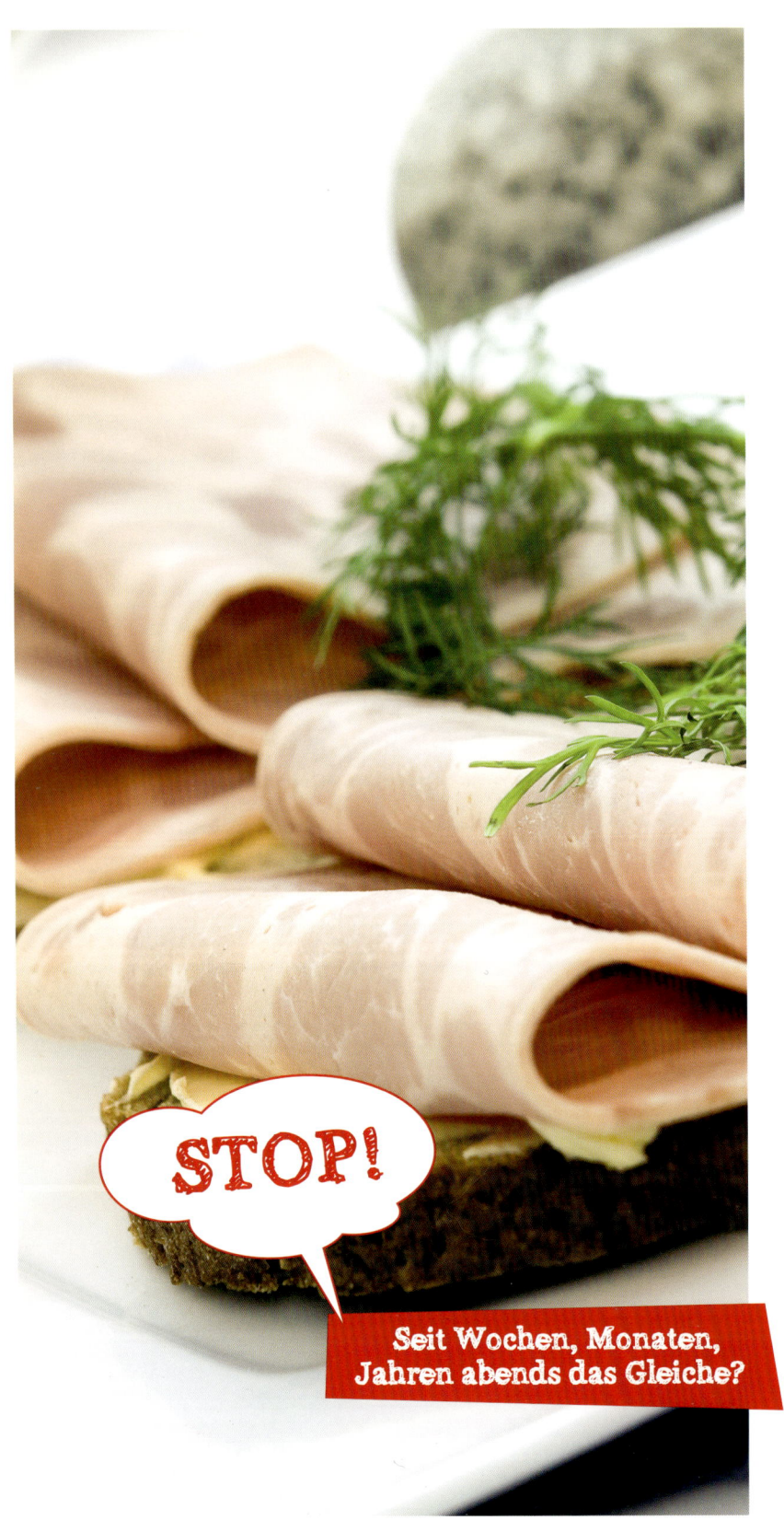

STOP!

Seit Wochen, Monaten, Jahren abends das Gleiche?

ABENDBROT – MACHEN SIE DEN „BROTCHECK"

„Ich esse mittags schon warm, da kann ich doch abends nicht schon wieder kochen. So nehme ich doch viel zu viele Kalorien zu mir."

Nicht die Temperatur eines Gerichtes, sondern die Zusammensetzung entscheidet darüber, wie viele Kalorien enthalten sind. Eine Portion Gemüsesuppe oder ein Salat mit Fleisch oder Fisch hat oft nicht mehr Kalorien als drei Käsebrote.

„Das heißt aber doch „AbendBROT" – und es ist super praktisch. Brot und Aufschnitt sind schnell auf dem Tisch, denn zum Kochen habe ich wirklich keine Zeit."

Durch die permanente Abendbrot-Routine leidet über Jahre gesehen leider die Abwechslung. Zum Aufschnitt gehört das Brot und zum Brot der Aufschnitt. Es wird leichter, diese Traditionen zu brechen, wenn Sie Schritt für Schritt neue Gerichte für die Abendmahlzeit einführen. Sowohl warme als auch kalte Speisen – Gemüseomelett oder griechischer Salat mit Schafskäse – verhindern einen übermäßigen Brotverzehr.

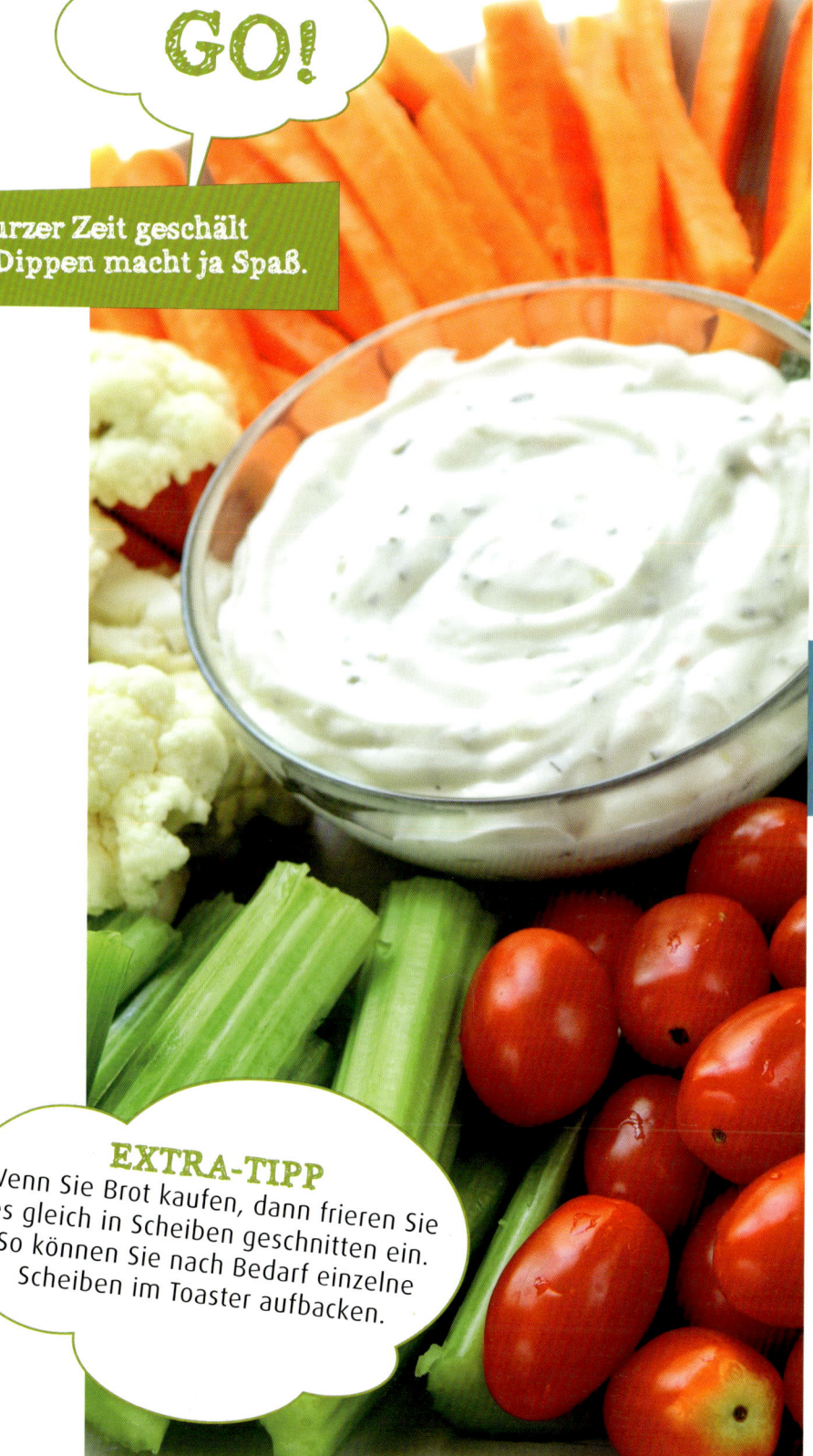

GO!

In kurzer Zeit geschält
und das Dippen macht ja Spaß.

Der Abendbrotcheck:
Wie sieht es auf Ihrem Esstisch abends aus?
Kreuzen Sie an:

[ ] TOASTBROT
[ ] BREZELN
[ ] PUMPERNICKEL
[ ] BRÖTCHEN
[ ] MISCHBROT

[ ] CHERRYTOMATEN
[ ] SALATGURKE
[ ] PAPRIKA
[ ] RADIESCHEN
[ ] KRESSE

[ ] KÄSE
[ ] SALAMI
[ ] AUFSCHNITT
[ ] LEBERWURST

Wie viele Kreuzchen haben Sie im
„grünen Bereich"? Eins oder weniger?

Dann sollten Sie schleunigst für frische
Abwechslung auf Ihrem Esstisch sorgen.
Ihre Zellen und Ihr Gaumen werden
es Ihnen danken.

Extra-Hinweis: Versuchen Sie einmal das
LOGI-Brot (Rezept siehe Seite 18).

EXTRA-TIPP
Wenn Sie Brot kaufen, dann frieren Sie
es gleich in Scheiben geschnitten ein.
So können Sie nach Bedarf einzelne
Scheiben im Toaster aufbacken.

ABENDS

ALTERNATIVE BROTAUFSTRICHE UND DIPS

Mit diesen Rezepten gelingt's bestimmt. Je nach Geschmack können Sie die Zutaten klein geschnitten vermischen oder mit dem Pürierstab eine leckere Creme bereiten.

Thunfischcreme:
1 Becher Naturjoghurt
1 Dose Thunfisch natur
1 Knoblauchzehe
2 EL Zitronensaft
Salz & Pfeffer
1 EL Olivenöl

Kichererbsen-Feigen-Dip:
100 g Quark
½ Glas Kichererbsen
2 Feigen
1 EL Zitronensaft
Salz & Pfeffer
Olivenöl

Avocadodip:
2 EL Joghurt
1 reife Avocado
1 Knoblauchzehe
1 EL Zitronensaft
Salz & Pfeffer

EXTRA-TIPP
Sie haben nur eine harte, also unreife Avocado? Wickeln Sie diese gemeinsam mit einem Apfel in Zeitungspapier. Bei Zimmertemperatur gelagert reift sie so schneller nach.

EXTRA-TIPP
Reste im Einweckglas aufheben und am nächsten Tag mit ins Büro nehmen.

QUARK

FRISCHKÄSE

AVOCADO

TOMATE

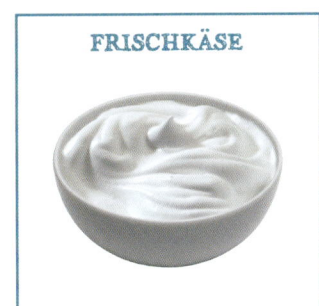

KICHERERBSEN

FEIGE

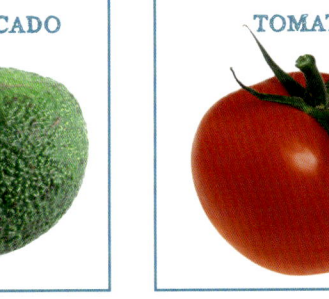
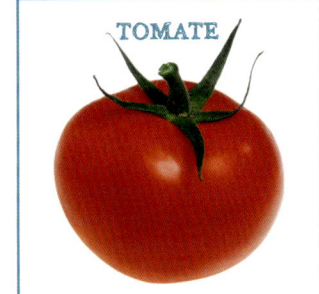

MIX IT!

KNOBLAUCH

ÖL

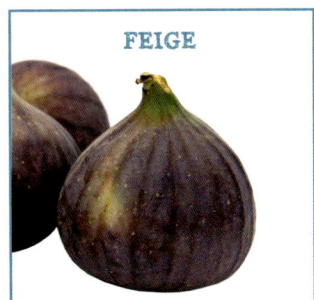

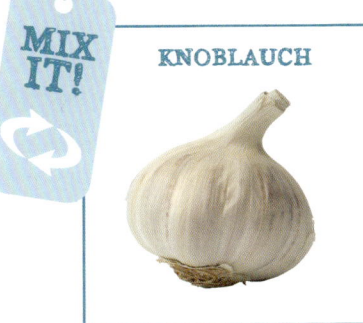

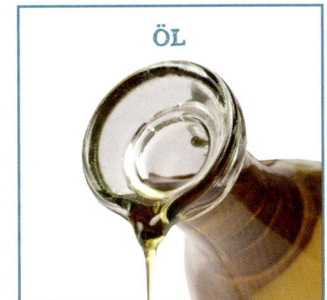

Und so funktioniert´s:

Ihr Geschmack entscheidet, was Sie kombinieren möchten.

HÜTTENKÄSE
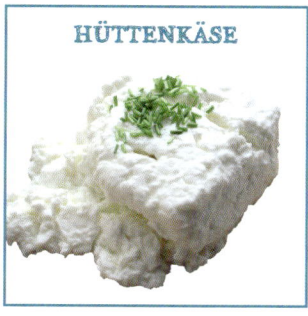

JOGHURT
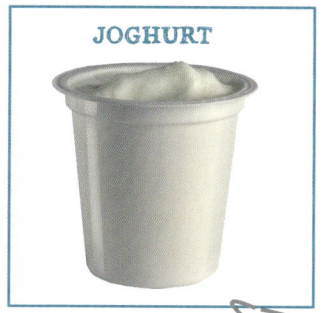

Gibt immer eine gute Basis:
Quark, Frischkäse,
Hüttenkäse, Joghurt

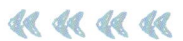

THUNFISCH
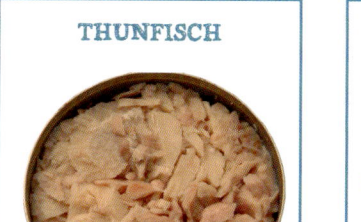

LACHS
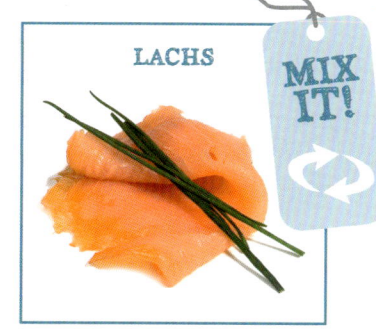

MIX IT!

Darauf haben Sie heute Lust:
Avocado, Tomate,
Thunfisch, Lachs

OLIVEN
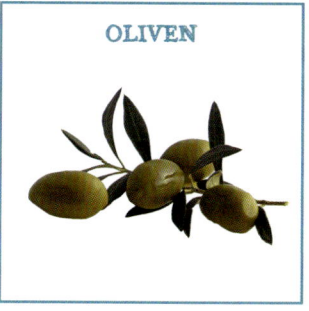

KRÄUTER
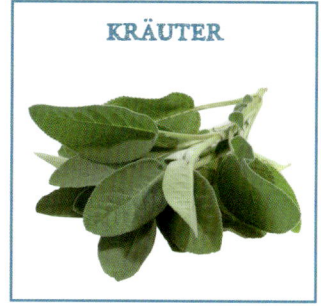

Gern auch was Besonderes:
Kichererbsen, Feigen,
Oliven, Kräuter

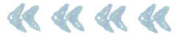

SALZ & PFEFFER
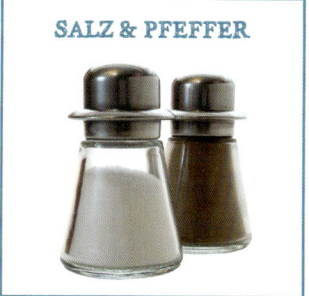

ZITRONE
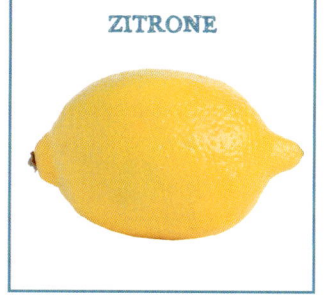

Damit wird verfeinert:
Knoblauch, Olivenöl,
Salz & Pfeffer, Zitrone

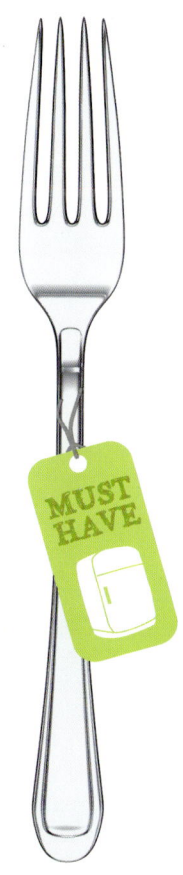

MUST HAVE

ABENDS

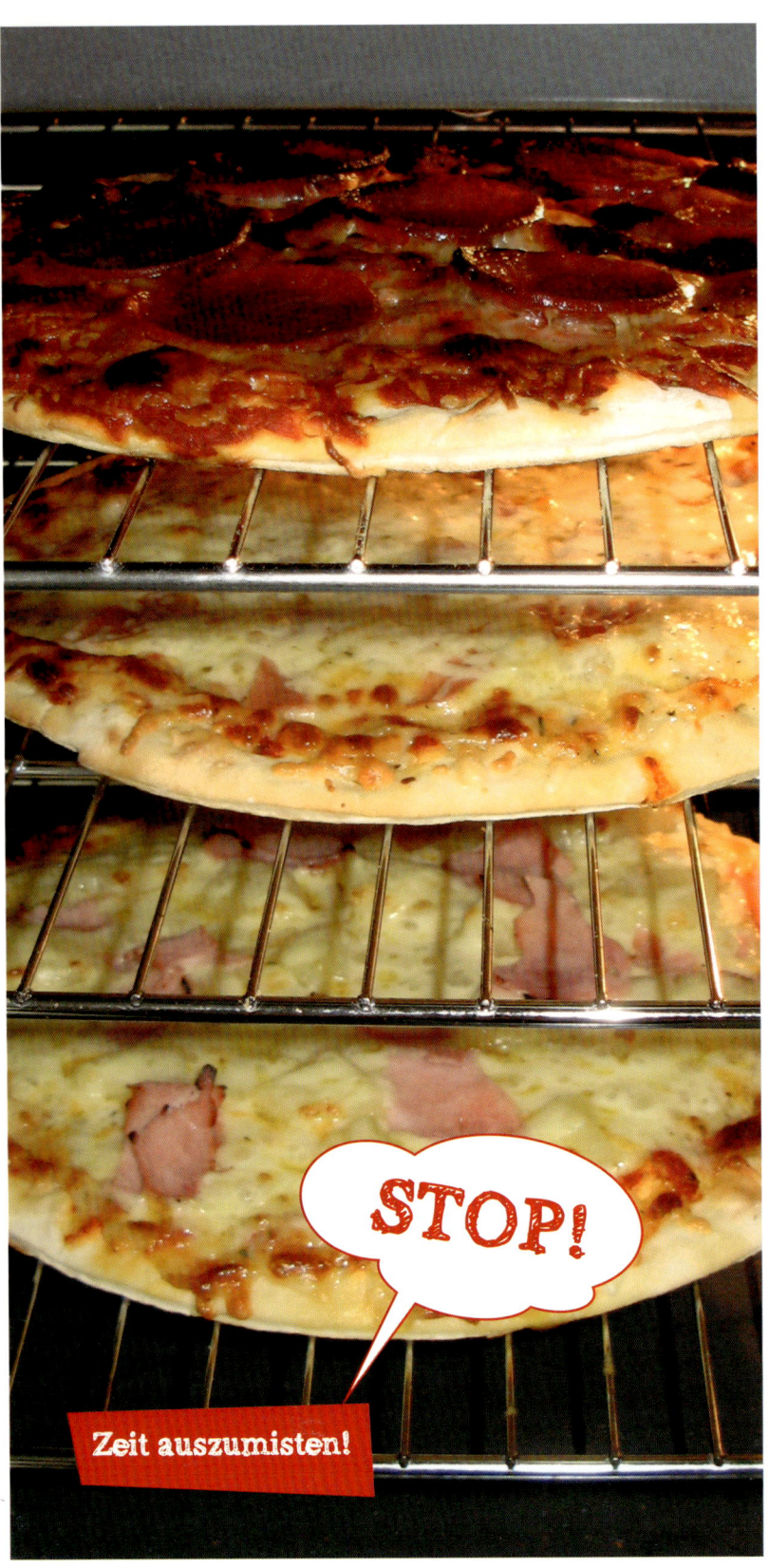

STOP!

Zeit auszumisten!

DIE TIEF-KÜHLTRUHE

„Eine Pizza im Ofen ist genial, da kann ich mich während des Aufbackens auf der Couch ausruhen."
Es spricht nichts dagegen, sich nach einem anstrengenden Tag auszuruhen, während das Essen im Backofen ist. Es sollte aber nicht immer die Fertigpizza sein. Fischfilet mit Gemüse findet sich auch in der Tiefkühltruhe und ist im Rohr ebenfalls nach 20 Minuten schmackhaft zubereitet.

„Abends möchte ich mir keine Gedanken mehr ums Essen machen. Pizza ist genau das Richtige."
Mit dem Abendessen haben Sie die Chance, Ihre Zellen noch mit Vitalstoffen zu versorgen. Wenn es morgens nur einen Toast und mittags die Currywurst gab, sammeln Sie mit einer Gemüseportion am Abend viele „Frischepunkte".

„Abends muss es schnell gehen, da hab ich riesigen Hunger."
Hier eignet sich tiefgekühlte Kost hervorragend. Aber der Inhalt Ihrer Tiefkühltruhe ist entscheidend. Misten Sie aus! Pizza, Kräuterbaguette und Pommes frites machen von nun an Platz für Gemüse, Fisch und Ihre vorgekochten Speisen.

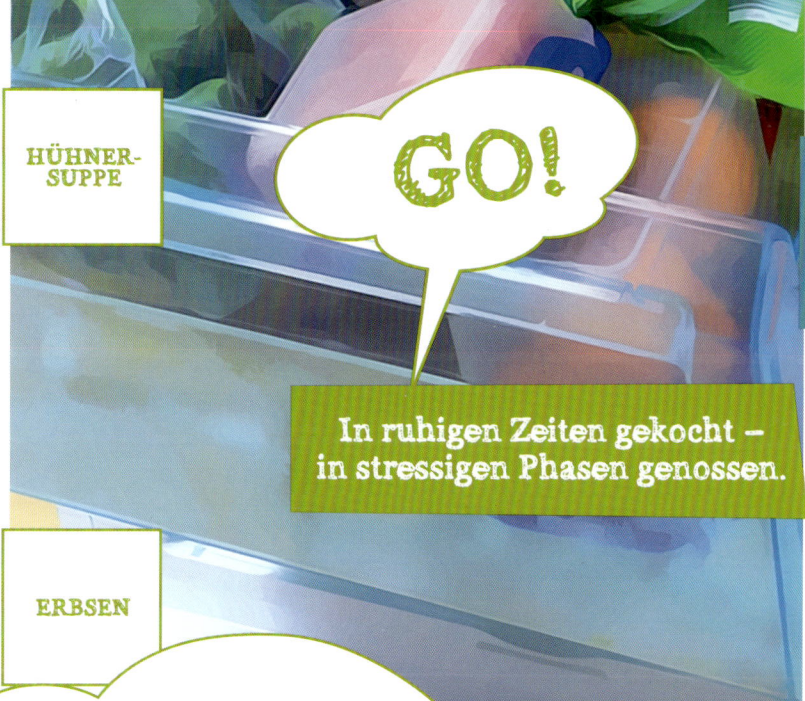

EXTRA-TIPP

So haben Sie sogar Zeit für eine Runde Sport am Abend. Während Sie dann unter der Dusche stehen, köchelt Ihr Essen auf kleiner Flamme auf dem Herd.

Vorkochen – einfrieren – aufwärmen und entspannen:

Folgende Gerichte eignen sich gut, um sie in großen Mengen vorzukochen. Frieren Sie diese dann portionsweise ein. So können Sie an stressigen Abenden ein gutes Gericht schnell und bequem aufwärmen.

GEMÜSE-EINTOPF	LINSEN-GERICHT	CHILI CON CARNE	RATA-TOUILLE	HÜHNER-SUPPE

Lassen Sie sich von den Rezeptvorschlägen auf der kommenden Seite inspirieren.

GO!

In ruhigen Zeiten gekocht – in stressigen Phasen genossen.

Die Rettung, wenn nichts vorgekocht ist:

Folgende Basics sollten Sie in Ihrer Tiefkühltruhe haben:

SPINAT	FISCHFILET	BROKKOLI	GEMÜSE-MIX	ERBSEN

Spinat und Fisch schichten Sie in eine kleine Auflaufform, würzen mit Salz und Pfeffer und überbacken mit Tomate und Mozzarella.

Im Nu ist ein Ofengericht zubereitet und Sie können nebenbei auf der Couch entspannen.

EXTRA-TIPP

Gemüse aus der Tiefkühltruhe ist vollreif geerntet, enthält somit viele Vitalstoffe und ist schnell zubereitet. Kein Waschen, Schnibbeln und langes Kochen nötig.

ABENDS

EINTÖPFE LEICHT GEMACHT

Diese Zutaten geben sicher einen
leckeren Eintopf (berechnet für 4 Personen)!

Mexikanisches Chili con Carne:
500 g Kidneybohnen
300 g Rinderhackfleisch
3 Knoblauchzehen
2 Zwiebeln
2 Dosen pürierte Tomaten
2 Karotten
1 Zucchini
1 TL Chilipulver
Olivenöl

Deutscher Linseneintopf:
500 g Linsen getrocknet
300 g Speck
2 Bund Suppengrün
1 Zwiebel
1 l Gemüsebrühe
200 g saure Sahne
Liebstöckel
Petersilie
Essig, Salz, Pfeffer

Indischer Linsen-Lamm-Eintopf:
500 g rote Linsen
300 g Lammfleisch
1 Bund Frühlingszwiebeln
1 Aubergine
2 Karotten
200 ml Joghurt
Ingwer/Knoblauch
Kreuzkümmel

KICHERERBSEN

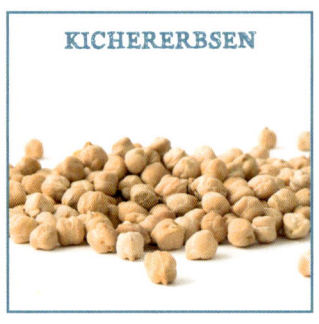

ROTE LINSEN

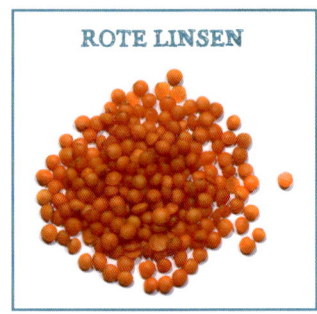

EXTRA-TIPP
Nehmen Sie Ihren größten Topf und kochen
Sie in „Partygröße" für mindestens
10 Personen. So können Sie noch einige
Portionen einfrieren. Eintöpfe
schmecken aufgewärmt
sogar noch besser.

HUHN

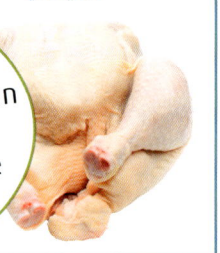

LAMM

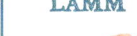
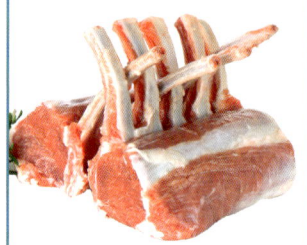

AUBERIGNE | KÜRBIS

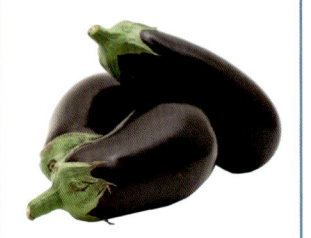

ZUCCHINI | PAPRIKA

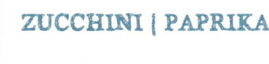
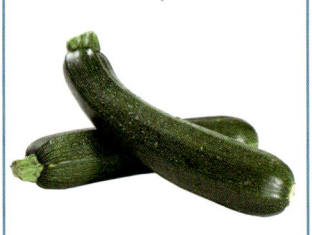

INDISCH

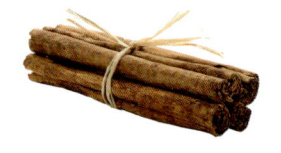

Kreuzkümmel, Kardamom,
Zimt, Nelken, Pfeffer

MEXIKANISCH

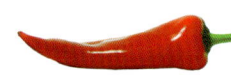

Chilischote, Knoblauch,
Salz & Pfeffer

MIX IT!

Und so funktioniert´s:

Ihr Geschmack entscheidet, was Sie kombinieren möchten.

KIDNEYBOHNEN

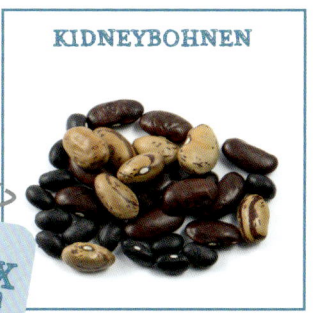

BRAUNE LINSEN

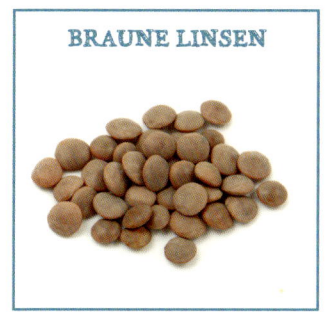

MIX IT!

RIND

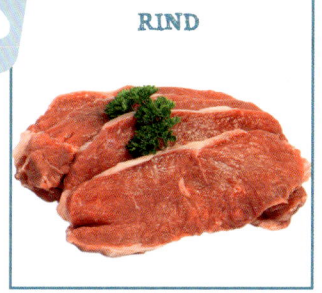

FISCH

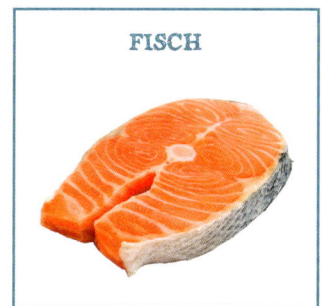

KAROTTE | SELLERIE

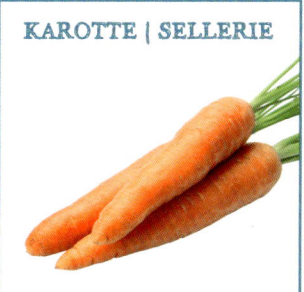

ZWIEBEL | LAUCH

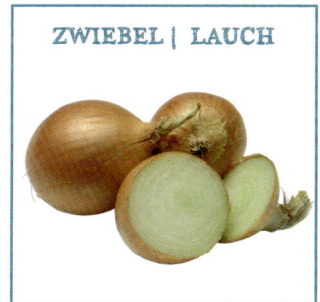

THAILÄNDISCH

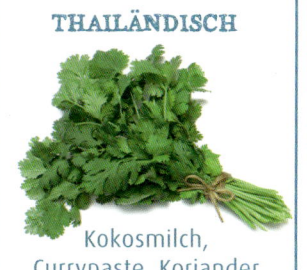

Kokosmilch,
Currypaste, Koriander

DEUTSCH

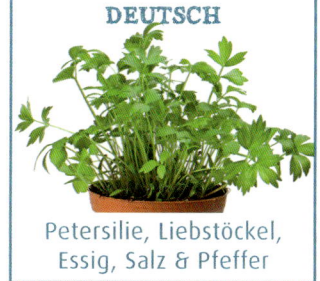

Petersilie, Liebstöckel,
Essig, Salz & Pfeffer

Gibt immer eine gute Basis:
Hülsenfrüchte, die keine stundenlangen Einweichzeiten haben.

«« «« «« ««

Fleisch- oder Fischeinlage:
je nach Vorlieben. Auch vegetarische Eintöpfe sind köstlich.

«« «« «« ««

Gemüse – ein Muss für guten Geschmack:
von Wurzel- über Knollengemüse, Ihre Favoriten dürfen nicht fehlen.

«« «« «« ««

Von orientalisch bis heimisch:
Die Gewürze geben jedem Eintopf die individuelle Note.

«« «« «« ««

So wird´s gemacht:

1. Braten Sie das Fleisch mit Zwiebeln, Knoblauch und Wurzelgemüse in Olivenöl an.

2. Löschen Sie – je nach Eintopf – mit Tomaten aus der Dose oder mit Gemüsebrühe ab.

3. Geben Sie die Hülsenfrüchte dazu und achten Sie bei den getrockneten Sorten auf genügend Flüssigkeit in Form von Wasser, Brühe oder pürierten Tomaten. Bei geringer Hitze köcheln lassen. Die genaue Kochzeit entnehmen Sie bitte der Verpackung.

4. Gemüse, wie Aubergine, Zucchini oder Paprika erst gegen Ende der Garzeit zerkleinert in den Eintopf geben. So bleibt das Gemüse bissfest.

5. Würzen Sie je nach Geschmack.

ABENDS

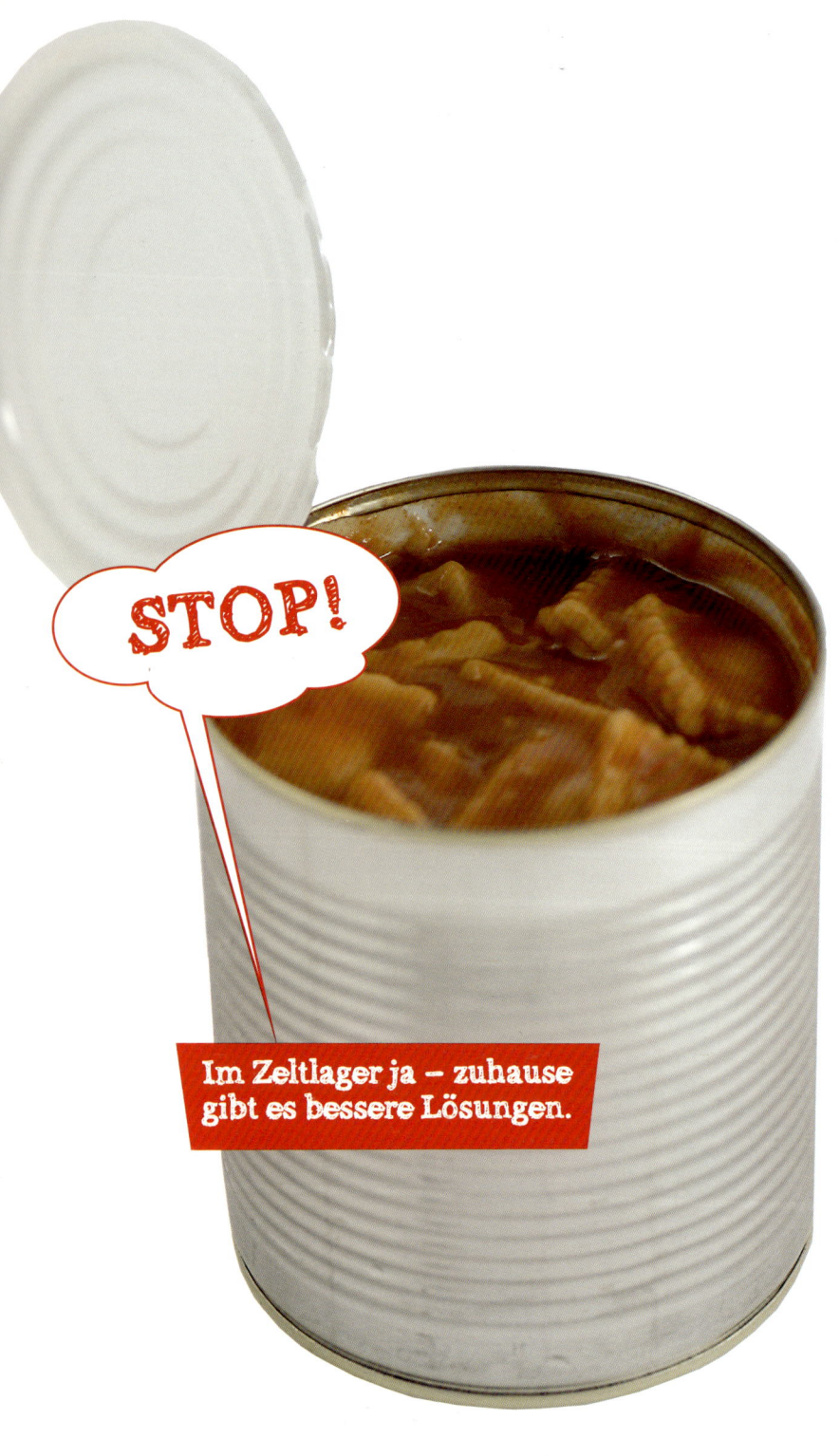

STOP!

Im Zeltlager ja – zuhause gibt es bessere Lösungen.

KONSERVEN UNTER DIE LUPE GENOMMEN

„Konserven sind meine Rettung. Alles andere wird bei mir zu Hause immer schlecht. Dosen sind jahrelang problemlos im Schrank haltbar."

In puncto Haltbarkeit gewinnen sicher die Konserven. Bei der Vitalstoff-Rechnung hat Tiefkühlgemüse die Nase vorn. Denn Lebensmittel, die monate- bzw. jahrelang in wässriger Umgebung lagern, verlieren viel schneller ihre Vitalstoffe als die tiefgefrorene Variante.

„Dose auf und warm gemacht – fertig ist das Abendessen."

Hört sich praktisch an, aber schauen Sie unbedingt auf den Inhalt. Oft verspricht die abgebildete Mahlzeit auf der Dose wesentlich mehr, als das Gericht tatsächlich halten kann. Die Chance, das zu bekommen, was auf der Abbildung versprochen wird, ist bei komplexen Eintopf-Mahlzeiten sehr gering.

„Dosengerichte habe ich schon immer gerne gegessen – nicht nur als Selbstversorger im Urlaub."

Auch in Studentenwohnungen und auf Campingplätzen sind sie eine beliebte Lösung, weil sie ungekühlt haltbar sind. Sobald Sie allerdings eine Tiefkühltruhe in Ihrer Nähe haben, sollten Sie lieber auf vitalstoffreiches, schockgefrostetes Gemüse zurückgreifen.

Machen Sie den „Konserventest"! Finden Sie heraus, ob die Konserve tatsächlich hält, was sie verspricht. Vergleichen Sie bei Ihrem nächsten „Konserven-Dinner" die Abbildung auf der Dose mit Ihrem Tellerinhalt. Kommen Ihnen Zweifel oder sind Sie enttäuscht? Dann ist es an der Zeit, neue Alternativen zu suchen.

„Mono-Konserven":
halten oft, was sie versprechen.

TOMATEN	KIDNEY-BOHNEN	THUNFISCH	ERBSEN	MAIS

„Glas-Konserven": Sie sehen, was Sie kaufen.

OLIVEN, SCHAFS-KÄSE, KNOB-LAUCH	ARTISCHOCKEN	PAPRIKA MIT FETA-FÜLLUNG	GETROCKNETE TOMATEN	EINGELEGTE BOHNEN

GO!

Halten oft, was sie versprechen.

Antipasti aus dem Glas – eine Kerze dazu und der italienische Abend kann beginnen.

FERTIGGERICHTE – EINE KOMPLETTE MAHLZEIT?

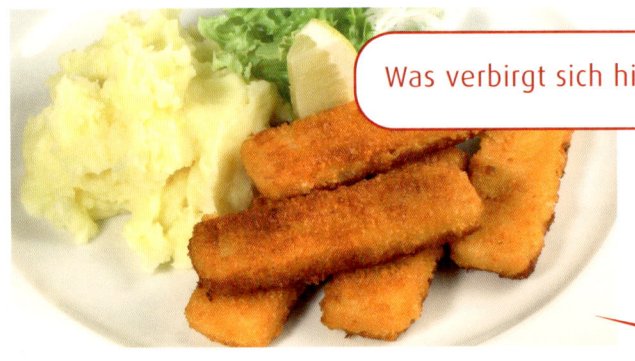

Was verbirgt sich hinter der Panade?

Paniertes Seelachsfilet
auf Kartoffelpüree

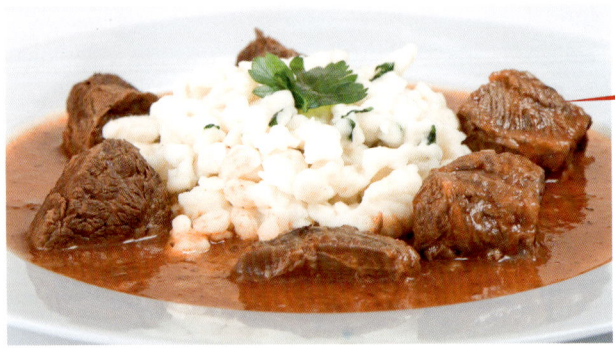

Finden Sie hier irgendwo Gemüse?
Wohl eher nicht - selbst für viel
Geld bekommen Sie keine
einzige Portion Gemüse.

Saftiges Rindsgulasch mit
hausgemachten Butterspätzle

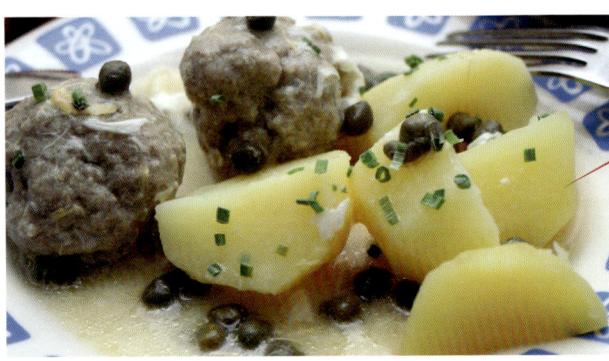

Königsberger Klopse in
Rahmsauce mit Salzkartoffeln

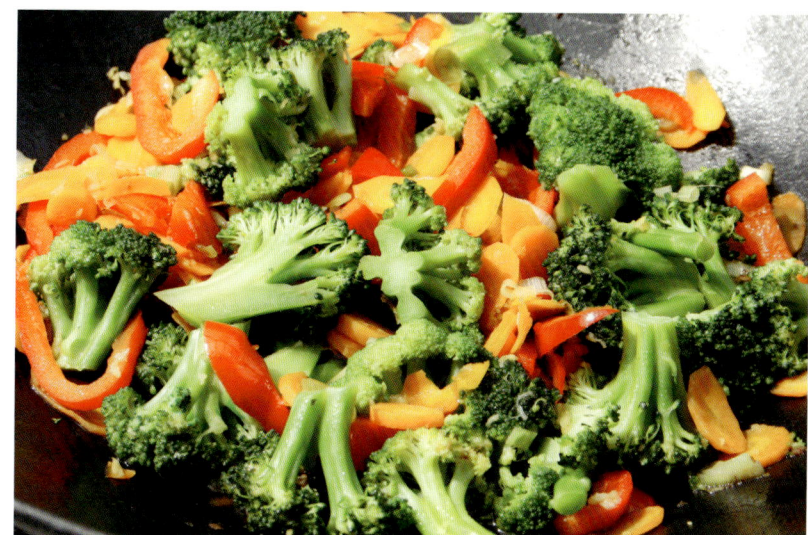

Wok-Gemüse

Oberstes Kriterium:
50 % Gemüseanteil

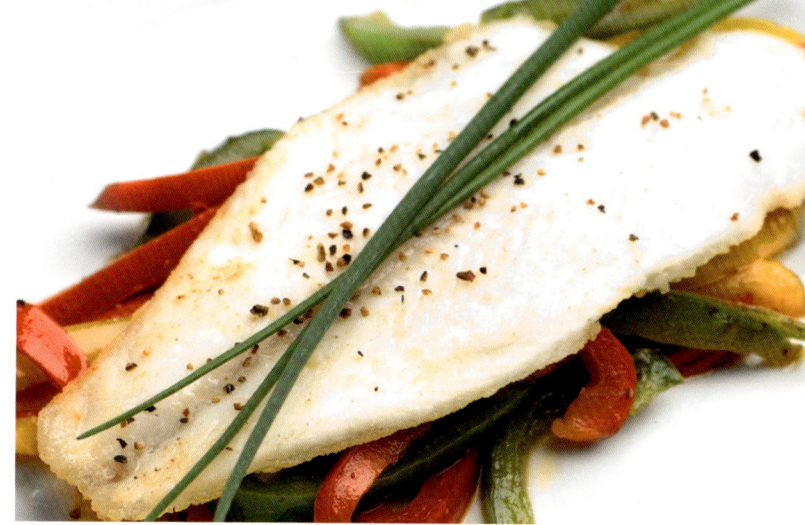

Fisch auf Paprika

Achten Sie auf die Zutatenliste.

Gemüse sollte nicht am Ende einer langen Liste, sondern an erster Stelle stehen, dann ist es auch der Hauptanteil des Gerichtes.

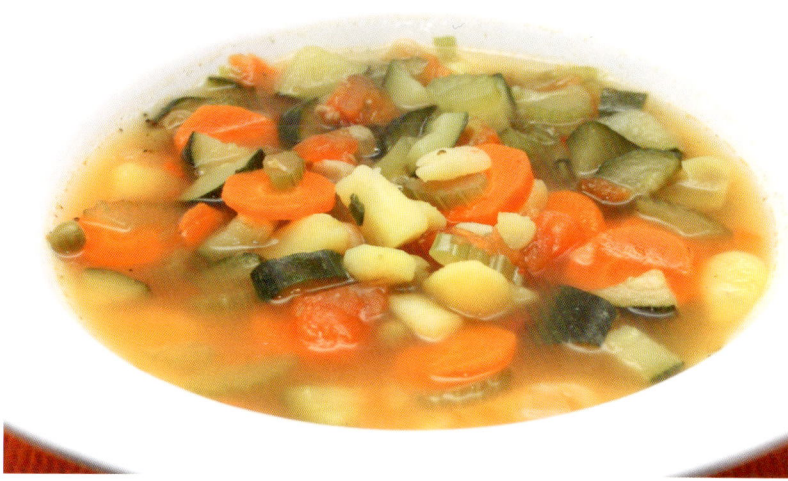

Minestrone
(italienischer Gemüseeintopf)

DIE RICHTIGE WÜRZE OHNE „FIX UND FERTIG"-MISCHUNG

Und so funktioniert´s:

Machen Sie Inventur in Ihrem Gewürzregal. Manches ist so alt, darin wollen nicht mal mehr die Motten wohnen.

Nicht zu viel und nicht zu wenig – das ist die hohe Kunst des Würzens.

Sie können nichts falsch machen – Ihr Geschmack leitet Ihnen den Weg. Wenn Sie einen Garten oder eine sonnige Fensterbank haben, richten Sie sich einen kleinen Kräutergarten ein.

Exotisches und Extravagantes können Sie in Pulverform getrocknet benutzen.

Ideale Geschenke für Leute, die wirklich schon alles haben!

Keine Angst – Kreuzkümmel hat geschmacklich nichts mit Kümmel zu tun.

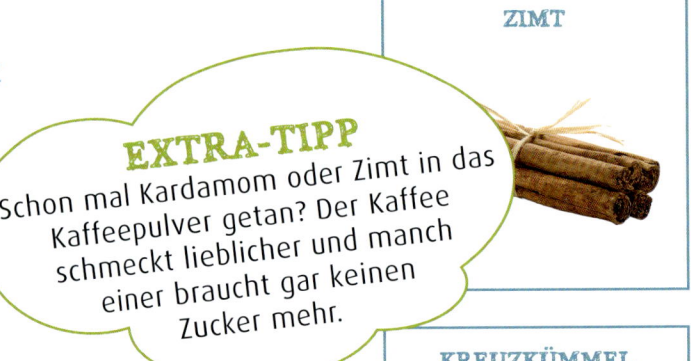

EXTRA-TIPP

Schon mal Kardamom oder Zimt in das Kaffeepulver getan? Der Kaffee schmeckt lieblicher und manch einer braucht gar keinen Zucker mehr.

ZIMT

VANILLE
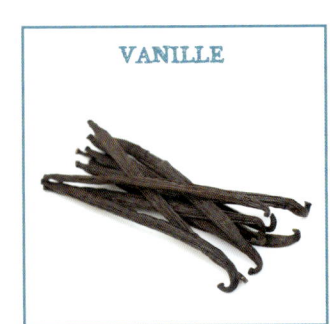

KREUZKÜMMEL

CURCUMA
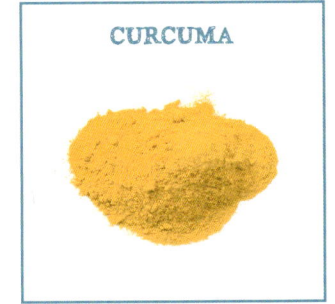

LORBEER
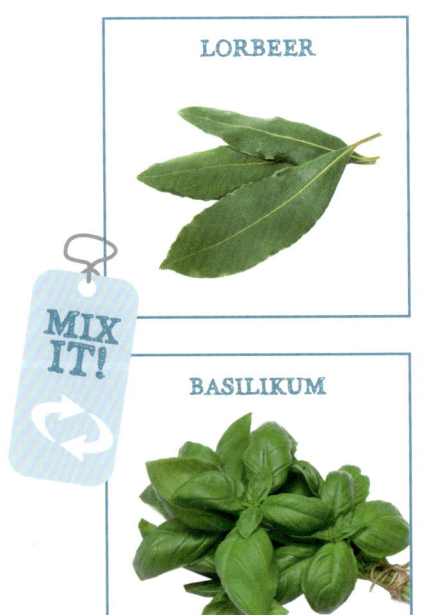

PETERSILIE
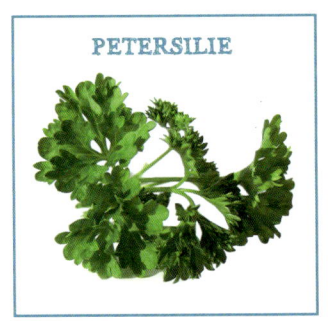

MIX IT!

BASILIKUM

SALBEI
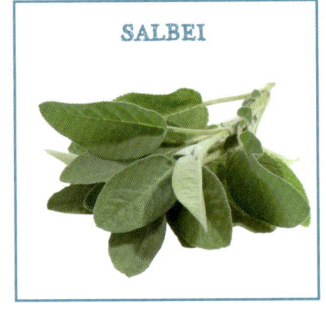

KARDAMOM
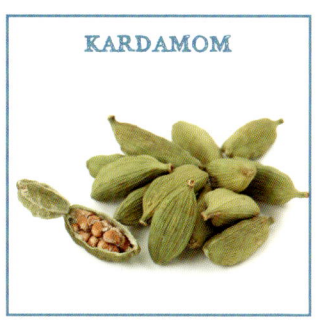

NELKE
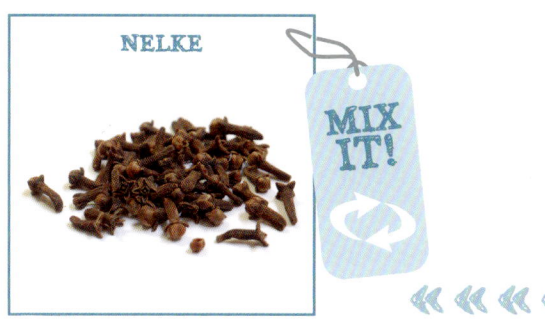

Schmeckt nach
Kindheit

CURRY
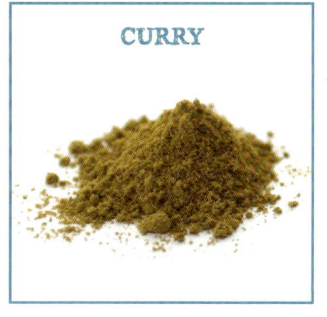

CHILI
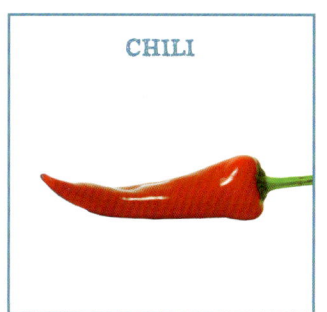

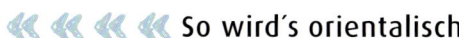 So wird's orientalisch

SCHNITTLAUCH
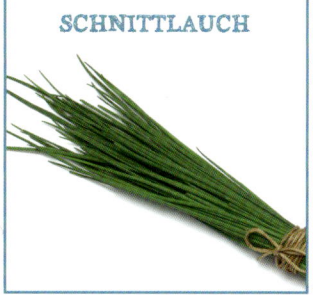

MUSKAT
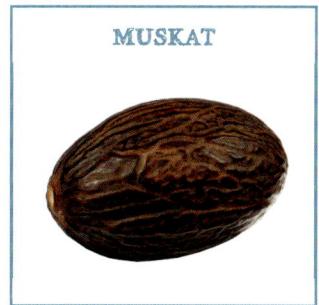

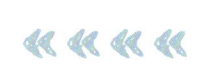 Typisch Deutsch

ROSMARIN
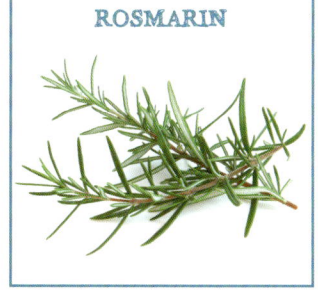

THYMIAN
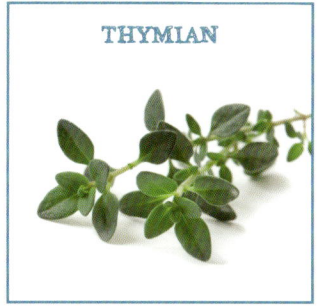

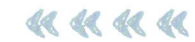 Viva Italia

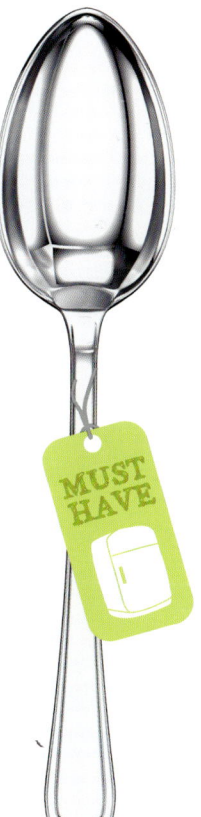

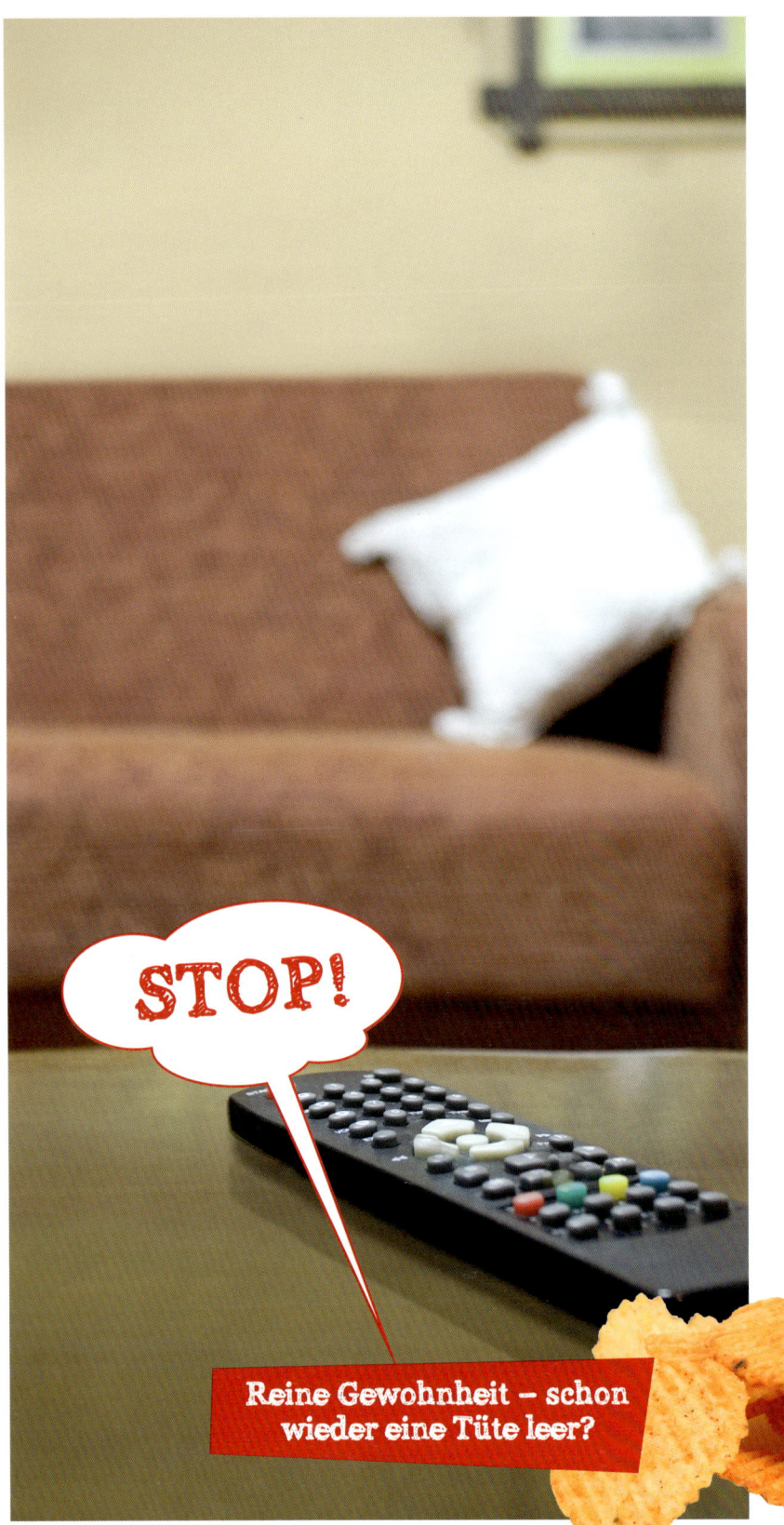

SNACKEN VOR DEM FERNSEHER

„Fernsehen und dabei naschen –
das gehört für mich einfach zusammen."
Statt Ihren Naschschrank zu füllen, sorgen Sie lieber für eine große Auswahl an Obst und Gemüse in Ihrem Kühlschrank. Ihre Hände greifen zu dem, was neben ihnen steht. Bieten Sie lieber Apfelschnitze und Karottensticks als Gummibärchen, Schokolade und Chips an.

„Den ganzen Tag konnte ich mich beim Naschen zurückhalten, aber vorm Fernseher kann ich nicht widerstehen."
Auf der Couch angekommen, kreisen Ihre Gedanken sofort um die Tafel Schokolade, die in Ihrem Schrank auf Sie wartet?

Hier gibt es nur eine Lösung:
Keine Vorratshaltung für Gummibärchen, Chips und Schokolade. Zugegeben, zuerst wird Ihnen das nicht leicht fallen. Aber haben Sie sich an alternative Knabbereien gewöhnt, werden Sie Schokolade und Chips nicht mehr ständig vermissen.

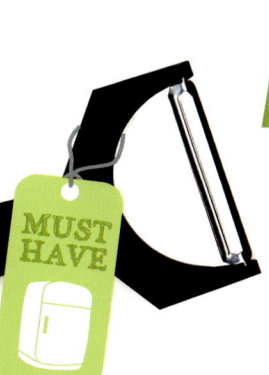

MUST HAVE

ABENDS

EXTRA-TIPP

Wenn Sie bereits dabei sind, bereiten Sie gleich Ihre Obst- & Gemüsebox für den nächsten Tag zu. Die Box wartet im Kühlschrank auf ihren morgigen Einsatz und Sie müssen morgens nicht früher aufstehen. Im Büro oder bei Autofahrten lässt sich so hervorragend „naschen".

EXTRA-TIPP

Nutzen Sie die Chance saisonaler Abwechslung. Ein Granatapfel oder eine Pomelo sind willkommene Wintergäste bei Ihrem Fernsehabend. Diese zu essen ist eine abendfüllende Beschäftigung.

**„Schälen und Schnippeln" –
raus aus der Küche.**

Verpassen Sie nicht Ihren Lieblingsfilm –
Bereiten Sie Ihren bunten Teller einfach
vor dem Fernseher zu:

FÜR DIE SÜSSEN

APFEL
KIWI
BIRNE
NEKTARINE
ANANAS

FÜR DIE HERZHAFTEN

KAROTTE
GURKE
KOHLRABI
SELLERIE
KRÄUTER
QUARK ODER DIP (S. 82|83)

FÜR DIE GOURMETS

KÄSEWÜRFEL
WALNÜSSE
TRAUBEN
TOMATEN

Selbst gemachte Apfelringe: Mit dem Apfelstecher das Kerngehäuse entfernen und den Apfel mit dem Hobel in feine Ringe schneiden.

Nebenbei zugreifen und Vitalstoffe naschen – wie früher in Kindertagen.

NASCHEREIEN IM VORRATSSCHRANK

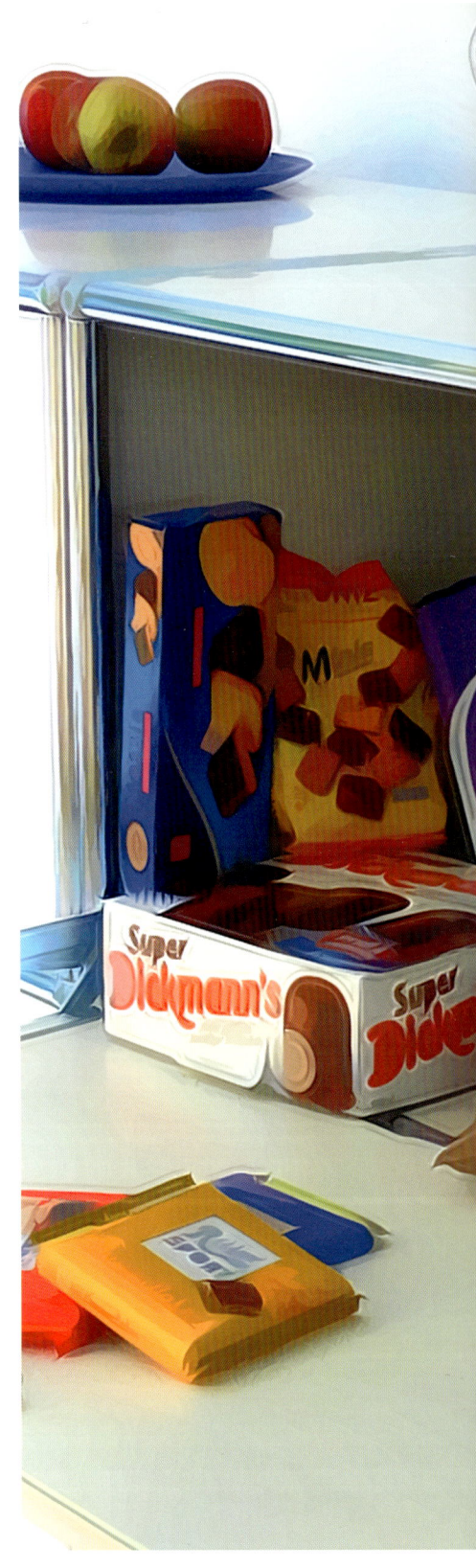

Wie kommt es, dass sich so viele Schleckereien anhäufen? Wie viele Großpackungen beherbergen Sie zu Hause und wie oft bedienen Sie sich an Ihrem Versteck?

Machen Sie Inventur in Ihrem Schrank und misten Sie aus!

„Ich liebe Süßigkeiten und freue mich einfach, dass ich immer etwas im Schrank habe."
Gegen Süßigkeiten in Maßen ist ja auch nichts einzuwenden. Aber Ihre Vorräte daheim sollten nicht dem Warenlager im Supermarkt Konkurrenz machen. Räumen Sie Ihren Naschschrank gründlich auf und rechnen Sie einmal hoch, wie lange Ihr Vorrat reicht.

„Schon allein der Gedanke an einen leeren Knabberschrank macht mich unruhig."
Keine Angst vor der großen Leere! Denn selbst nachts um 3:00 Uhr könnten Sie im Notfall an der Tankstelle Ihren Süßhunger stillen.

„Wenn ich meine normalen Einkäufe erledige, nehme ich immer etwas zum Naschen oder Knabbern mit."
Naschereien gehören nicht zu den Lebensmitteln des alltäglichen Bedarfs. Daher sollten sie auch nicht jedes Mal in Ihrem Wagen landen. Versuchen Sie beim nächsten Einkauf, einmal bewusst keine Knabbereien zu kaufen.

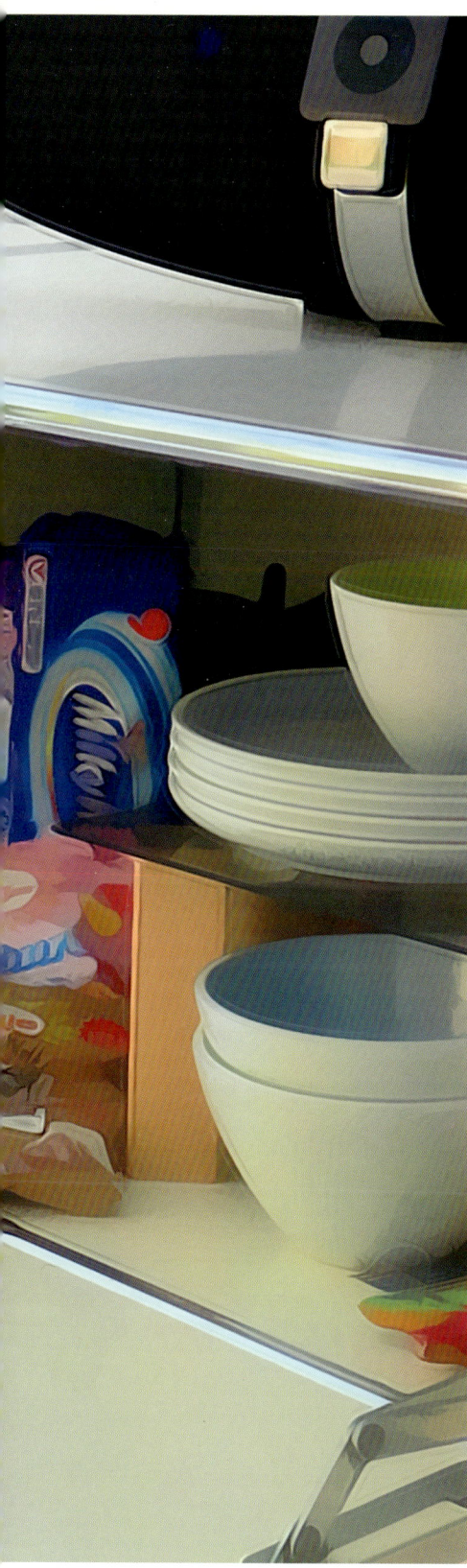

„Ich habe viel Besuch. Da brauche ich
schließlich ein paar Sachen, die ich anbieten kann."
Ihr Besuch kommt nicht wegen Chips und Gummibärchen, sondern wegen Ihnen. Sind Sie sicher, dass
Sie wirklich für Ihre Gäste einkaufen und nicht vielleicht doch eher für sich selbst?

„Die Süßigkeitengasse wird mir
bei jedem Einkauf zum Verhängnis."
Sehr gut, wenn Sie dies erkannt haben. Gibt es vielleicht einen anderen Weg zur Kasse, der nicht so
viele Versuchungen bietet? Schreiben Sie sich auf,
was Sie wirklich kaufen müssen und halten Sie sich
strikt an Ihren Einkaufszettel.

„Bei Sonderangeboten decke ich
mich mit Naschereien immer richtig ein."
Täglich gibt es im Supermarkt unzählige Sonderangebote für unterschiedlichste Süßigkeiten. Sie brauchen keine Sorge zu haben, etwas zu verpassen.
Greifen Sie heute nicht zu, gibt es auch morgen
oder nächste Woche immer noch Ihre Lieblingssscho-
kolade im Regal.

**Wenn Sie weiter so horten, wird die
Süßigkeitenfalle immer wieder zuschnappen.**
Der beste Weg, abends nicht zu naschen,
ist einfach nichts zu Hause zu haben.

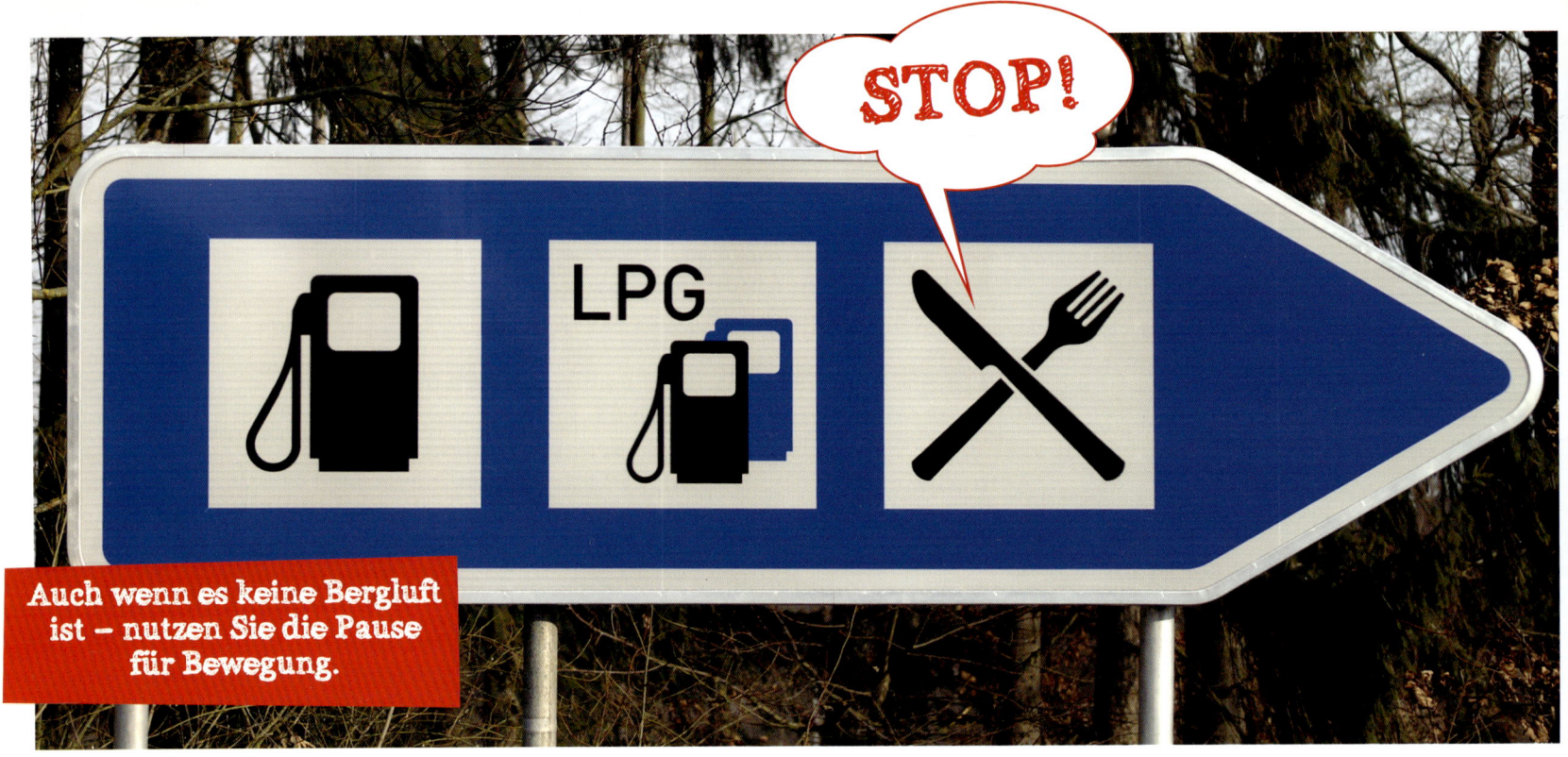

IM AUTO UND UNTERWEGS

„Ständig bin ich auf Geschäftsreisen.
Man kann schon fast behaupten, dass ich
im Auto und auf Raststätten lebe."
Unterwegs sind Sie den Verführungen leider
noch mehr ausgesetzt als zu Hause. Machen
Sie sich das immer wieder bewusst und
sorgen Sie daher dafür, dass Heißhungerattacken gar nicht erst entstehen. Pflegen Sie
eine Vorratshaltung von langlebigen Snacks
im Auto, die Sie vom spröden Angebot der
Raststätten unabhängig machen. Richten Sie
sich im Kofferraum – neben dem Erste-Hilfe-
Kasten – eine Box voller Notfallschätze ein.
Das Leben „unterwegs" muss nicht automatisch ungesünder sein als das Leben zu
Hause. Die Auswahl der schnellen Snacks ist
entscheidend.

„Wenn ich unterwegs bin, ist Fast Food
für mich die beste Lösung. Dank „drive-in"
muss ich noch nicht mal aussteigen, um
etwas zu essen."
So eilig sollten Sie es nicht jeden Tag haben.
Planen Sie vernünftige Pausen ein, in denen
Sie das Angebot der Raststätte prüfen können.
Wenn Sie häufig dieselbe Strecke fahren,
wissen Sie bald, wo sich das Einkehren
lohnt und wo nicht. Sie können anfangs auch
Notizen über „passable" und „miserable"
Raststätten machen.

Das etwas andere „Erste-Hilfe-Set" fürs Auto:

Frische Knabbereien für den Beifahrersitz:
Bereiten Sie zu Hause eine Plastikbox mit mindestens drei verschiedenen Gemüse- und Obststicks zu.
Karotte, Apfel, Kohlrabi, Paprika, Gurke, Birne, Nektarinen eignen sich hervorragend.

Frische tanken unterwegs:
Wenn Sie ein Taschenmesser im Auto deponieren, können Sie auch auf Reisen Ihre Box wieder frisch befüllen.

Haltbare Snacks für das Handschuhfach:
- » Studentenfutter
- » Apfelringe
- » Kaugummi
- » Fruchtriegel
- » Nussmischung

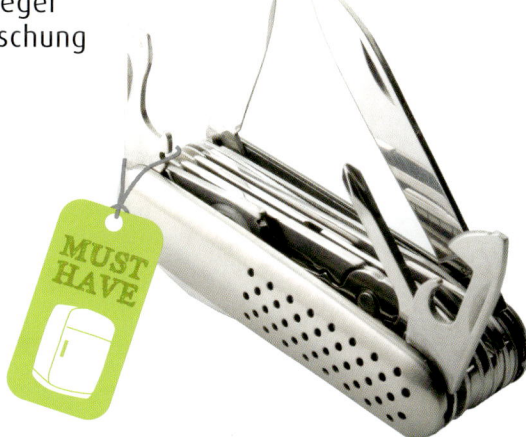

MUST HAVE

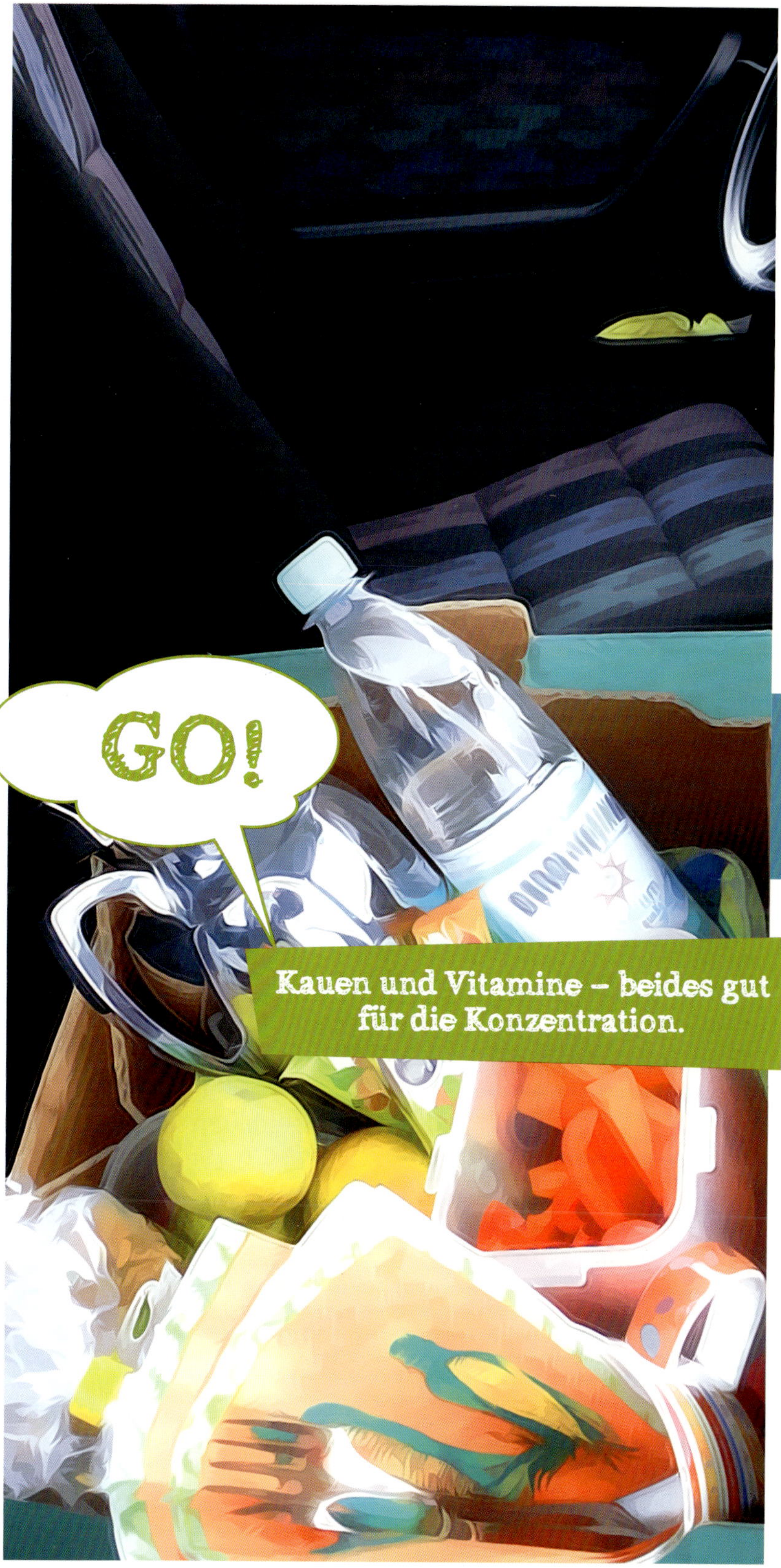

GO!

Kauen und Vitamine – beides gut für die Konzentration.

VON TANKSTELLE BIS BOARDRESTAURANT

Der etwas andere Supermarkt

Ihre Vorteile:
» Hier finden Sie eine große Auswahl an Wassersorten. Nutzen Sie diese Chance und testen Sie sich durch.
» Auf Nüsse und Studentenfutter können Sie immer häufiger zurückgreifen.

Vorsicht Falle:
» Die Auswahl an Süßigkeiten ist so groß wie nirgendwo sonst. Kombiniert mit Ihrem Heißhunger wird der Kassenbereich zur fast unwiderstehlichen Herausforderung.

Die eigene Tasche

Ihre Vorteile:
» Unabhängig von Öffnungszeiten, Staus und Verspätungen sind Sie mit Ihrer eigenen Frischebox bestens versorgt.

Vorsicht Falle:
» Auf den Inhalt kommt es an. Aufgeschnittenes Obst und Gemüse, Nüsse und Fruchtriegel.

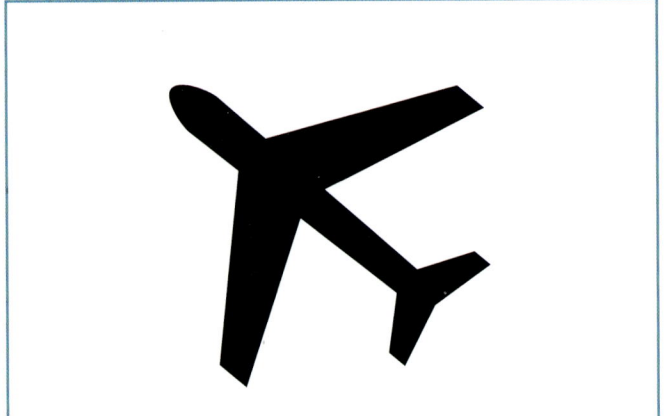

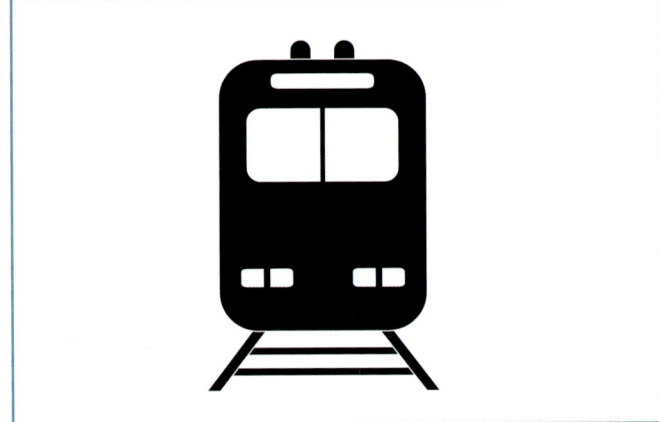

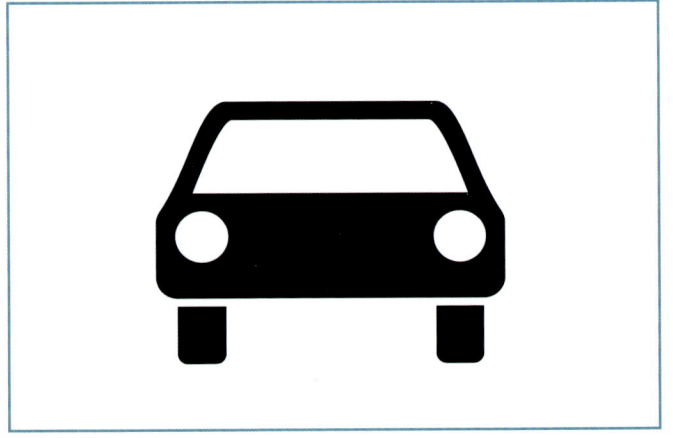

ALLTAG, BUSINESS UND URLAUB

Wenig Zeit und großer Hunger gepaart mit Verführungen im Superpack!

URLAUB

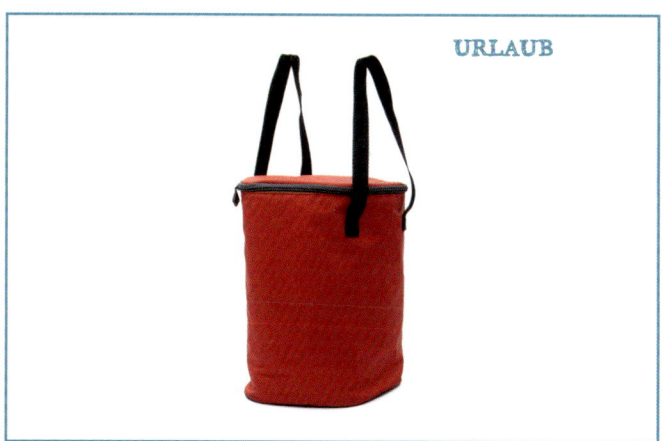

ALLTAG

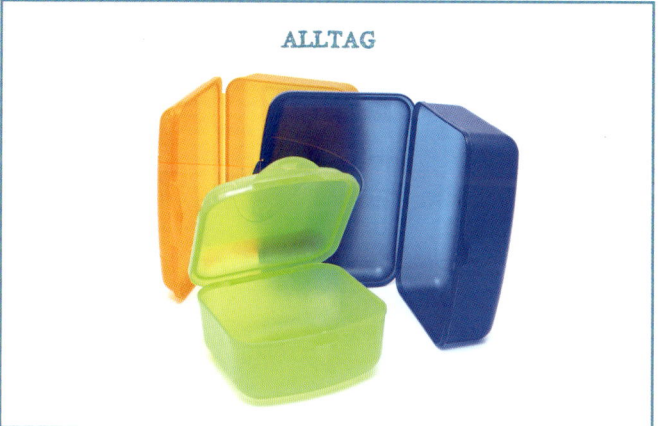

BUSINESS

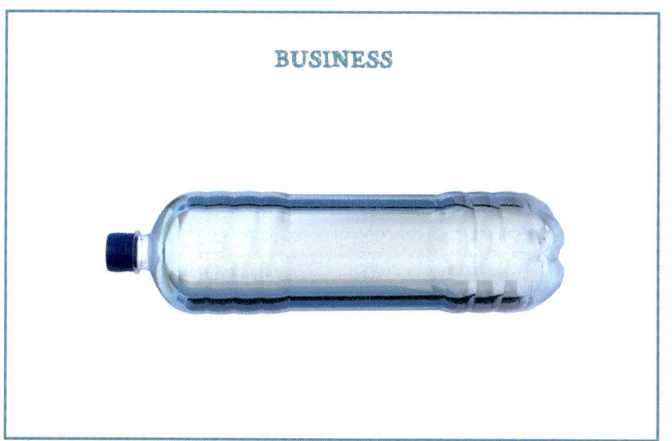

Die BISTRO-Ecke

Ihre Vorteile:
» Hier haben Sie meist die beste Chance, einen guten Kaffee zu bekommen.
» Halten Sie Ausschau nach einem Salat.

Vorsicht Falle:
» Selbst das etwas größere Salatblatt macht aus einem Doppel-Decker-Panini noch lange keine Gemüsemahlzeit.

Restaurant

Ihre Vorteile:
» Hier können Sie Ihre Mahlzeit ganz in Ruhe einnehmen.
» Sie haben die Auswahl zwischen kleiner Suppe und großem Menü.
» Meist findet sich im Angebot eine vegetarische Speise – halten Sie danach Ausschau.

Vorsicht Falle:
» Die gute, deutsche Küche ist nicht gerade die leichteste. Bedenken Sie das, wenn Sie danach noch Autofahren müssen.

DIE MINIBAR

„Ausgehungert nach einem anstrengenden Tag komme ich im Hotelzimmer an und bin heilfroh, dass es die Minibar gibt." Wie der Name schon sagt, hat die Minibar auch nur MINI-Portionen, allerdings zu MAXI-Preisen. Die kleinen Portionen regen Ihren Appetit erst recht an. Bevor Sie versuchen, sich an dem Inhalt der Minibar satt zu essen, sollten Sie lieber in einen kleinen Hotelimbiss investieren. Es ist auch gemütlich, sich etwas auf das Zimmer kommen zu lassen. Ein Blick auf die Karte genügt.

„Durch die Minibar ist die Ankunft im Hotel fast wie Heimkommen. Kühlschrank auf, Fernseher an und mit einem Snack aufs Bett." Checken Sie vor Abreise die Besonderheiten des Hotels. Endlich haben Sie die Chance, sich ohne viel Aufwand um Sport und Entspannung zu kümmern. Mit einem Laufband und einer Sauna ist meist alles unter einem Dach zu finden. Wenn Sie ausgeglichen in Ihr Bett fallen, ist der Inhalt der Minibar meist völlig uninteressant.

STOP!

Fast wie zu Hause

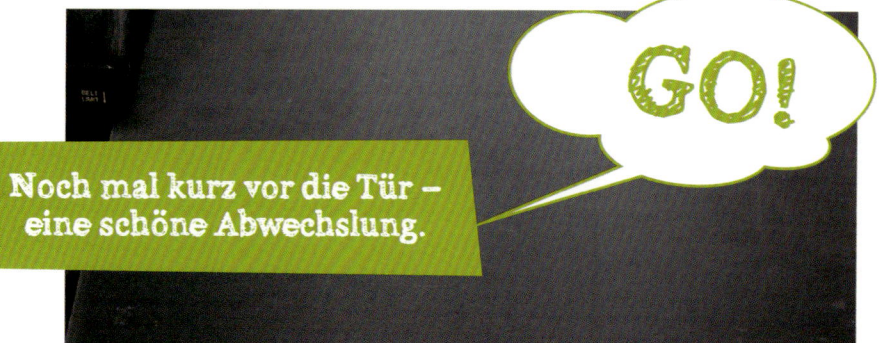

Noch mal kurz vor die Tür –
eine schöne Abwechslung.

GO!

Werden Sie unabhängig von der Minibar:

Deponieren Sie eine Auswahl folgender
Snacks in Ihrem Koffer.

STUDEN-TEN-FUTTER	SCHOKO-RIEGEL 80% KAKAO	OBST- & GEMÜSE-BOX	NUSS-MISCHUNG	FRUCHT-RIEGEL

So können Sie Ihren ersten großen Hunger
bereits nach Ankunft im Hotelzimmer stillen,
bevor Sie sich auf Entdeckungsreise begeben.

Gehen Sie nochmals vor die Türe:
Wenn der Koffer auf dem Zimmer ist, haben
Sie Hände und Kopf frei, um eine Runde um
den Block zu drehen. Ein kleiner Spaziergang
lohnt sich doppelt – während Sie sich bewegen, lernen Sie die Stadt ein wenig kennen.

Nutzen Sie das Fitnessangebot des Hotels:
Wenn Sie zu Hause schon wissen, dass es im
Hotel einen Fitnessraum gibt, dann packen Sie
Ihre Sportsachen ein. Endlich haben Sie Zeit
für Dinge, die zu Hause oft zu kurz kommen.

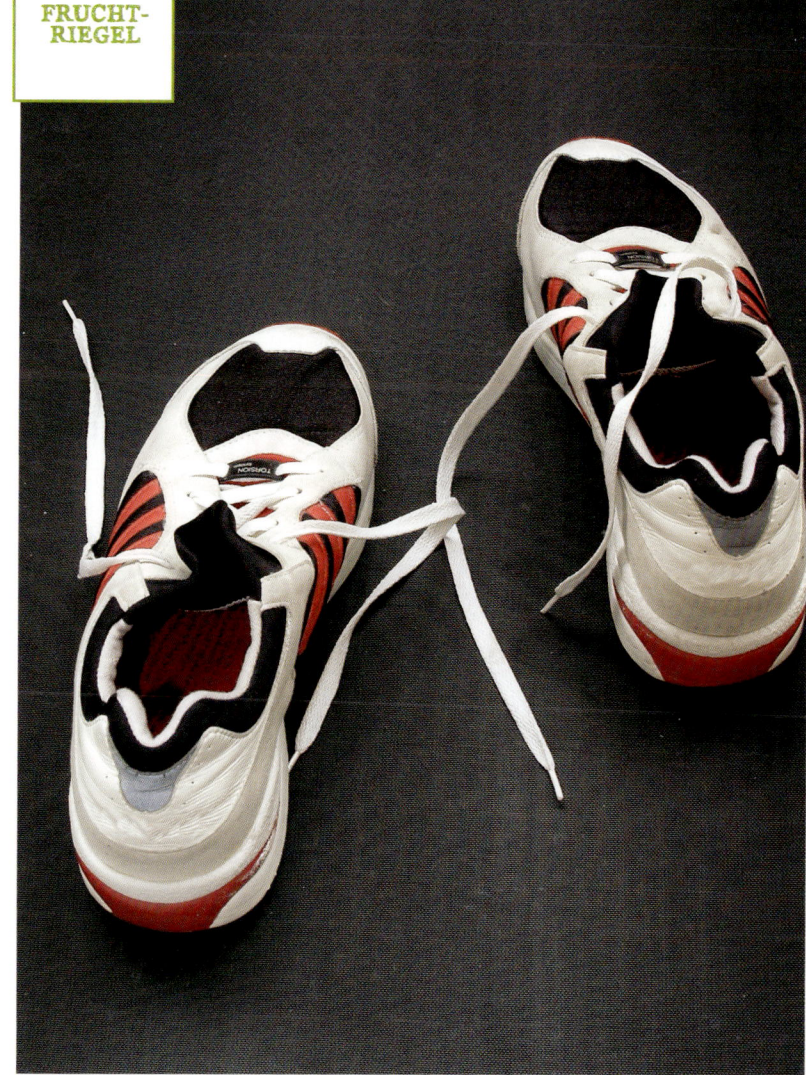

ABENDS

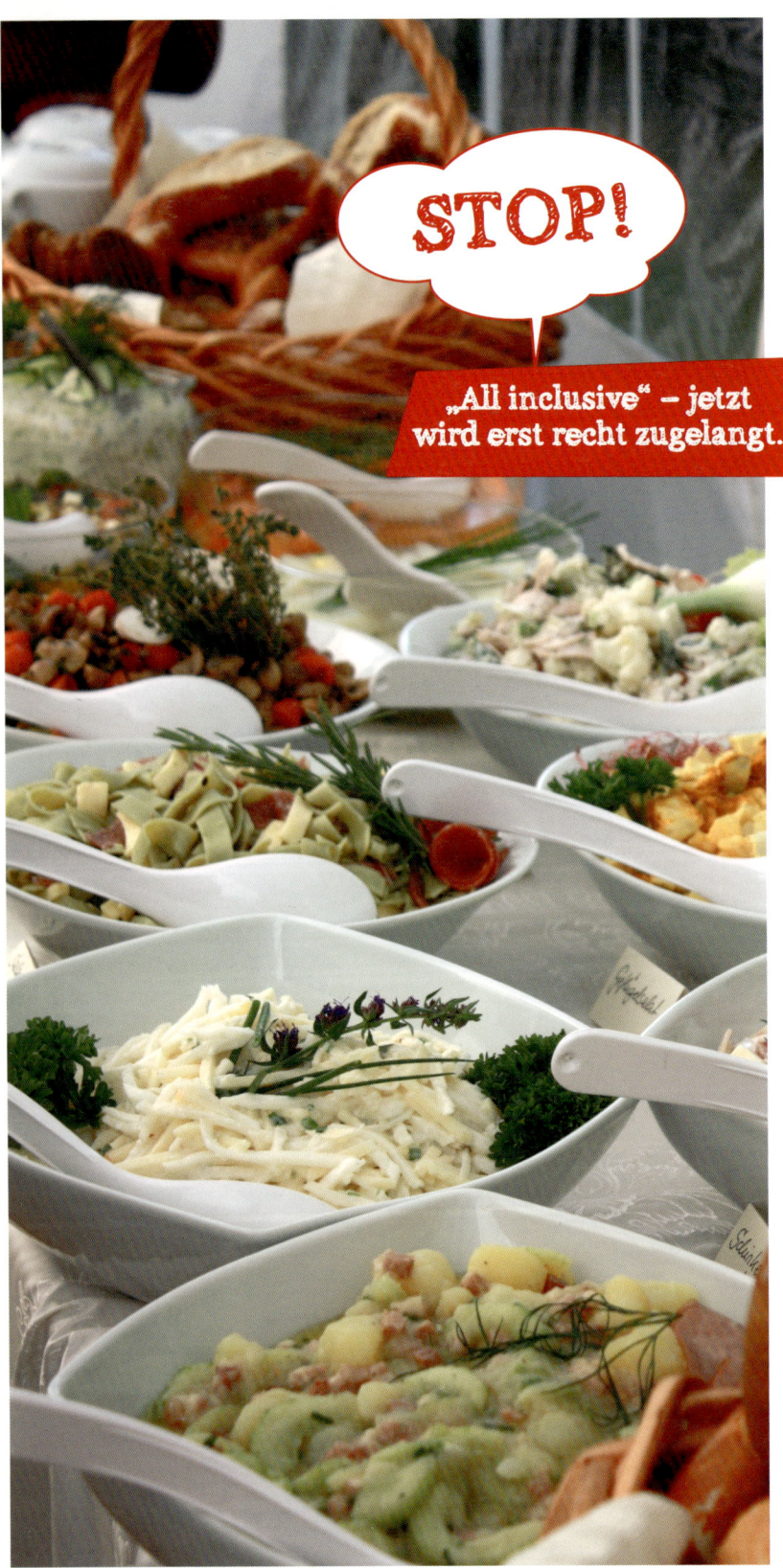

STOP!

„All inclusive" – jetzt wird erst recht zugelangt.

DAS BUFFET

„Am Buffet kann ich einfach nicht 'Nein' sagen. Kaum ist mein Teller leer, gehe ich erneut los und hole mir etwas."

Das ist der typische „Buffetdrang". Denn in einem Restaurant wählen Sie auch nur ein Hauptgericht, maximal ein Menü und ordern im Anschluss nicht noch einen Nachschlag. Machen Sie es also genauso wie im Restaurant, und begnügen Sie sich mit einem gut gefüllten Teller, der viel Abwechslung bietet. Ein dritter oder vierter Gang zum Büffet ist dann nicht mehr nötig.

„Buffet ist klasse – da gibt es „All you can eat". Also endlich ein gutes Preis-Leistungs-Verhältnis."

Da freut sich Ihr Geldbeutel, das stimmt. Aber „All you can eat" ist definitiv nichts für jeden Tag. Wenn das zur Gewohnheit wird, gewöhnt sich Ihr Magen an die übergroßen Portionen, und es folgen bald die ungeliebten Speckröllchen.

„Ich warte nur darauf, dass einer meiner Tischnachbarn ein weiteres Mal zum Buffet geht. Ich bin der erste, der folgt."

Genießen Sie Ihr Essen und lassen Sie sich Zeit, während Ihre Tischnachbarn einen Buffetmarathon absolvieren. Sie können stolz sein, dass Sie diesem widerstehen. Im Vergleich zu Ihren Kollegen fallen Sie nach dem Essen nicht in ein „Buffetkoma", sondern können noch klar denken!

Ihr Fahrplan fürs Buffet:

1. Schauen Sie sich alles genau an und genießen Sie ganz bewusst den Anblick der Speisen. **Ohne Teller in der Hand!**

2. Was lacht Sie heute ganz besonders an? Treffen Sie Ihre Entscheidung! Füllen Sie nicht planlos den Teller.

3. Grünes Licht für den Weg zur Salatbar – wählen Sie jetzt aus, denn nachher haben Sie vielleicht keinen Hunger mehr.

4. Welche Aussage trifft auf Sie zu?

Buffet ist **nichts Besonderes** für mich – in den Genuss komme ich häufig.	Buffet ist **etwas ganz Besonderes** für mich – das hab ich höchstens im Urlaub.

5. Stellen Sie sich einen Teller zusammen, so wie Sie ihn im Restaurant erwarten. Dort bestellen Sie auch nur ein Gericht und sind zufrieden. Ein zweiter Gang zum Buffet gilt dann dem Obstsalat.

5. Kleine Teller helfen Ihnen, kleine Portionen zu wählen. Das ist ideal, um die Vielfalt das Buffets auszukosten und um Speisen zu probieren, die Ihr alltäglicher Speiseplan nicht kennt.

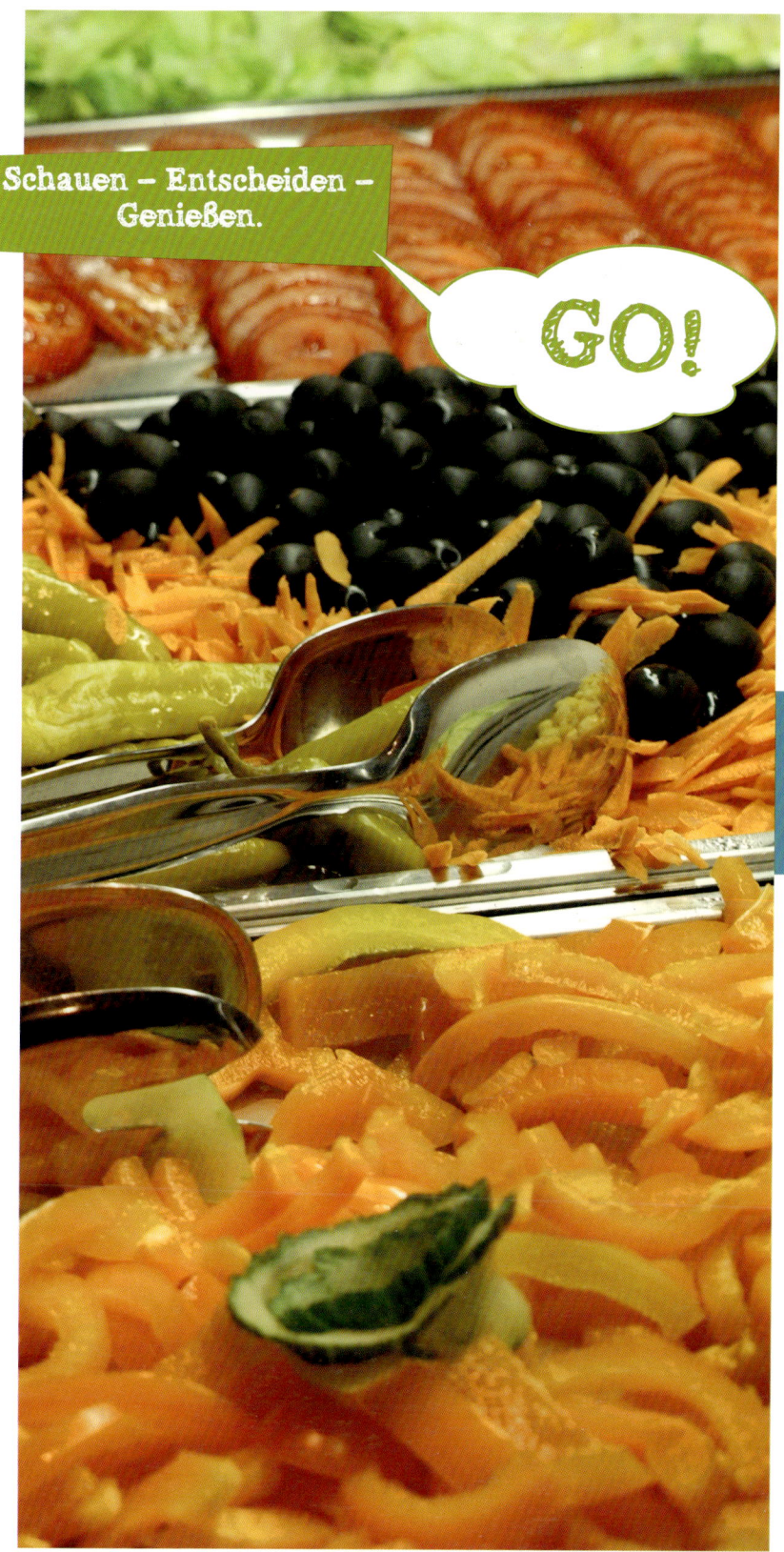

Schauen – Entscheiden – Genießen.

GO!

ABENDS

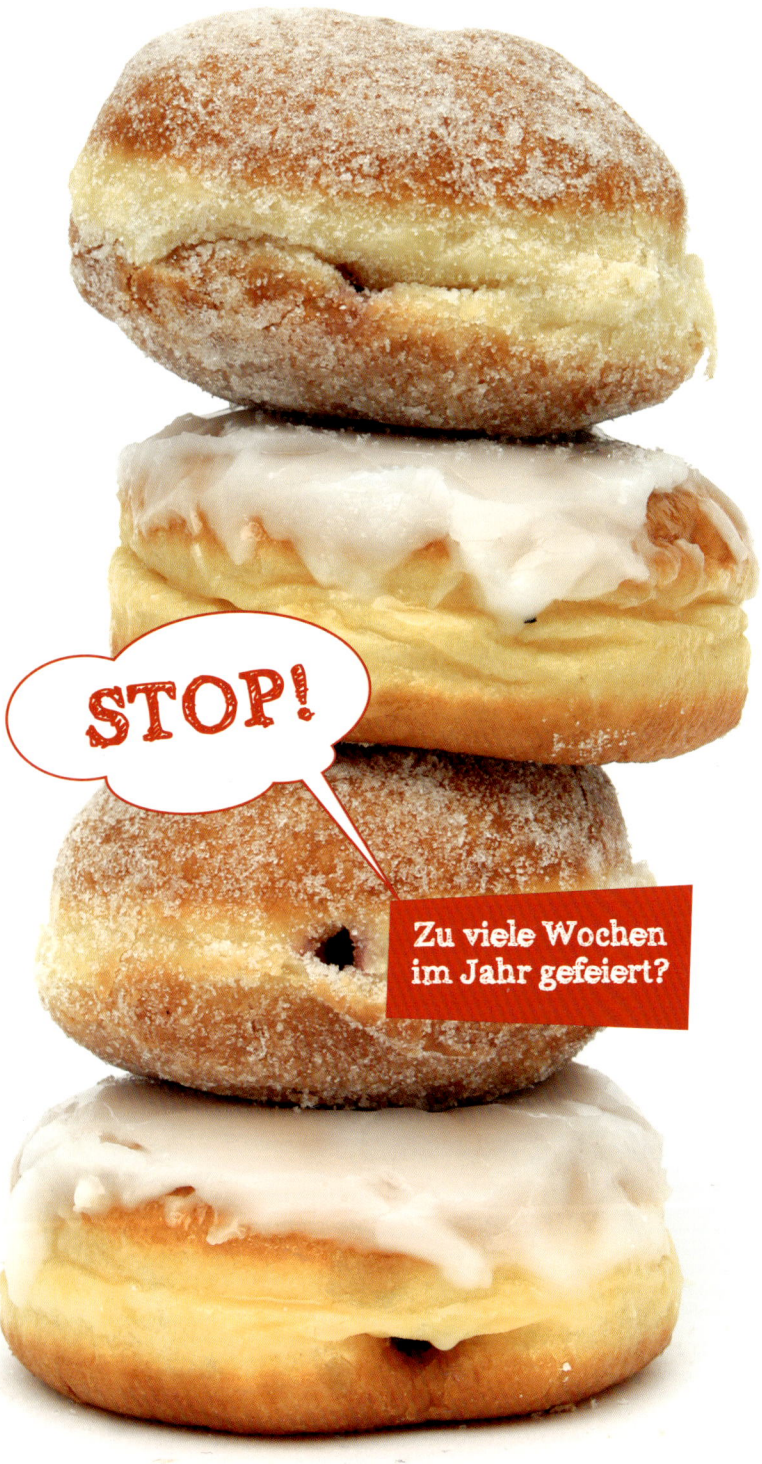

STOP!

Zu viele Wochen im Jahr gefeiert?

DIE KLEINE FASTENZEIT – VON KARNEVAL BIS OSTERN

„Ich würde ja gerne mal sechs Wochen auf Süßes und Alkohol verzichten, aber das schaffe ich doch nicht."

Zögern Sie nicht, wenn Sie schon mit dem Gedanken spielen. Die Fastenzeit eignet sich hervorragend, um Alkohol und Zucker zu meiden – und das Ganze mit gesellschaftlicher Akzeptanz.

Kreuzen Sie an, welche Aussagen auf Sie zutreffen:

- Wenn es im Restaurant Desserts wie „Mousse au chocolat" gibt, dann lasse ich auch gern die Hauptspeise dafür stehen.

- Bei jedem Einkauf landen wie selbstverständlich Chips, Gummibärchen oder Schokolade in meinem Wagen.

- Pralinen zum Geburtstag? Mit solchen Geschenken kann man mir keine große Freude machen. Die verschenke ich meistens schnell weiter.

- Ein Glas Wein oder Bier gehört selbstverständlich zu meinem genüsslichen Feierabend.

- Ich nehme den Feierabend beim Wort: Mit einem Bierchen startet der Abend und mit einem Kater beginnt der nächste Morgen.

- Wenn mir an einem Geburtstag ein Glas Sekt gereicht wird, stoße ich gern an. Meist trinke ich es gar nicht aus.

Testauflösung:

- Behalten Sie sich Ihren „gesunden Umgang" mit Süßigkeiten und Alkohol bei. Das Fasten wird Ihnen nicht schwer fallen.
- Probieren Sie das Fasten aus! Mit den Tipps auf der nächsten Seite wird es Ihnen bestimmt gelingen.
- Fangen Sie langsam an. Entscheiden Sie sich, ob Sie Süßigkeiten oder Alkohol aus dem Weg gehen möchten. Und nutzen Sie die Fastenzeit, um Leber oder Geschmacksnerven zu regenerieren.

3 Tipps, wie Sie es schaffen:

1. Entrümpeln Sie Ihre Schränke!
Alkohol und Knabbereien müssen aus
Ihrem Blickfeld verschwinden. Daher packen
Sie die Sachen in einer Umzugskiste in den
Keller, die Garage oder in eine dunkle Ecke.

2. Suchen Sie sich Gleichgesinnte.
Ungeahnte Möglichkeiten warten auf Sie:
Ohne Schokolade und Wein ist das Sofa
nur halb so schön – stattdessen sieht man
Sie spazierend und plaudernd an der frischen
Luft.

3. Auch eine Wette kann helfen:
Gerade in Familien hilft ein Wetteinsatz.
Wer schwach wird, muss zahlen. Die Kleinen
zahlen zehn Cent, die Großen fünf Euro für
jede „Sünde" die begangen wird.

Aber Vorsicht!
Nicht von Schokolade auf Rosinenschnecken
oder zuckrige Frühstückscerealien ausweichen – das wäre geschummelt!

Aha-Erlebnis:
Nach sechs Wochen erleben Sie
eine ganz neue Definition von „süß".

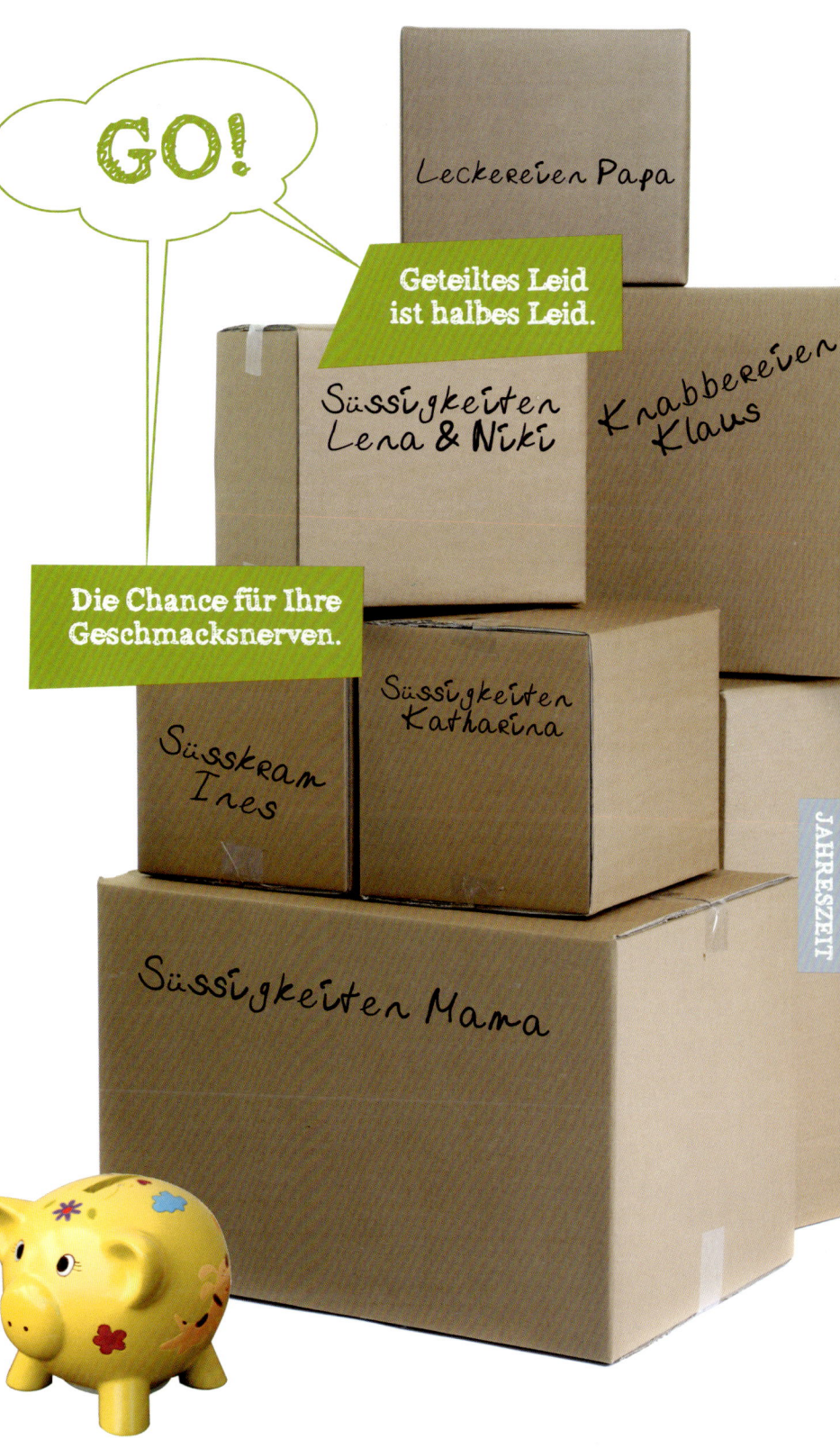

GO!

Geteiltes Leid
ist halbes Leid.

Die Chance für Ihre
Geschmacksnerven.

Leckereien Papa

Süssigkeiten
Lena & Niki

Knabbereien
Klaus

Süssigkeiten
Katharina

Süsskram
Ines

Süssigkeiten Mama

JAHRESZEIT

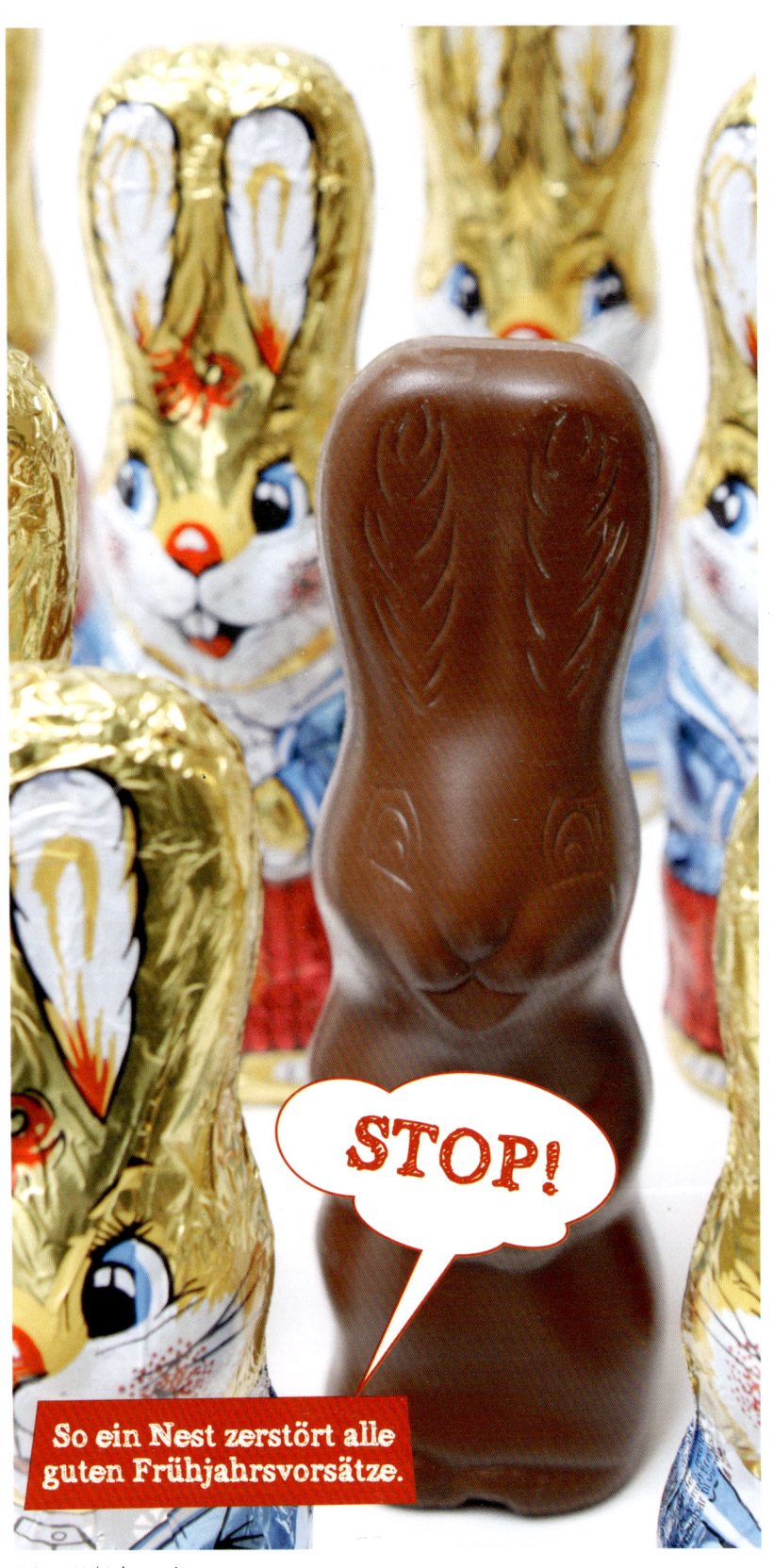

So ein Nest zerstört alle guten Frühjahrsvorsätze.

STOP!

OSTERN – PRALL GEFÜLLTE SCHOKOLADEN-NESTER

„Endlich – nach der Fastenzeit freue ich mich riesig auf das Osternest. Jetzt habe ich mir die Schokolade auch wirklich verdient."
Mit Freude sehen Sie, wie Sie in der Fastenzeit den Speckpölsterchen der Weihnachtszeit den Kampf angesagt haben. Lassen Sie sich die Bikinifigur nicht von diversen Schokoladenosterhasen verderben und schonen Sie Ihre Geschmacksnerven vor zu viel süß!

„Der Osterbrunch mit Freunden und der Familie hat lange Tradition. Da schlemmen wir bis am späten Nachmittag unsere Bäuche voll sind."
Genießen Sie den Osterbrunch in seiner ganzen Länge. Wenn Sie an diesem speziellen Tag den Brunch als Hauptmahlzeit einplanen, sollten Sie abends „Dinnercancelling" betreiben.

„Für die kleinen leckeren Osterlämmer habe ich mir extra eine Backform besorgt und backe die süßen Tierchen als Mitbringsel für alle Freunde und Verwandten."
Sicher ist das Osterlamm eine nicht wegzudenkende Tradition an diesem Fest. Aber muss es immer Weißmehlkuchen im Puderzuckermantel sein? Ursprünglich gab es das Osterlamm als Braten aus der Röhre.

Das Osternest
mal anders gefüllt:

Schenken Sie zu Ostern Frühlings-Fitmacher statt -Fettmacher.

Für mehr Fitness im Nest:

» Ein Flexiband, Hüpfseil oder Antistress-ball bringen gleich am Osterfest mehr Bewegung in die Runde. Es freuen sich nicht nur die Kinder.

» Schenken Sie einen Probetag im nächst-gelegenen Fitnessstudio oder eine 5er-Karte für das Schwimmbad. So kommen Bikini und Badehose auch richtig zur Geltung.

Für mehr Genuss im Nest:

» Ein gefärbtes Hühnerei gehört immer noch in jedes Nest. Es nimmt den Schoko-ladeneiern förmlich den Platz weg. Gut so!

» Klasse statt Masse: Verschenken Sie lieber ein paar wenige, aber hochwertige „Deluxe"-Eier mit hohem Kakaoanteil statt einem überdimensionierten Schokohasen.

Für mehr Bewegung am Ostersonntag:

» Das versteckte Nest hinterm Wohnzim-mervorhang war gestern. Verstecken Sie Ihre Ostergeschenke einzeln während eines ausgiebigen Spazierganges hinter Büschen und Bäumen. So kommen Groß und Klein richtig in Bewegung.

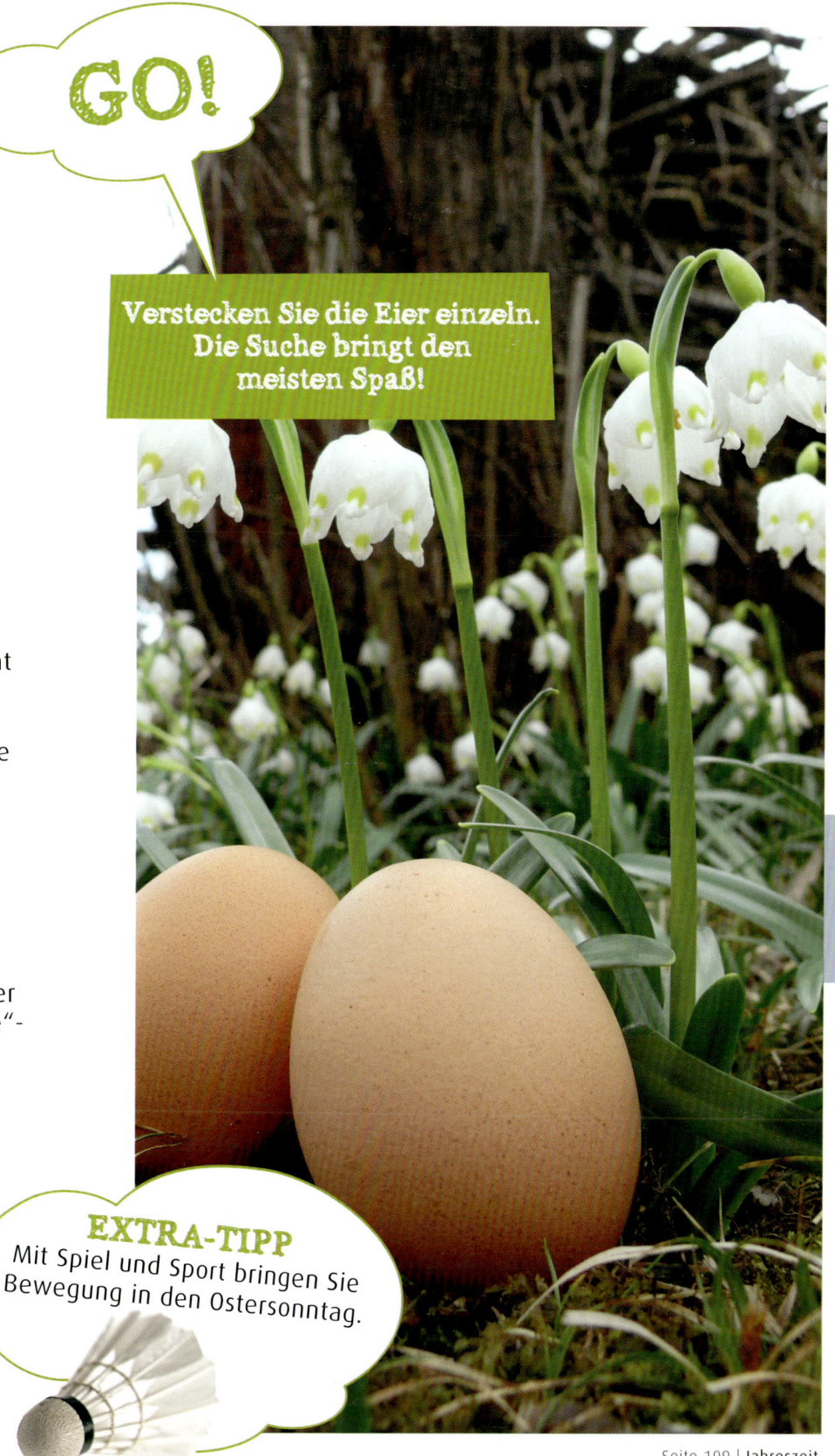

GO!

Verstecken Sie die Eier einzeln. Die Suche bringt den meisten Spaß!

EXTRA-TIPP
Mit Spiel und Sport bringen Sie Bewegung in den Ostersonntag.

JAHRESZEIT

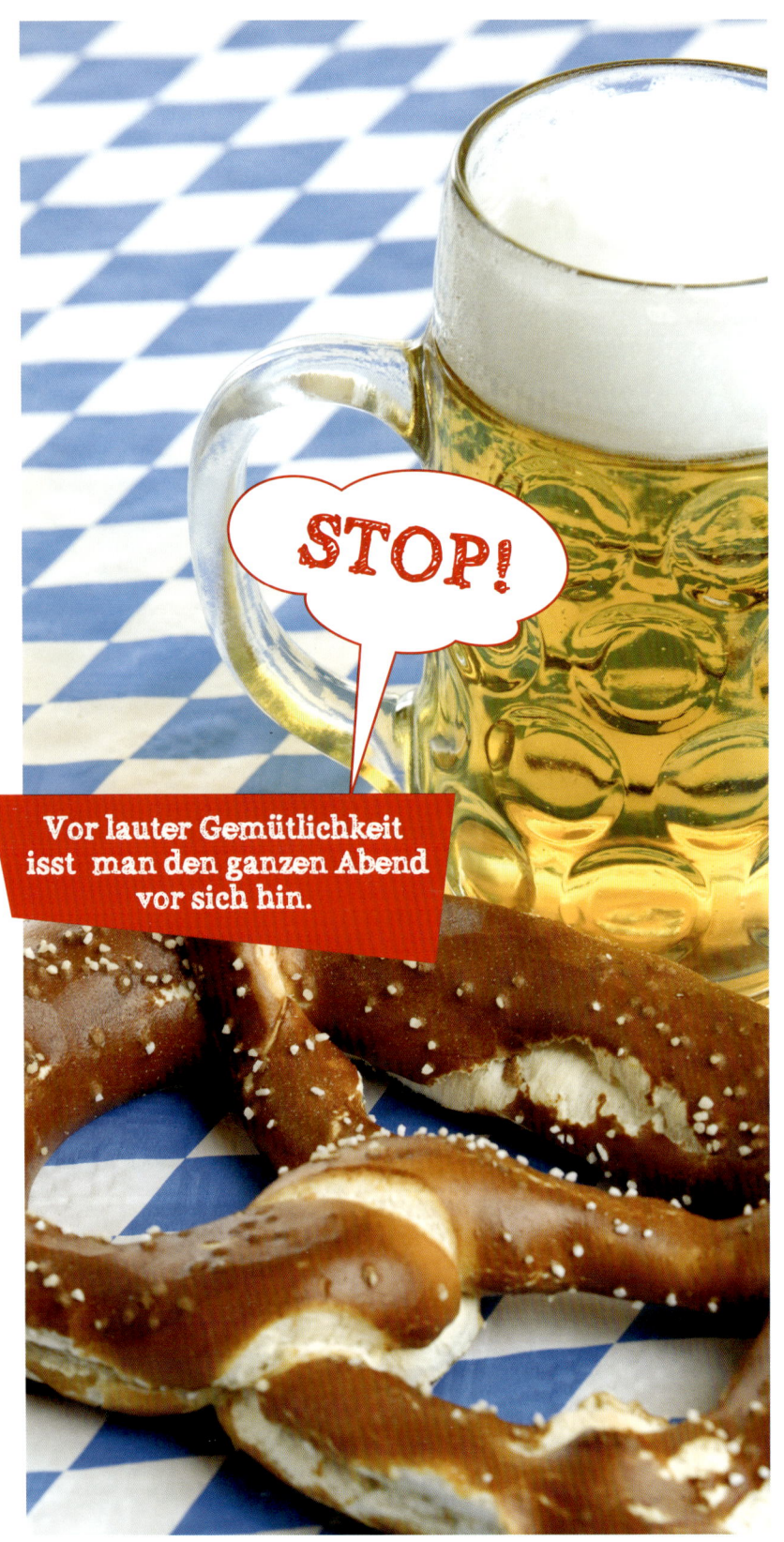

BIERGARTEN – ECHT BAYRISCH & ECHT GUT!

„Kaum habe ich es geschafft, im Frühjahr meinen Winterspeck loszuwerden, steht schon wieder die verlockende Biergartensaison vor der Tür."

In keinem anderen „Restaurant" können Sie selbst die Speisekarte so hervorragend mitbestimmen wie in einem Biergarten. Verlassen Sie sich nicht auf das dortige Angebot, sondern bringen Sie Ihren eigenen gepackten Picknickkorb mit.

„Wenn ich an Biergarten denke, freue ich mich richtig auf mein Bier und meine Breze."

Wenn Sie sich einen Biergarten am Stadtrand aussuchen und dort auch mit dem Fahrrad hinfahren, können Sie den Überschuss an Kohlenhydraten in Bier und Breze auch verbrennen. Findet die Anreise allerdings mit dem Auto statt, dann sollten Sie nach Grillfisch und Radi-Teller Ausschau halten.

„Wenn ich mir mein eigenes Essen mitnehme, dann machen sich meine Freunde immer über mich lustig, und ich muss mich ständig rechtfertigen."

Lassen Sie sich auf Ihrem Weg zu mehr Gesundheit nicht abbringen. Meist wissen die anderen gar nicht, was gut ist. Kalkulieren Sie größere Mengen ein, denn schade wäre es, wenn nichts mehr für Sie übrig bleibt.

Aus Kühlschrank oder Supermarkt:

SALAMI	SCHINKEN	KRÄUTER-QUARK
MOZZA-RELLA	SCHAFS-KÄSE	BERGKÄSE
TOMATEN, PAPRIKA	RADIES-CHEN, KOHLRABI	GURKEN, KAROTTEN

Salat ist im Biergarten übrigens Mangelware:
Zu Hause zehn Minuten investiert und Sie haben vor Ort mit Abstand das knackigste Abendessen.

Tipps für Gleich-nach-dem-Büro:
Die Freunde warten schon auf Sie, und für den Supermarkt ist es leider zu spät? Dann halten Sie vor Ort Ausschau nach:
» Steckerlfisch
» Radi-Teller
» Grillhähnchen
» Spareribs

Vorsicht vor der Breze! Sie liefert die ungeliebten Kohlenhydrate, die gerade in fettiger Kombination mit Fisch, Hähnchen und Obazda zum Dickmacher werden.

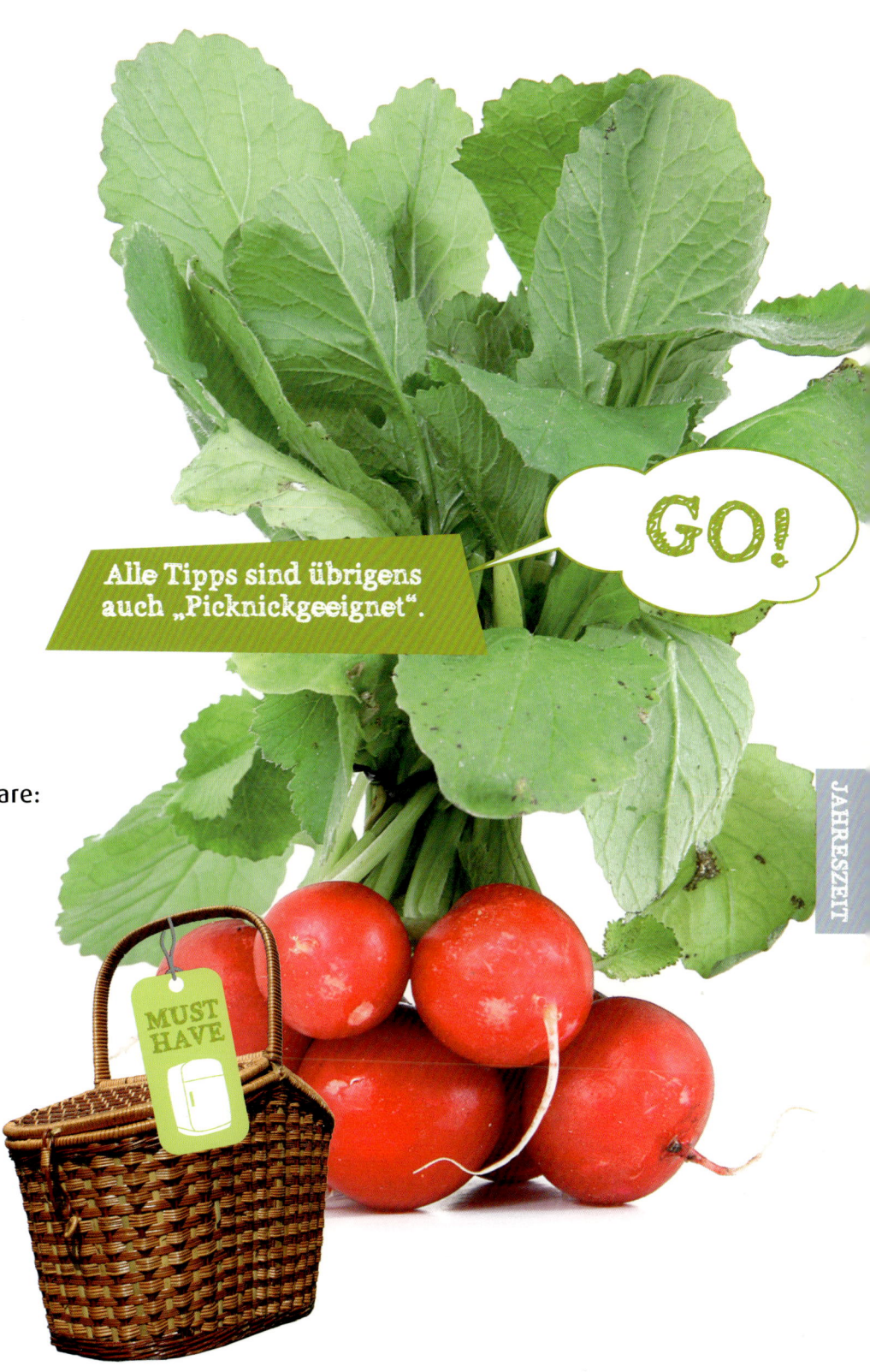

Alle Tipps sind übrigens auch „Picknickgeeignet".

GO!

MUST HAVE

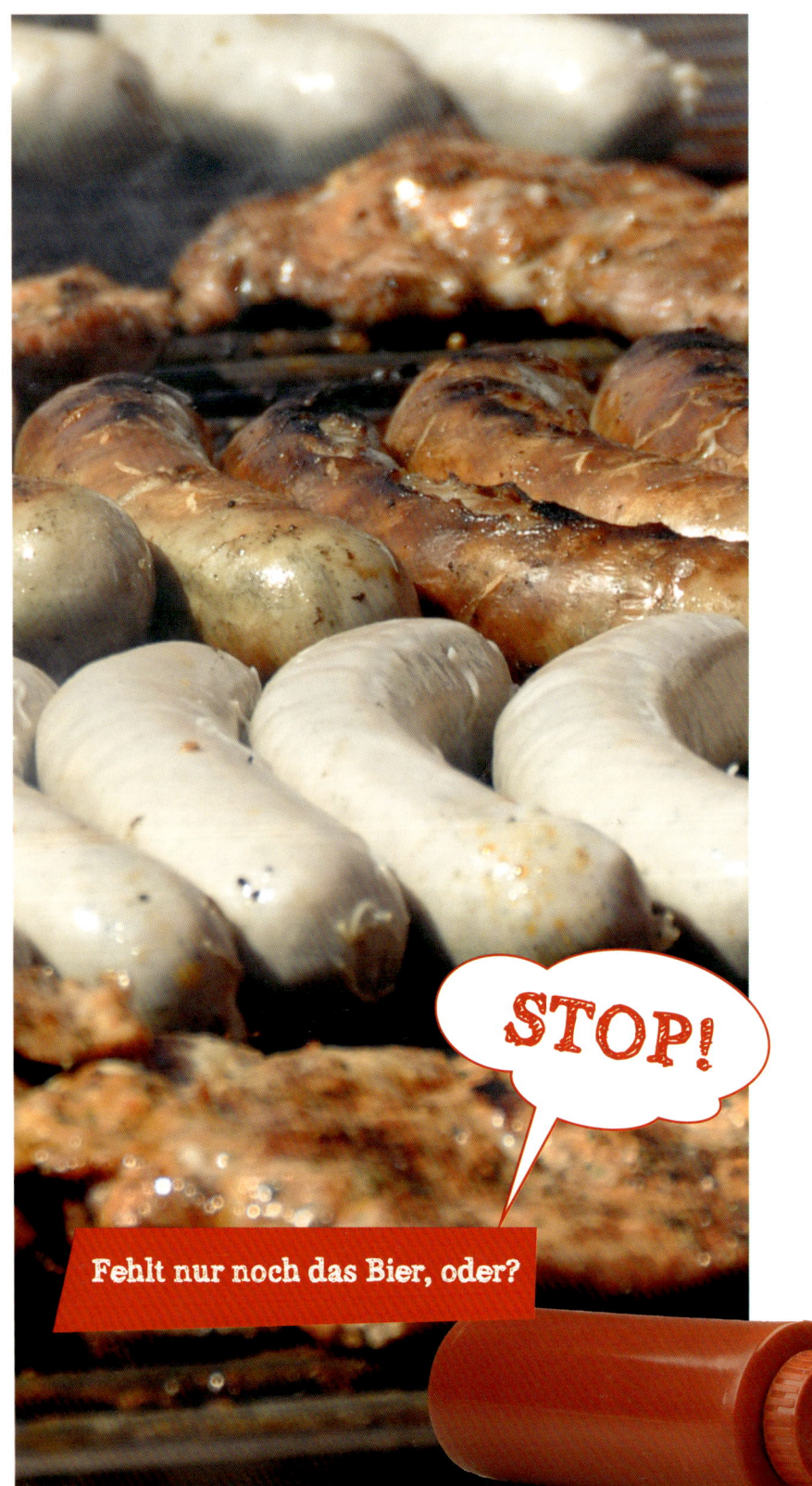

STOP!

Fehlt nur noch das Bier, oder?

GRILLFESTE – MAL ANDERS

„Bei Freunden grillen – da wird automatisch mit drei Stück Fleisch pro Person gerechnet und daran wird auch nicht gerüttelt."
Nirgends sonst kann jeder entscheiden, was er auf die „Feuerstätte" legen möchte.
Also Mut zum Anderssein. Lassen Sie neben Kotelett und Würstchen auch Fisch und Gemüse auf dem Rost Platz nehmen.

„Grillen ist eh schon so viel Vorbereitungs-arbeit. Da greif ich gern auf die Fertigsaucen zurück."
Meistens grillt man doch mit Freunden. Delegieren Sie Aufgaben, sodass Ihnen Zeit bleibt, eine leckere Sauce selbst zu machen. Wenn Sie zum Grillen eingeladen sind, gehen Sie mit gutem Beispiel voran und bringen eine große Schüssel Salat mit. Folgt man dem-nächst Ihrer Einladung, werden die Freunde es Ihnen hoffentlich gleichtun.

„Wenn ich mir meine Gemüsesticks extra mitnehme, darf ich mir laufend blöde Sprüche anhören."
Die anderen wissen einfach noch nicht, was gut ist – zeigen Sie es ihnen. Wer bei Ihnen probieren möchte, kann sich von den leckeren Alternativen überzeugen. Beim nächsten Grillfest sollen Sie bestimmt mehrere Gemü-sesticks mitbringen.

Ihre Alternativen für Fleisch, Baguette und Ketchup:

GEMÜSE-STICKS	TOMATEN & SCHAFS-KÄSE AUF ALUFOLIE	FISCH
GROSSE SCHÜSSEL ROHKOST	TOMATE-MOZZA-RELLA	SCHÜSSEL MIT BOH-NENSALAT UND FETA
KRÄUTER-QUARK	MANGO-KORIANDER CHUTNEY	OLIVEN-CREME

Rezept Olivencreme:
100 g schwarze entsteinte Oliven
30 g Parmesan
3 EL Frischkäse
1 EL Zitronensaft
1 Knoblauchzehe
Salz & Pfeffer
und dann alles pürieren!

Rezept Mango-Koriander-Chutney:
½ reife Mango
1 TL Chilipulver
1 EL frisch gehackter Koriander –
mit etwas Wasser leicht köcheln, bis alles
eingedickt ist.

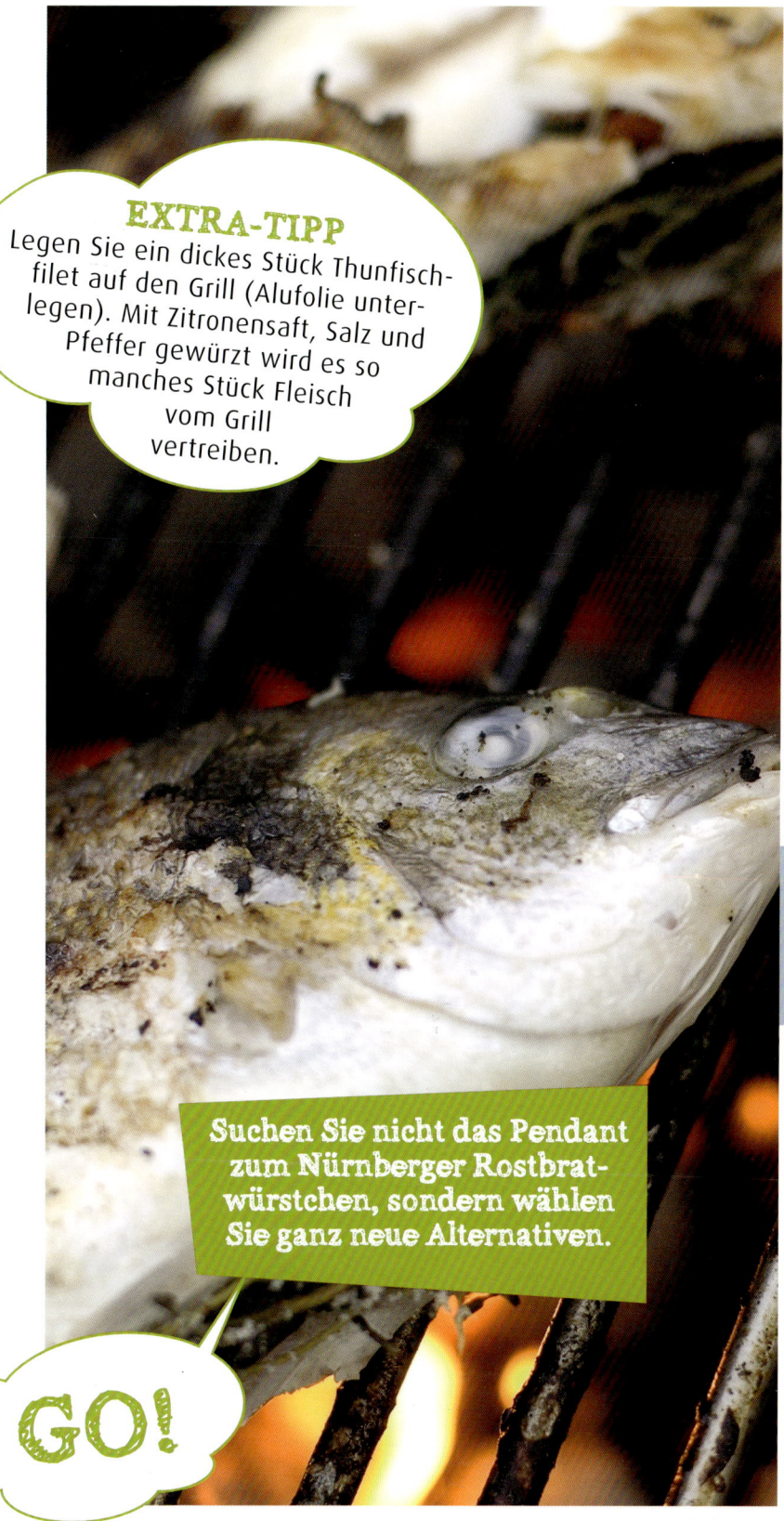

EXTRA-TIPP
Legen Sie ein dickes Stück Thunfisch-filet auf den Grill (Alufolie unter-legen). Mit Zitronensaft, Salz und Pfeffer gewürzt wird es so manches Stück Fleisch vom Grill vertreiben.

Suchen Sie nicht das Pendant zum Nürnberger Rostbrat-würstchen, sondern wählen Sie ganz neue Alternative.

GO!

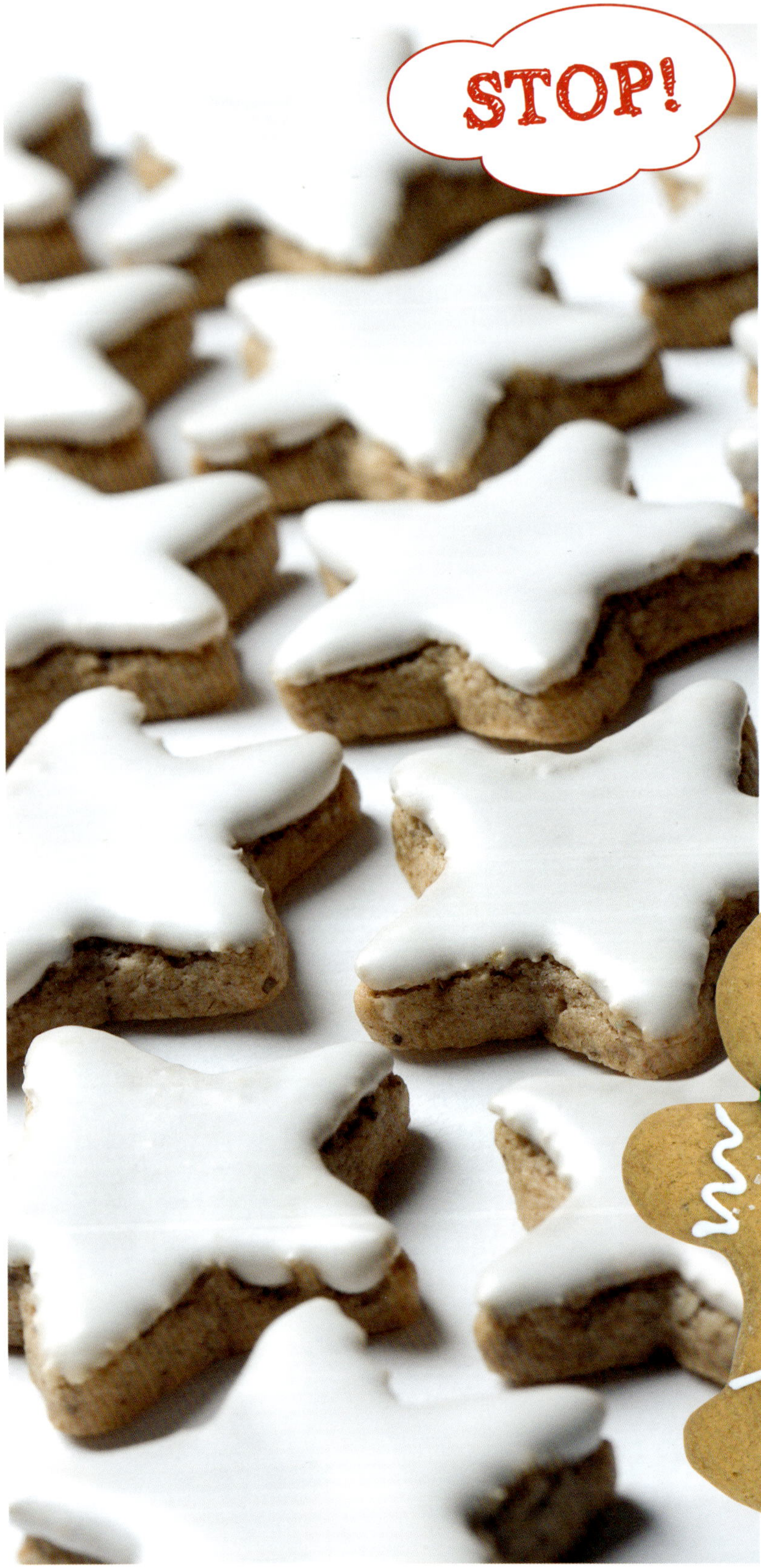

STOP!

DIE (VOR-)WEIHNACHTS-ZEIT* HAT'S IN SICH

Achtung! Hier steht die Pyramide Kopf!

NICHT LOGI

» Schokoladen-Adventskalender
» Glühwein
» Nikolausteller
» Jede Menge gemütliche Sofa-Abende
» Lebkuchen
» Gans und Knödel
» Plätzchen-Marathon

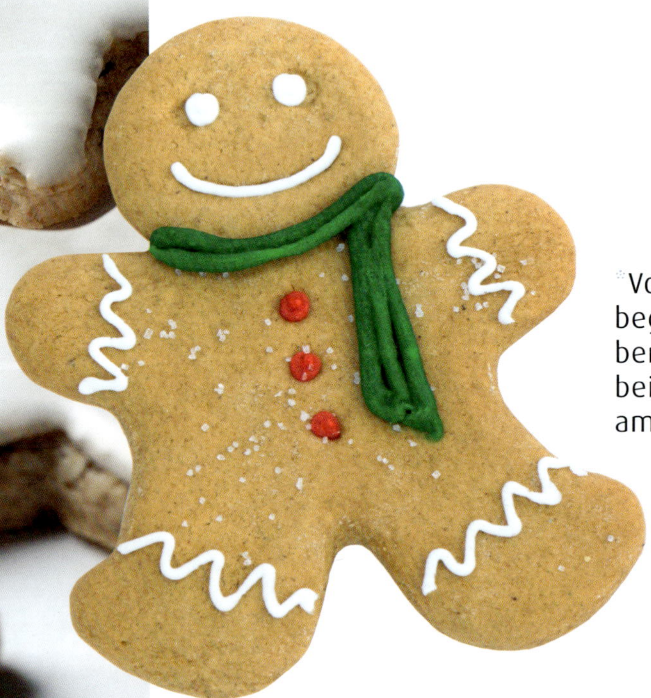

*Vorweihnachtszeit beginnt im Supermarkt bereits im September – bei Ihnen hoffentlich erst am 1. Advent.

Jetzt hilft nur noch mehr Bewegung!

1. Jeder Schritt zählt!
Bringen Sie einen Schrittzähler an Ihrem Hosenbund an. Wenn Sie in der Vorweihnachtszeit täglich 1.000 Schritte mehr gehen als sonst, müssen Sie vor Plätzchen keine Angst haben.

2. Naschen wie früher!
Mit Bratäpfeln, Mandarinen und Nüssen. Machen Sie es wie in guten alten Zeiten. Backen Sie ein oder zwei leckere Sorten Plätzchen, und genießen Sie sonst Ihren Glühwein mit Mandarinen und Nüssen.

3. Anders backen!
Reduzieren Sie bei Ihren Plätzchenrezepten den Mehl- und Zuckeranteil. Werten Sie sie stattdessen mit geriebenen Mandeln und hochprozentiger Schokolade auf. Sie dürfen ruhig experimentieren.

4. Die Weihnachtstage genießen!
Und zwar richtig. Machen Sie sich an diesen drei Tagen nicht verrückt.

Viel wichtiger ist es, über das gesamte Jahr bewusst zu essen. Schließlich werden wir nicht dick zwischen Weihnachten und Silvester, sondern zwischen Silvester und Weihnachten.

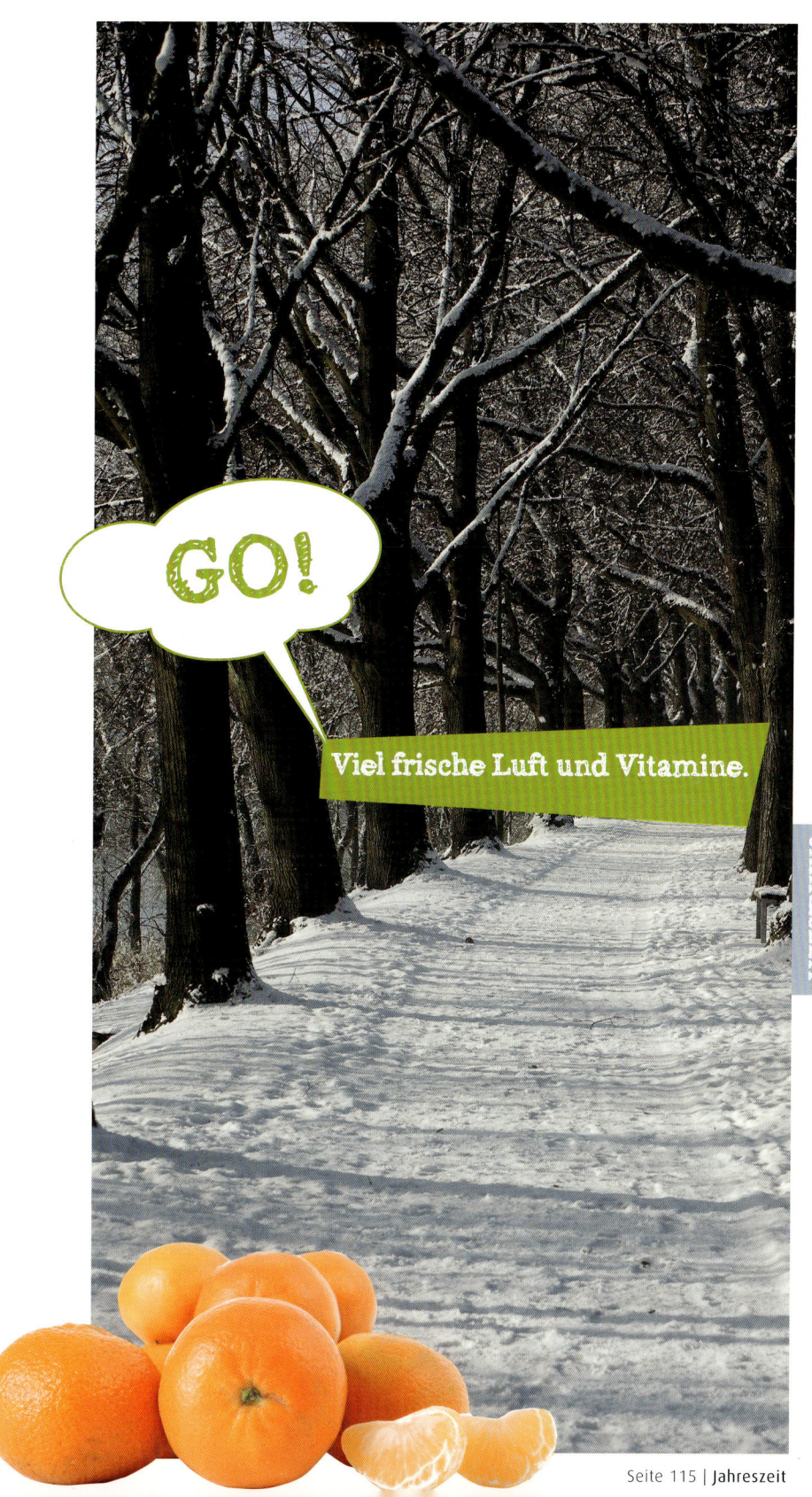

GO!

Viel frische Luft und Vitamine.

JAHRESZEIT

DIE SUPERMARKT-FALLEN IM VISIER

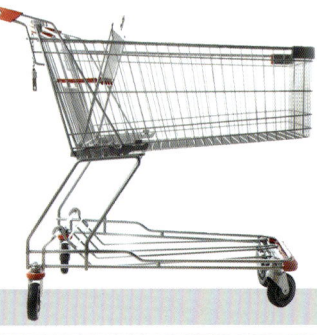

EINGANG

DUFT VON FRISCHEM BROT

> **Ihr Wagen muss nicht voll werden.**
> Der XXL-Einkaufswagen soll Ihre kleinen Einkäufe „mickrig" aussehen lassen. Lassen Sie sich nicht zum Mehrkaufen verleiten und nehmen Sie direkt den kleinen Einkaufskorb.

> **Vom Duft geleitet.**
> Der Duft von frisch gebackenem Brot – aus der Backstube oder sogar künstlich erzeugt – regt automatisch Ihren Appetit an. Wenn Sie ohne Einkaufszettel unterwegs sind, ist die Gefahr groß, dass Sie aus dem Bauch- bzw. Hungergefühl heraus mehr kaufen als Sie eigentlich wollen.

> **Werden Sie nicht schwach.**
> Hier werden Sie gezielt zum Kauf von sog. Impulsware angeregt. Der Bereich vor den Kassen heißt gern auch „Quengelzone" und soll nicht nur Kinder zum Zugreifen verführen.

KASSE

QUENGELZONE

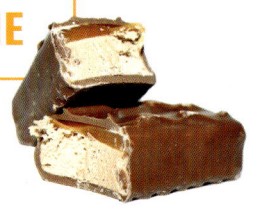

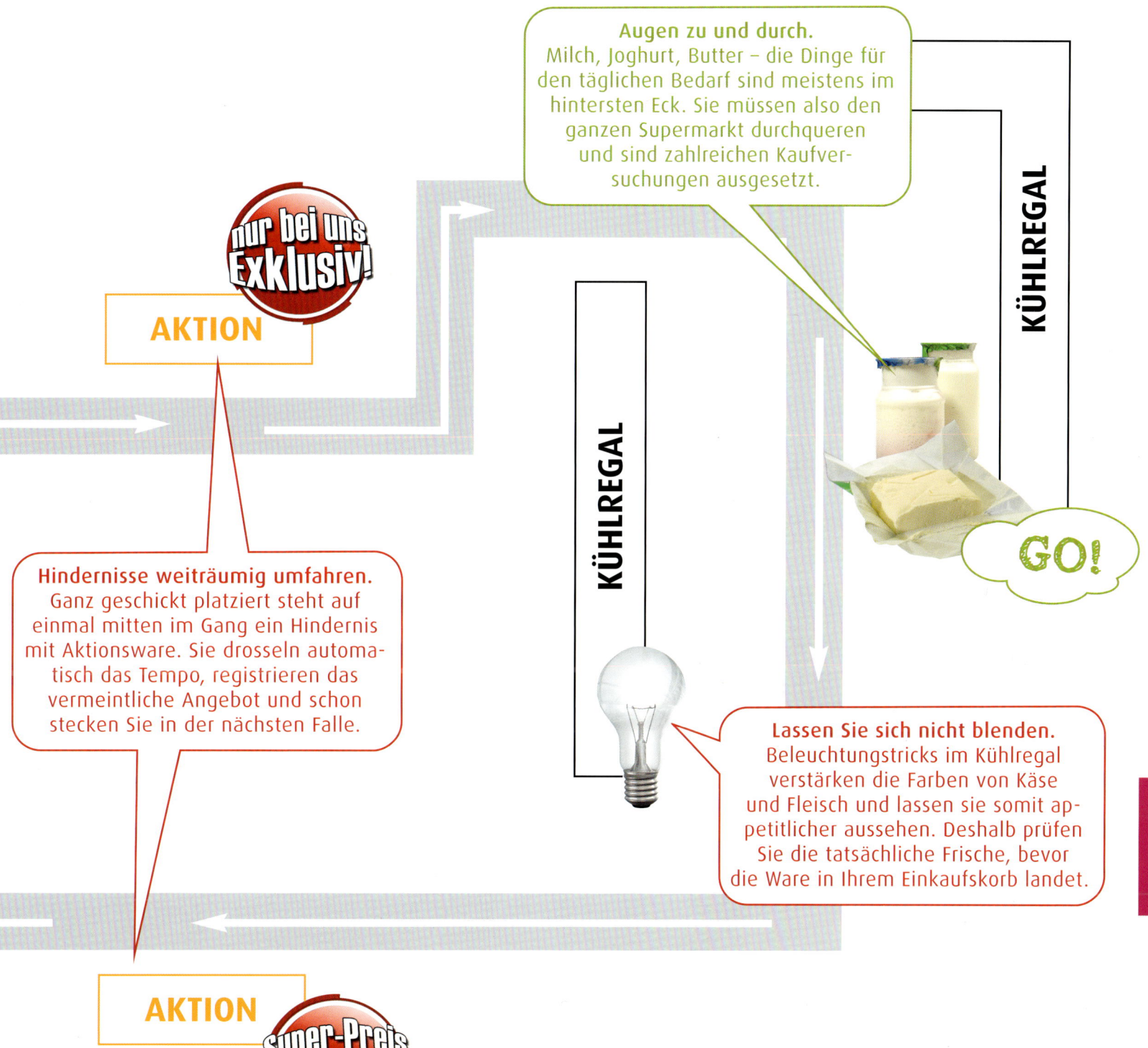

Augen zu und durch.
Milch, Joghurt, Butter – die Dinge für den täglichen Bedarf sind meistens im hintersten Eck. Sie müssen also den ganzen Supermarkt durchqueren und sind zahlreichen Kaufversuchungen ausgesetzt.

nur bei uns
Exklusiv!

AKTION

KÜHLREGAL

KÜHLREGAL

KÜHLREGAL

GO!

Hindernisse weiträumig umfahren.
Ganz geschickt platziert steht auf einmal mitten im Gang ein Hindernis mit Aktionsware. Sie drosseln automatisch das Tempo, registrieren das vermeintliche Angebot und schon stecken Sie in der nächsten Falle.

Lassen Sie sich nicht blenden.
Beleuchtungstricks im Kühlregal verstärken die Farben von Käse und Fleisch und lassen sie somit appetitlicher aussehen. Deshalb prüfen Sie die tatsächliche Frische, bevor die Ware in Ihrem Einkaufskorb landet.

AKTION

Super-Preis
Knüller!

SUPERMARKT

DIE SUPER-MARKT-FALLEN GESCHICKT UMGEHEN

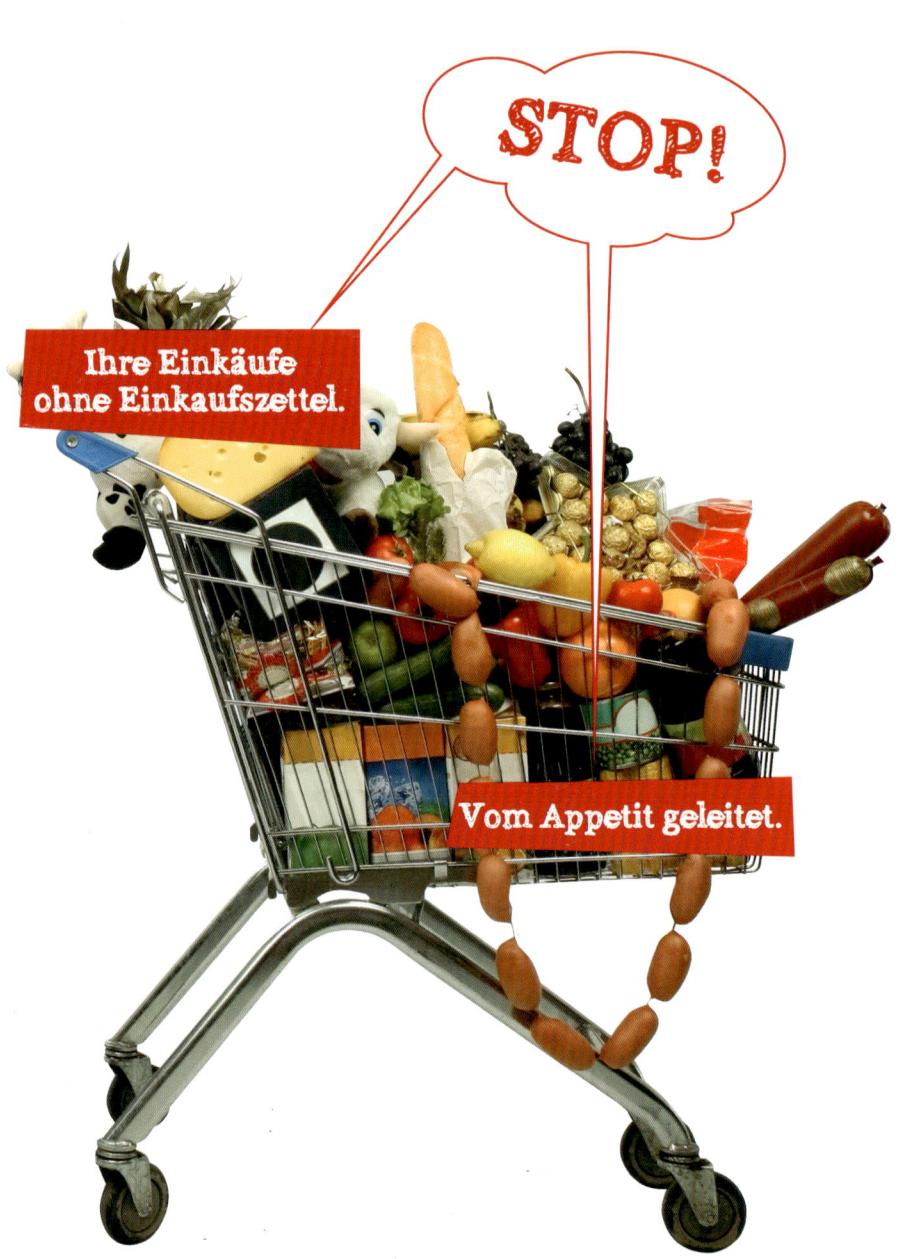

STOP!

Ihre Einkäufe ohne Einkaufszettel.

Vom Appetit geleitet.

„Ständig passiert es mir, dass ich nur ein paar Kleinigkeiten kaufen will und mit voll beladenen Einkaufstüten den Supermarkt verlasse."

Es ist oft schwierig, nicht auf die psychologischen Tricks im Supermarkt hereinzufallen – zumal wir sie oft nur unbewusst registrieren. Gezielt eingesetzte Düfte oder Klänge verleiten Sie leicht zu Impulskäufen. Ein übervoller Einkaufswagen ist dann das Ergebnis eines „hungrigen Sammlers".

„Bei dem vielfältigen Angebot kann ich einfach nicht widerstehen. Wenn ich manche Dinge sehe, bekomme ich richtig Lust darauf."

Oft steht im Supermarkt sogenanntes „Beiwerk" geschickt in unmittelbarer Nachbarschaft zueinander. Suchen Sie z.B. eine gute Flasche Wein, fällt Ihr Blick sofort auf die Chipstüte im Nachbarregal. Denn Knabbereien lassen sich als Beiwerk zu Wein und Bier nun mal sehr gut verkaufen.

„Ich gehe fast viermal in der Woche in den Supermarkt, nur um frische Milch zu kaufen."

Das Kühlregal, wo sich die Milchprodukte befinden, ist absichtlich in der hintersten Ecke des Supermarktes angesiedelt. Um möglichst selten der Summe an Verlockungen ausgesetzt zu sein, sollten Sie maximal zweimal die Woche zum Einkaufen gehen. Dank Tetrapack und Kühlschrank halten auch Milchprodukte zu Hause längere Zeit.

5 Tipps, um den Verlockungen leichter zu widerstehen.

1. Der Einkaufszettel:
Kaufen Sie nur, was auf Ihrem Zettel steht. So wird Ihr Wagen nicht so leicht mit unnötigen Einkäufen gefüllt. Und es passiert auch nicht so schnell, dass Sie wirklich wichtige Besorgungen vergessen.

2. Der Einkaufskorb:
Wählen Sie bei kleinen Einkäufen nur die Körbe oder einen kleinen Wagen (oft für Kinder). Auch die Größe Ihrer Einkaufstasche beeinflusst Ihre Kauflust.

3. Bar bezahlen – bei Kleineinkäufen:
Nehmen Sie nur so viel Geld mit in den Laden, wie Sie für den Einkauf brauchen. Die EC-Karte im Hinterkopf verleitet oft zu Großeinkäufen.

4. Mit dem Fahrrad oder zu Fuß zum Supermarkt:
Sind Sie mit dem Rad oder zu Fuß unterwegs, beschränkt sich Ihr Einkaufsvolumen schon aufgrund Ihrer „Tragekapazitäten" von selbst.

5. Planen Sie Großeinkäufe:
Wenn Sie bisher 3 mal wöchentlich im Supermarkt einkaufen, dann sind Sie monatlich zwölfmal den Verlockungen ausgesetzt. Planen Sie einen Großeinkauf pro Woche. So müssen Sie nur noch viermal pro Monat stark sein.

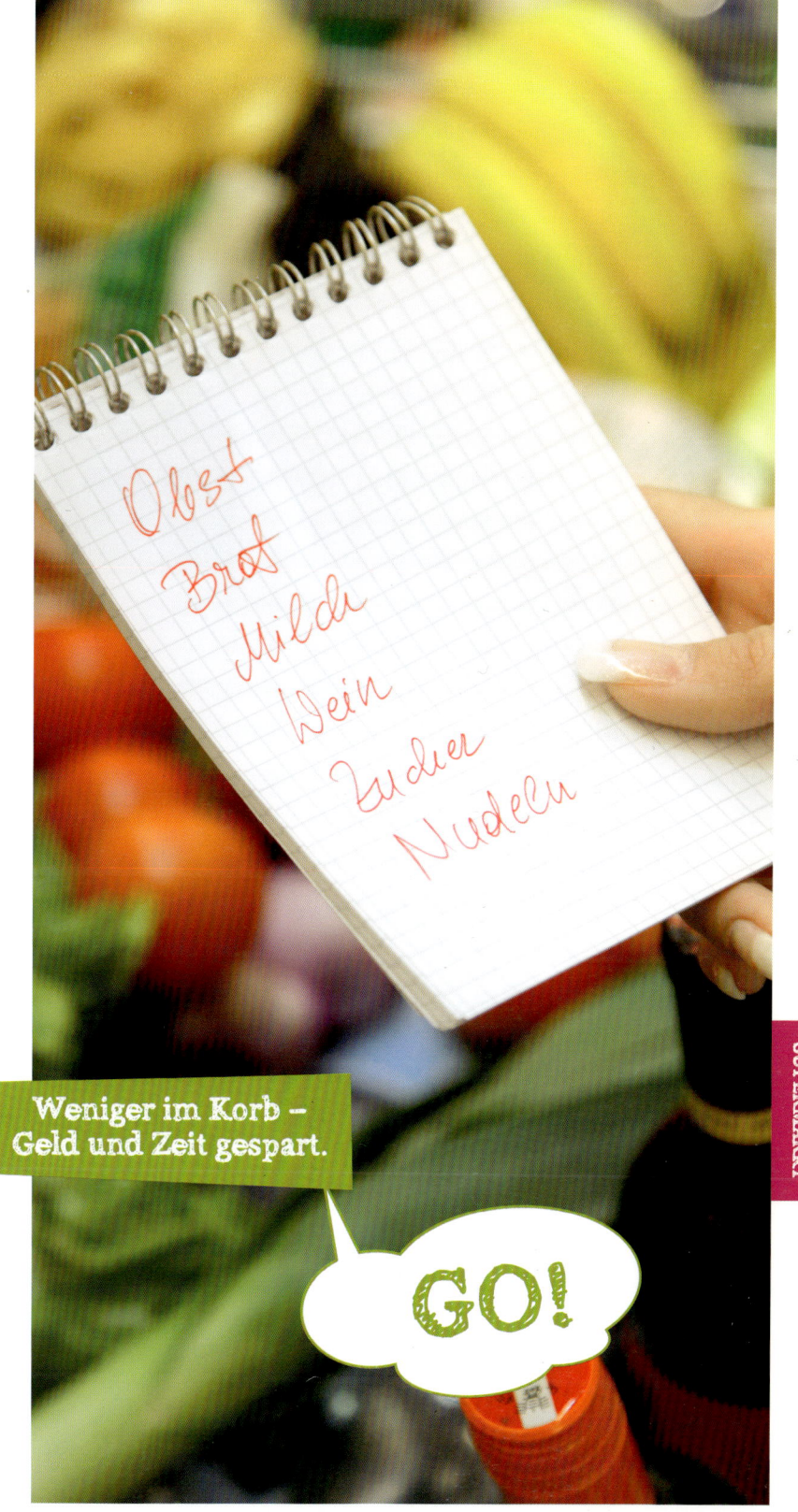

Weniger im Korb – Geld und Zeit gespart.

DIE ECKIGE VERSUCHUNG

Industriell geformt – stark verarbeitete Nahrungsmittel.

Gut zu stapeln:
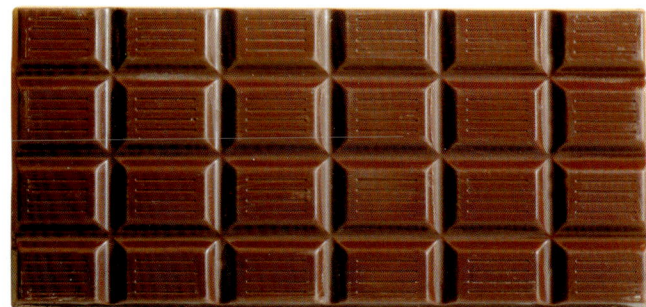

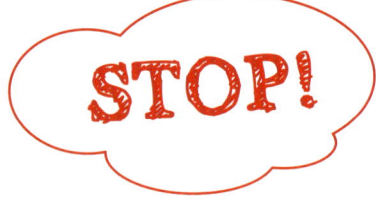

Lange haltbar:
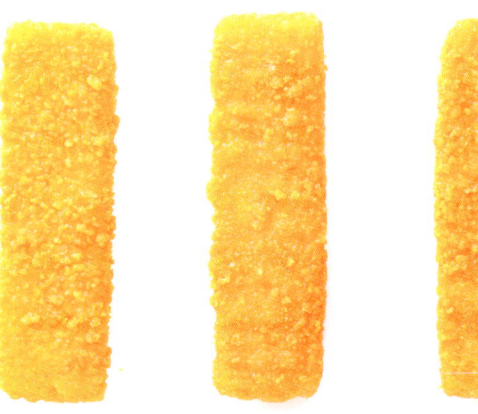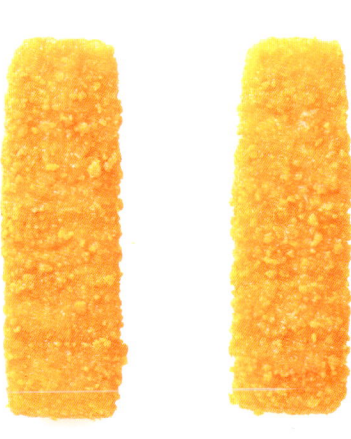

Schmeckt immer gleich:
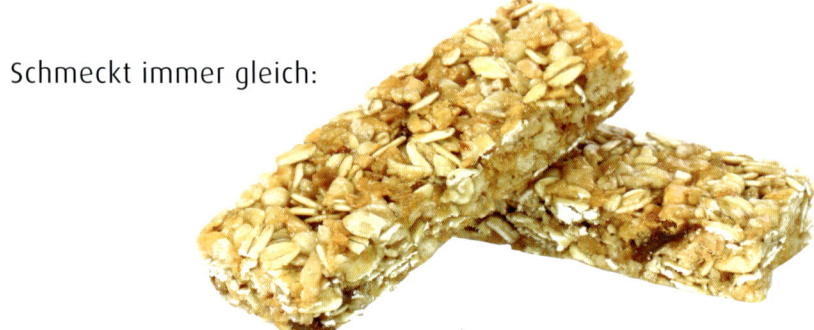

Zucker +++ Fett +++ Emulgatoren +++ Stabilisatoren +++ Aromastoffe +++ Farbstoffe +++ Konservierungsstoffe

Natürlich gewachsen – individuelle Lebensmittel.

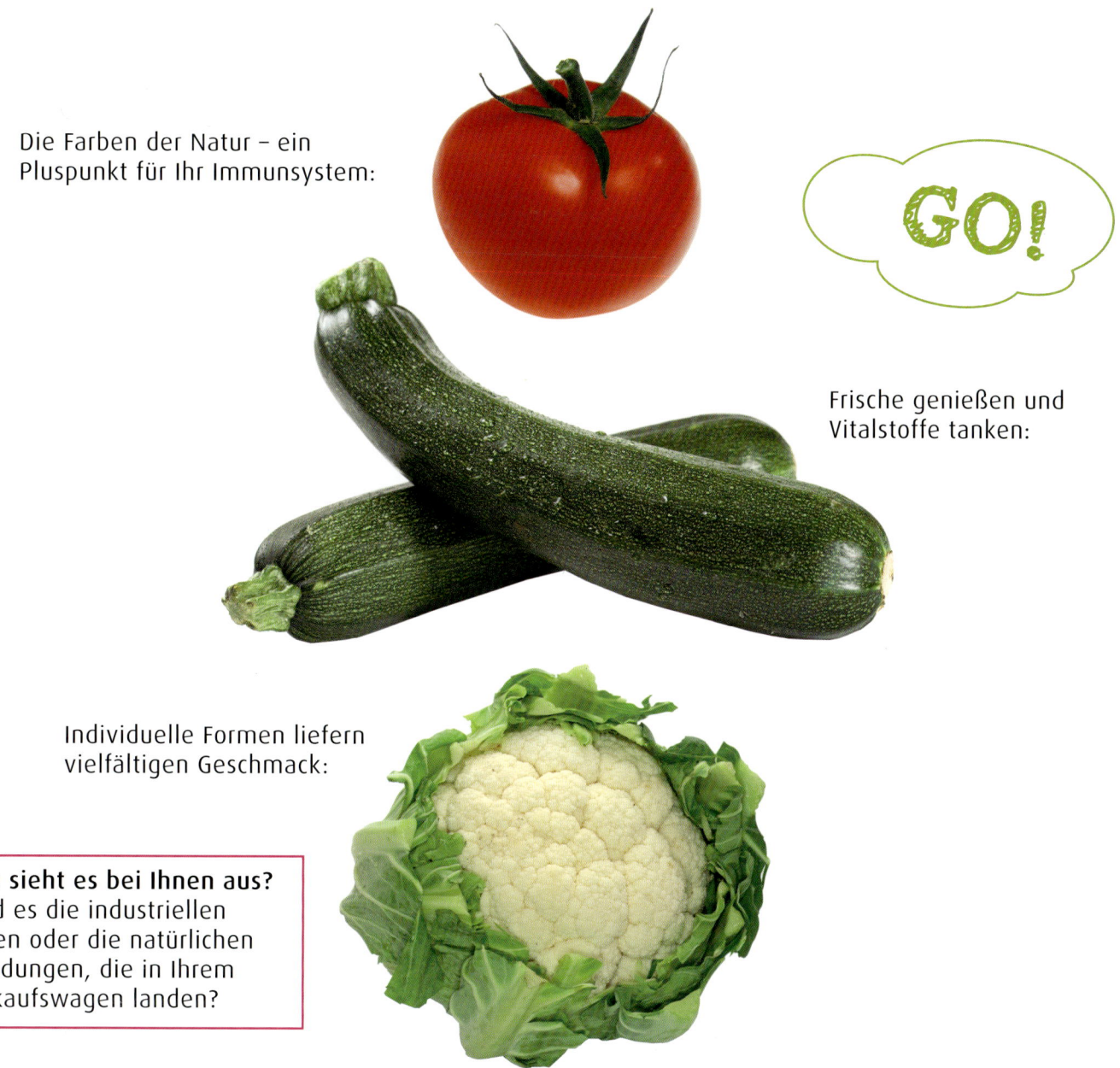

Die Farben der Natur – ein Pluspunkt für Ihr Immunsystem:

GO!

Frische genießen und Vitalstoffe tanken:

Individuelle Formen liefern vielfältigen Geschmack:

Wie sieht es bei Ihnen aus?
Sind es die industriellen Ecken oder die natürlichen Rundungen, die in Ihrem Einkaufswagen landen?

Vitamine +++ Sekundäre Pflanzenstoffe +++ Mineralien +++ Enzyme +++ Ballaststoffe

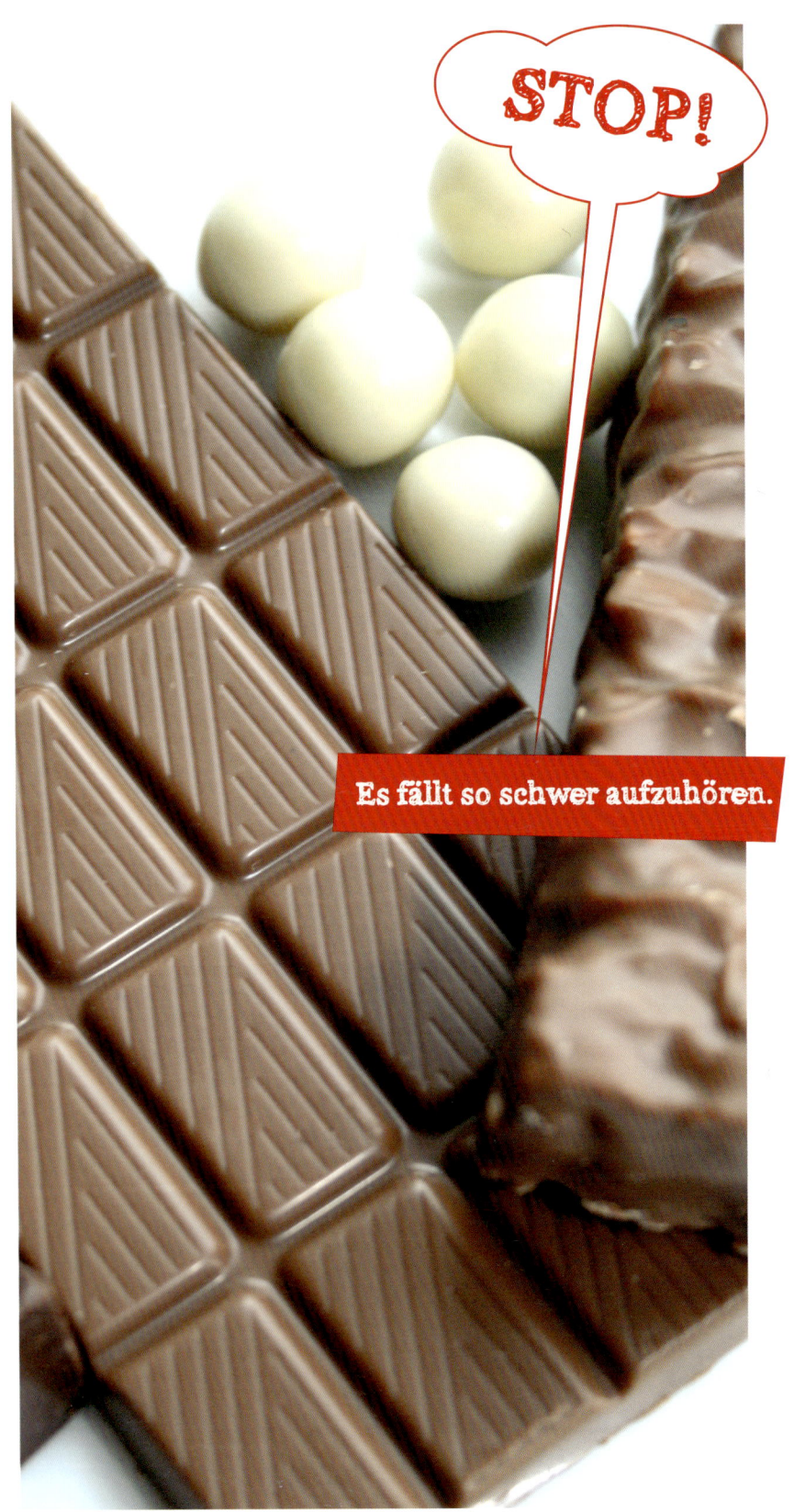

Es fällt so schwer aufzuhören.

SWEETIES XXL

„Großpackungen sind doch super,
da kriegt man noch etwas für sein Geld."
Allein durch ihre Größe fällt es schwer, an
ihnen vorbeizuschauen. Großpackungen
springen uns förmlich ins Auge und landen
mit der Ausrede des Preisvorteils im
Einkaufswagen.

Gehören Sie zu den Menschen, die auch
nur ein Stück Schokolade genießen können?
Oder muss die ganze Tafel daran glauben,
wenn sie erstmal geöffnet ist?
Trifft letzteres auf Sie zu, sollten Sie XXL-
Packungen auf keinen Fall mit nach Hause
nehmen. „Nein" zu sagen, fällt bei ange-
brochenen Großpackungen noch viel schwerer.

„Mit Großpackungen spare ich viel Zeit –
da muss ich nicht jeden Tag neu einkaufen
gehen."
Bei Grundnahrungsmitteln wie Naturjoghurt
und Reis ist dies ein schlagendes Argument.
Auf die Regalreihe der Süßigkeiten sollten
Sie diese Logik nicht anwenden, denn die Verführungen nehmen so kein Ende.

„Ich kauf gleich mehr,
wenn es günstige Angebote gibt."
Fünf Cent gespart – dafür fünf Pfund an den
Hüften gewonnen. Lohnt sich das denn wirklich?

Gönnen Sie sich etwas richtig Gutes!
Wer tiefer in den Geldbeutel greift, hat meist länger etwas vom Genuss!

5 Tipps für langes Genießen:

1. An Pralinen in edler Verpackung haben Sie länger Ihre Freude als an einer 100-g-Schokolade aus dem Discounter. So manch edler Schoko-Osterhase überlebt auch den nächsten Winter.

2. Fruchtsaftbärchen aus der Apotheke haben erfahrungsgemäß eine längere „Lebensdauer" als die bunten Freunde im Großpack.

3. Von einzeln verpackten Leckereien isst man in der Regel weniger – die kleinen Papier- und Aluhäufchen führen Protokoll über Ihren Verbrauch.

4. Hochwertige Schokoladensorten (mindestens 80 Prozent Kakaoanteil), mit intensiven Geschmacksrichtungen z.B. Ingwer oder Chili, isst man in der Regel nicht in so großen Mengen wie die klassische Vollmilchschokolade. Und es gibt sie schon als Mini-Täfelchen im Discounter.

5. Richten Sie sich Ihre Süßigkeiten auf einer Untertasse an. Legen Sie den Rest zurück in den Schrank und genießen Sie so doppelt lange.

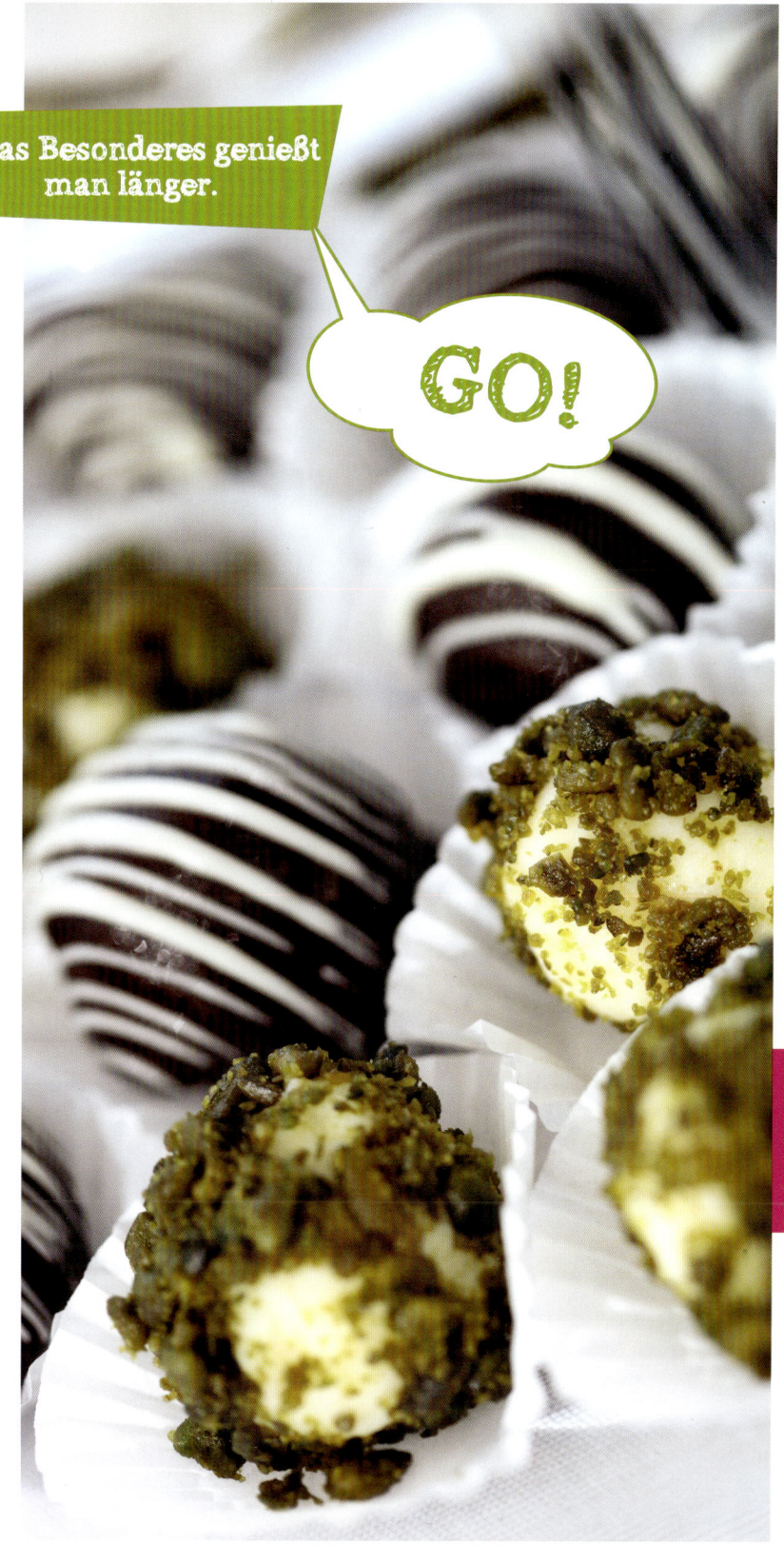

Etwas Besonderes genießt man länger.

GO!

SUPERMARKT

REGALHIERARCHIE – BEWUSST ZUGREIFEN

Backwaren

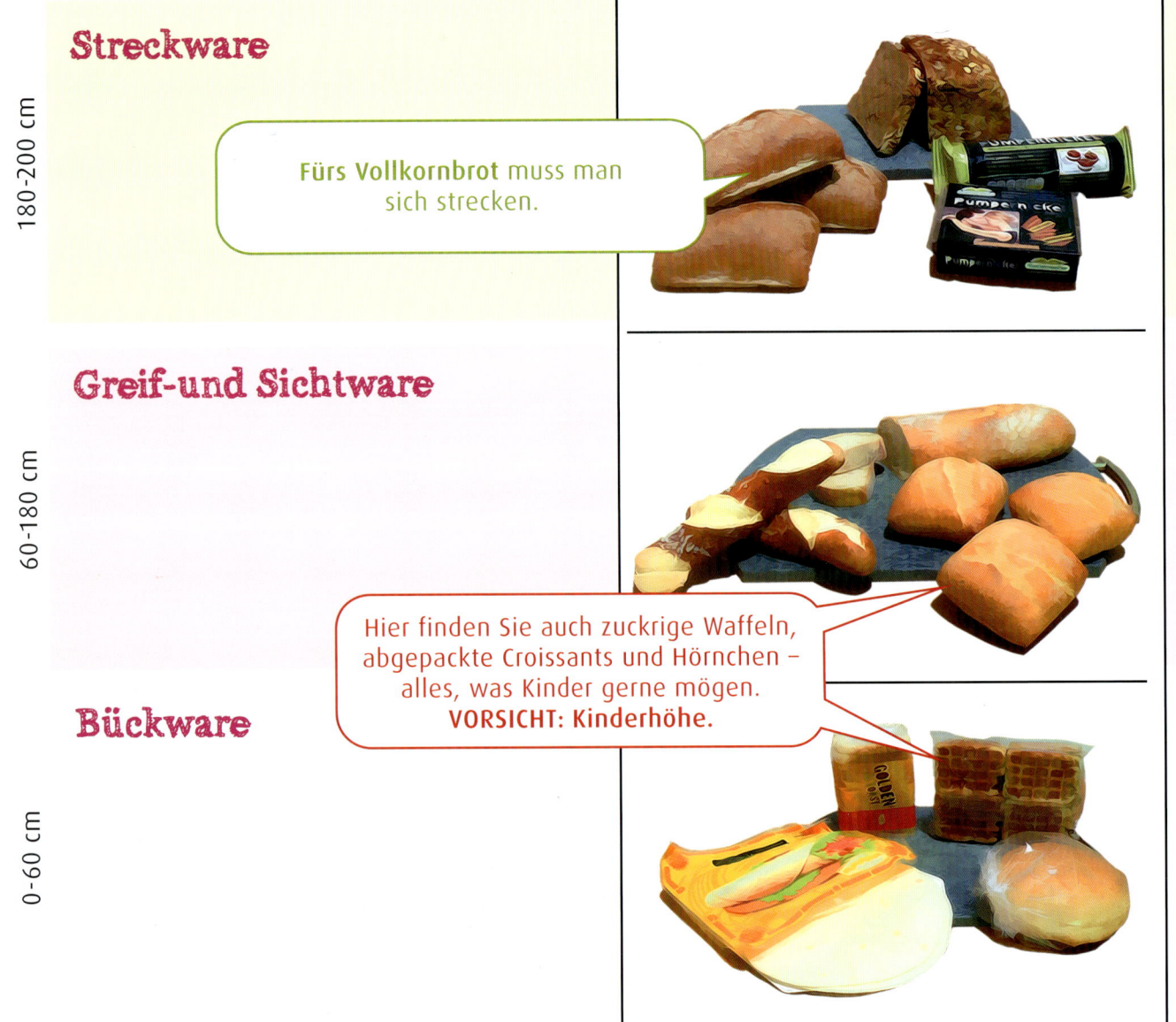

Streckware

180-200 cm

Fürs Vollkornbrot muss man sich strecken.

Greif- und Sichtware

60-180 cm

Bückware

0-60 cm

Hier finden Sie auch zuckrige Waffeln, abgepackte Croissants und Hörnchen – alles, was Kinder gerne mögen.
VORSICHT: Kinderhöhe.

Wer Gesundes möchte, muss gezielt danach suchen – wer sich nur an der Sicht- und Greifware bedient, greift häufig daneben. Viel Zucker, Fett, Aroma- und Konservierungsstoffe landen so im Einkaufswagen.

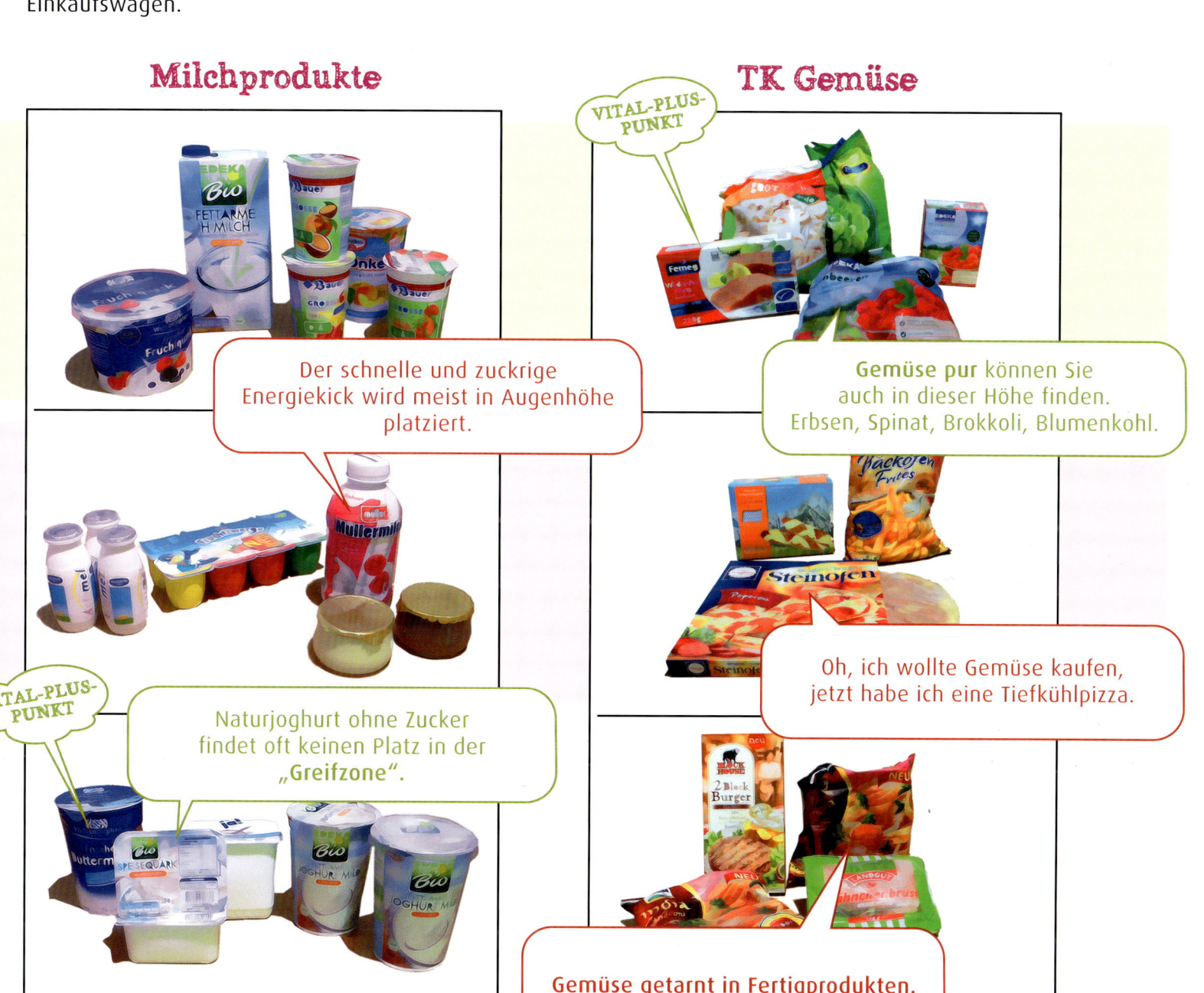

Milchprodukte

TK Gemüse

VITAL-PLUS-PUNKT

Der schnelle und zuckrige Energiekick wird meist in Augenhöhe platziert.

Gemüse pur können Sie auch in dieser Höhe finden. Erbsen, Spinat, Brokkoli, Blumenkohl.

Oh, ich wollte Gemüse kaufen, jetzt habe ich eine Tiefkühlpizza.

VITAL-PLUS-PUNKT

Naturjoghurt ohne Zucker findet oft keinen Platz in der „Greifzone".

Gemüse getarnt in Fertigprodukten.

SUPERMARKT

LIGHT-JOGHURT / FRUCHT-JOGHURT

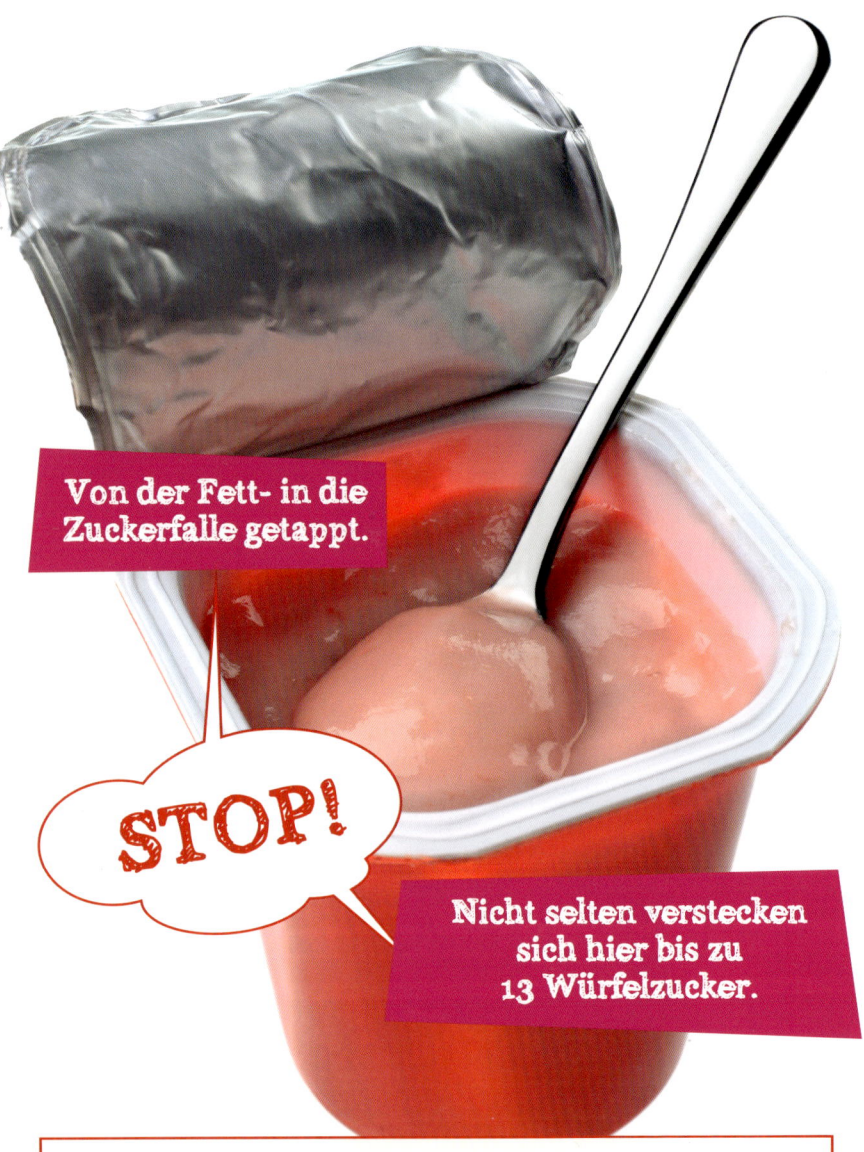

Von der Fett- in die Zuckerfalle getappt.

STOP!

Nicht selten verstecken sich hier bis zu 13 Würfelzucker.

Nährwertinformationen pro 100 g	
Energie	381 kj / 90 kcal
Eiweiß	4,5 g
Kohlenhydrate	**15,2 g**
Fett	0,9 g

15 g Kohlenhydrate auf 100 g Joghurt ergeben bei einem 250 g Becher
13 Würfelzucker!

„Aber light ist doch super – ich achte bei Milchprodukten immer darauf, dass Sie nicht so viel Fett enthalten."
Richtig – viel Fett werden Sie im fettarmen Joghurt meist nicht mehr finden, dafür aber jede Menge Zucker. Das Kleingedruckte auf der Rückseite verrät Ihnen, dass der Joghurt zwar fett – aber nicht zuckerarm ist.
Beachten Sie:
3 g Kohlenhydrate ≙ 1 Würfelzucker.

„Manchmal bin ich ganz stolz auf mich, da esse ich abends nur einen Becher Fruchtjoghurt."
So mancher Becher Fruchtjoghurt hat genauso viel Zucker wie eine halbe Tafel Vollmilchschokolade. Überdenken Sie also Ihr „leichtes" Abendessen lieber noch einmal.

„Naturjoghurt schmeckt mir einfach gar nicht."
Nutzen Sie die Sortenvielfalt und das Angebot verschiedener Hersteller. Kaufen Sie sich vier verschiedene Naturjoghurts und testen diese in Ruhe durch. Der eine schmeckt cremig, der andere leicht süß – Sie werden den Unterschied schmecken und Ihren Favoriten finden.

Mischen Sie Ihren Joghurt selbst!

Weniger Zucker für mehr Geschmack.

GO!

Wissen, was drin ist.

Basis 150 g:

NATUR-JOGHURT	RAHM-JOGHURT	GRIECHI-SCHER JOGHURT

nach Belieben:

BEEREN	MANDELN	FRISCHES OBST DER SAISON

MIX IT!

1 – 2 TL:

HONIG	MARME-LADE	AGAVEN-DICKSAFT

Individuell – ganz nach Ihrem Geschmack.

Für den Aha-Effekt:
Geben Sie mal zehn Teelöffel Zucker in eine Portion Joghurt. Dies entspricht der Mischung, die häufig im Kühlregal als „light" verkauft wird.

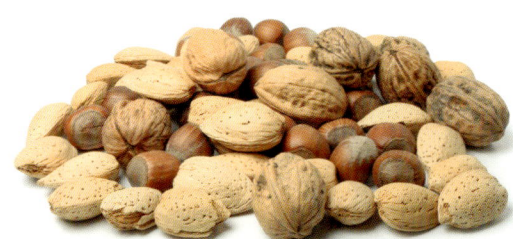

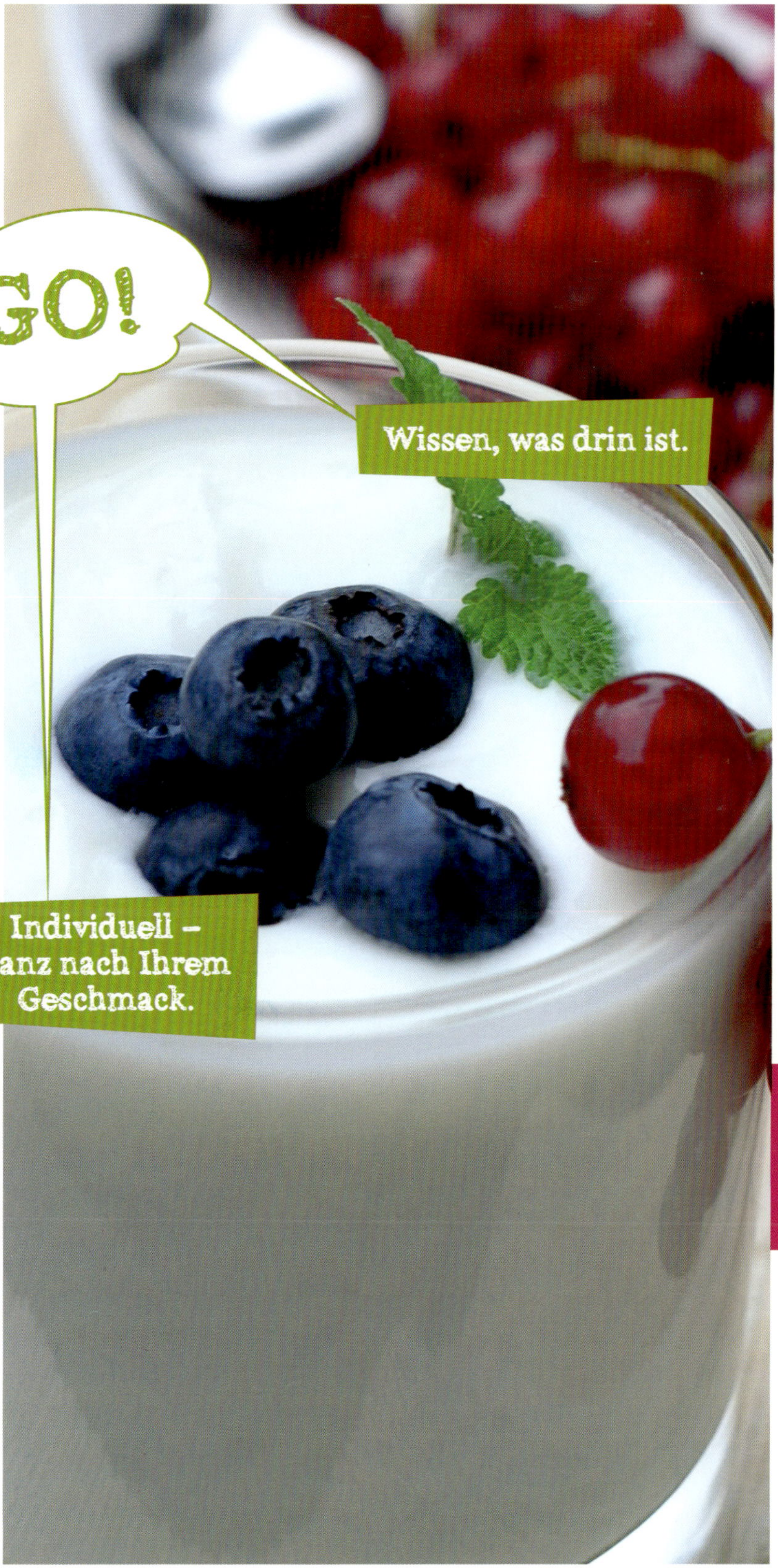

SUPERMARKT

VOM ETIKETT GEBLENDET

Das sieht ja toll aus, das nehme ich mit!

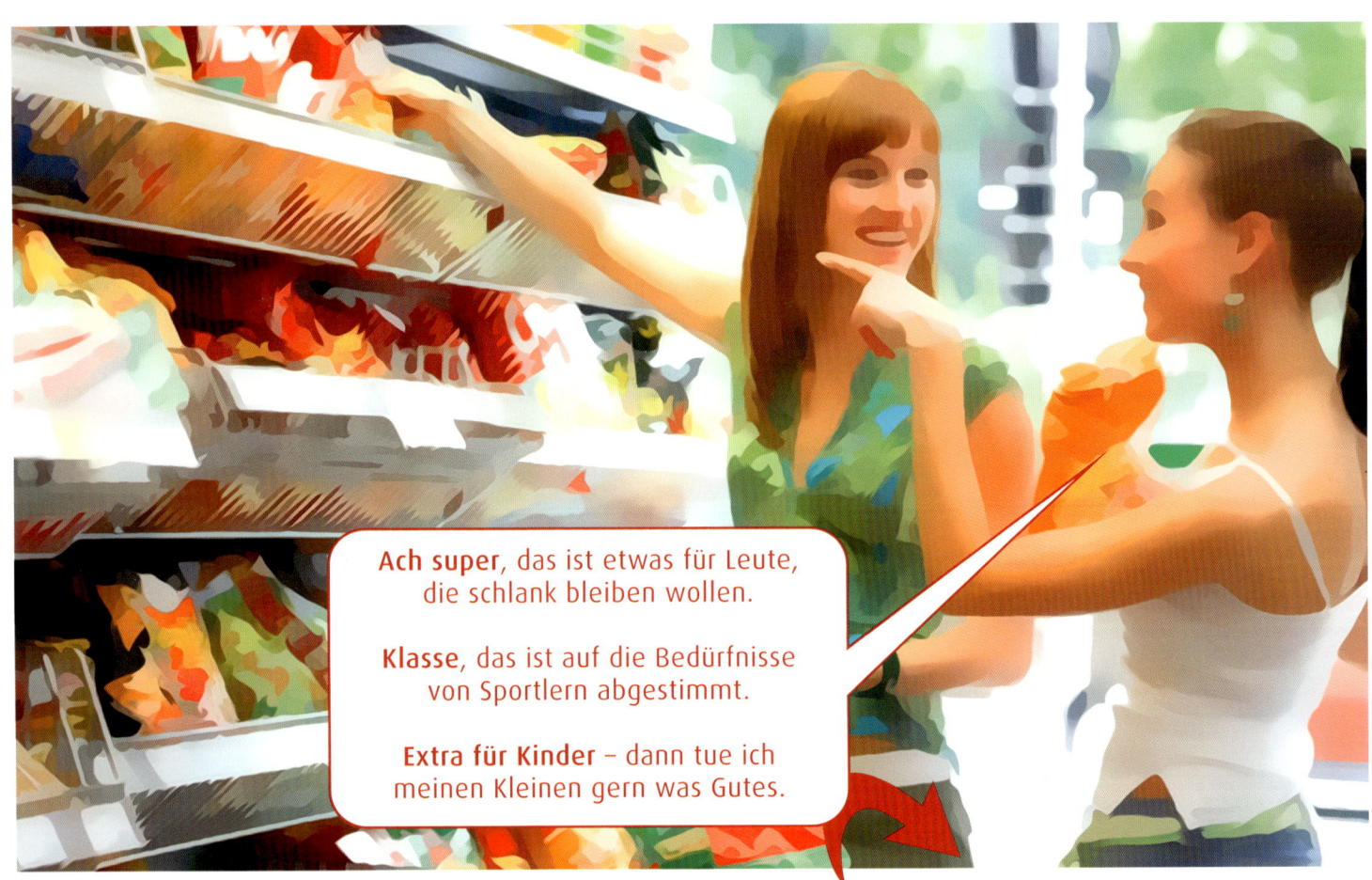

Vieles landet einfach ungeprüft im Einkaufswagen.

Moment!

Sie nehmen das Produkt aus dem Regal und stopp, nicht sofort in den Einkaufswagen legen!

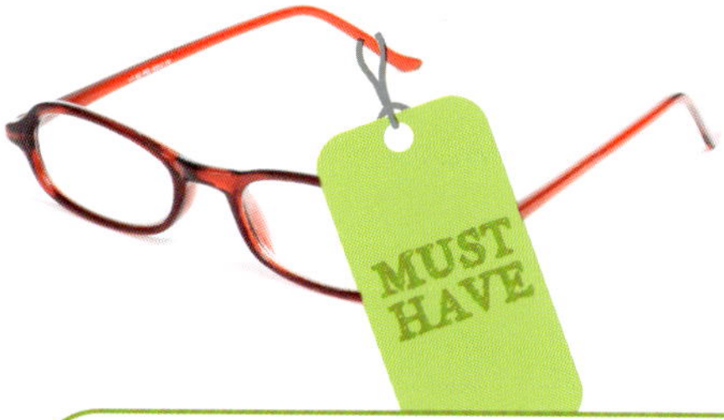

MUST HAVE

Sondern drehen und wenden Sie es so lange, bis Sie die Zutatenliste finden. Hier steckt die Wahrheit im Detail. Jetzt erst wissen Sie, was Sie in der Hand haben.

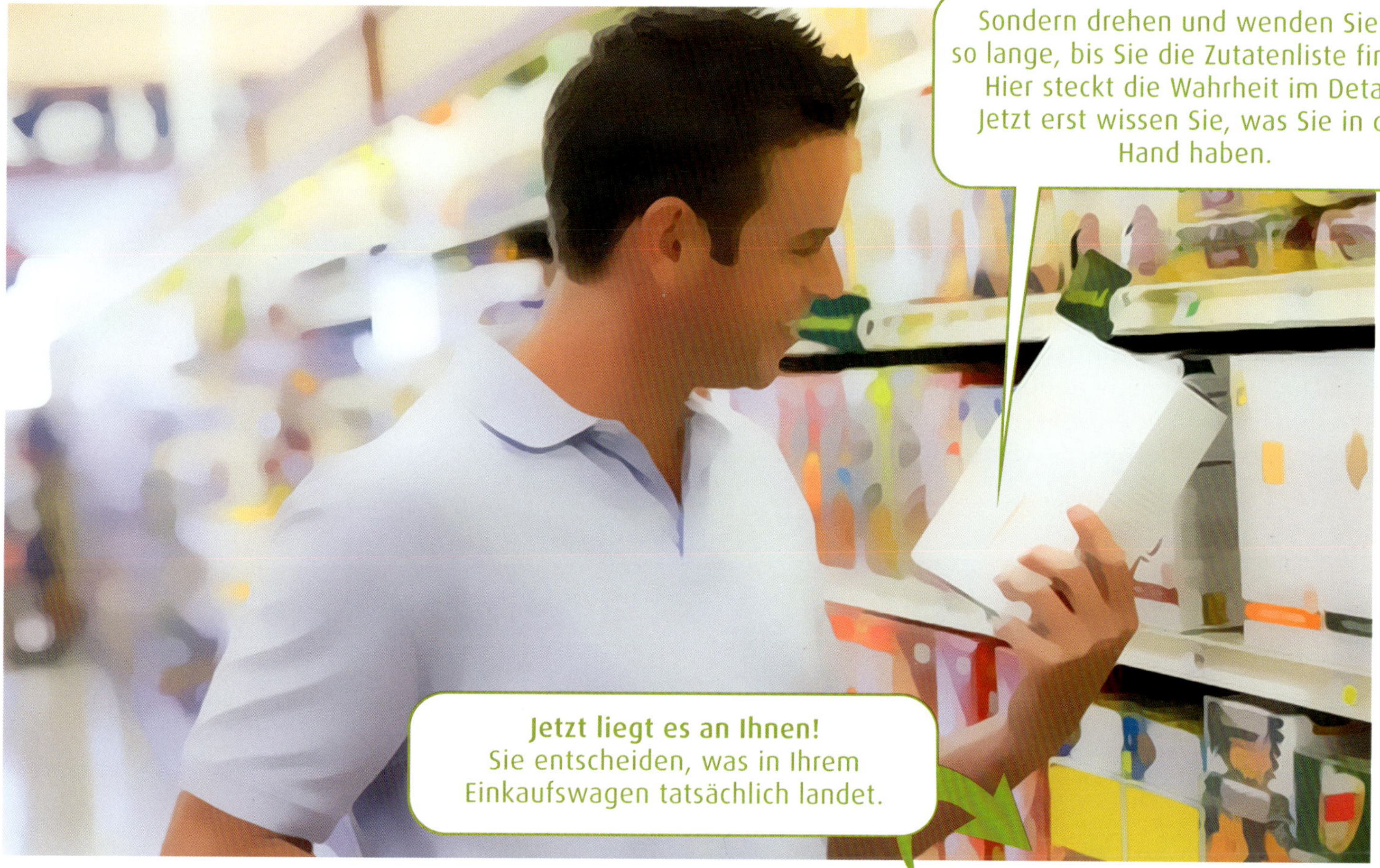

Jetzt liegt es an Ihnen!
Sie entscheiden, was in Ihrem Einkaufswagen tatsächlich landet.

Sie müssen nicht befürchten, dass Sie jetzt bei jedem Einkauf stundenlang Zeit brauchen, um die Inhaltsangaben zu lesen.

Wenn Sie Ihre Lieblingsprodukte einmal durchleuchtet haben, entwickeln Sie einen geschärften Blick. Es eignet sich übrigens auch der Sonntagsfrühstückstisch – da stehen alle Produkte schön vor Ihnen und Sie können in Ruhe statt Zeitung die Inhaltsangaben durchlesen.
Bald geht der Einkauf wieder so schnell wie gewohnt.

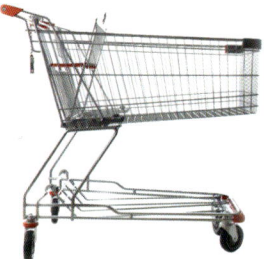

PFLANZENFETT GEHÄRTET –

Schädigt Ihre Zellen.

Meiden Sie Transfettsäuren!
Achten Sie in der Zutatenliste auf folgende Begriffe:
pflanzliches Fett oder Öl (z.T. gehärtet)

Warum?
Transfettsäuren entstehen u.a. bei der industriellen Herstellung von Nahrungsmitteln, wenn ursprünglich flüssiges Pflanzenfett gehärtet wird. Transfettsäuren wirken sich nachweislich negativ auf unsere Blutfettwerte aus und fördern somit die Entstehung von Herz-Kreislauf-Erkrankungen.

Knabbereien

Zutaten z.B. Chips

... **pflanzliches Öl, pflanzliches Fett**, Reismehl, Weizenstärke, Würzmischung-scharf (Geschmacksverstärker: Mononatriumglutamat, Dinatriuminosinat, Dinatriumguanylat, Süßmolkepulver, Zucker, **pflanzliches Öl (gehärtet)**, Milchzucker, Buttermilchpulver, Joghurt-Pulver, Sauerrahmpulver, Zwiebelpulver, Paprikapulver, Hefepulver, Tomatenpulver, Aroma...

Gebäck

STOP!

Fertigsuppen

Zutaten z.B. Nudelsuppe

... (Weizenmehl, Hühnerei-Eiweiß), 10,7% Gemüse (Karotten, Lauch, Sellerie, Erbsen), Jodsalz, **pflanzliches Öl (gehärtet)**, Geschmacksverstärker (Mononatriumglutamat, Dinatriuminosinat, Dinatriumguanylat), Aroma, Hefeextrakt, Gewürze, Petersilie, Karamelisierter Zucker, Maltodextrin, Säurungsmittel Citronensäure...

Zutaten z.B. Waffeln

... Zucker, Weizenmehl, pflanzliches Öl, pflanzliches Fett, Sojamehl, 4% Dekorpuder (Traubenzucker, Weizenstärke, **pflanzliches Fett gehärtet**), Speisesalz, Emulgatoren: Sojalecithin, E 471, Säurungsmittel, E330, ...

PFLANZENFETT NATUR

In natürlicher Form - unverarbeitet

Schützt Ihre Zellen.

Bevorzugen Sie eine gute Kombination aus: Oliven-, Lein-, Raps- und Walnussöl sowie Avocado und Nüssen.

Diese Lebensmittel liefern von Natur aus reichlich pflanzliche Fettsäuren, die Ihre Speisen bereichern und Ihre Zellen schützen. Und das alles ohne industrielle Verarbeitung.

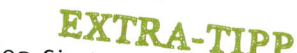

EXTRA-TIPP

Wählen Sie im Supermarkt Produkte, deren Zutatenliste „**Butterreinfett**", „**Kokosfett**" oder „**Palmfett**" beinhaltet. So können Sie eine hohe Aufnahme von Transfettsäuren umgehen.

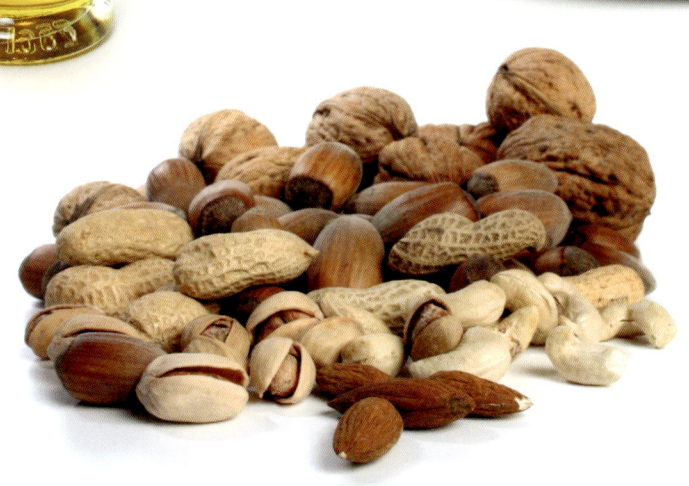

SUPERMARKT

DEM ZUCKER AUF DER SPUR

Vorsicht Falle:
Zuckeraustauschstoffe und Süßstoffe.

Auch wenn Zuckeraustauschstoffe kalorien-
reduziert und Süßstoffe sogar kalorienfrei
sind, verhelfen sie dem Produkt zu einer
starken Süße. Ihre Geschmacksknospen
realisieren diese oft übertriebene Süße
als „normal" und sind mit natürlichen Süß-
kräften nicht mehr zufrieden. So hängen
Sie leicht in der „Zuckerspirale" fest.

> Die „Poleposition" gehört der
> Zutat, die mengenmäßig am
> stärksten vertreten ist.

> Zucker an zweiter Stelle
> verspricht nichts Gutes.

Zutaten

Zutaten: Weizenmehl, **Zucker**, Sojamehl, pflanzliches Fett, Vollei, Apfelstücke 5%, **Weizenstärke**, Feuchthaltemittel, **Sorbit-Sirup**, Backtriebmittel (Dinatriumdisphoshat, Natriumkarbonat), Säurungsmittel, (Natriumaccetat, Calciumaccetat, Citronensäure), Likör, **Stärke**, **modifizierte Stärke**, **Glukose-Fruktose-Sirup, Dextrose**, Emulgatoren: Mono- und Diglyceride von Spei-sefettsäuren; Stabilisatoren, (Pektin, Calciumlactat), Speisesalz ...

> Siebenmal Zucker – aber nur
> einmal das Wort „Zucker"!

1. **Finden Sie die Zutatenliste:**
Drehen und wenden Sie das Produkt. Inspizieren Sie die Rückseite, die Seitenwände oder auch die Falzränder der Plastikverpackung.

2. **Entlarven Sie Zuckersynonyme:**

Halten Sie Ausschau nach folgenden Begriffen:
» Glucose/Glucosesirup
» Fructose/Fructosesirup
» Saccharose
» Lactose
» Maltose
» Glukosesirup
» Maltodextrin
» Galaktose
» Dextrose
» Dextrine
» Karamelzuckersirup

Lassen Sie sich von Begriffen wie „Traubenfruchtsüße", „Apfelfruchtsüße" oder „Fruchtsüße" nicht auf die falsche Spur bringen » auch hier verbirgt sich Zucker.

3. **Achten Sie auf Zuckeraustauschstoffe und Süßstoffe:**

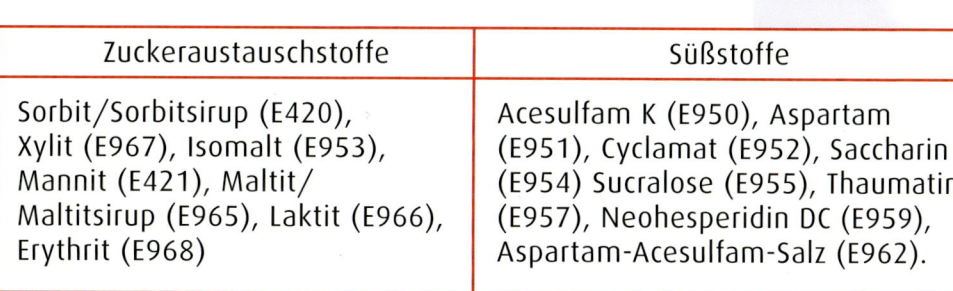

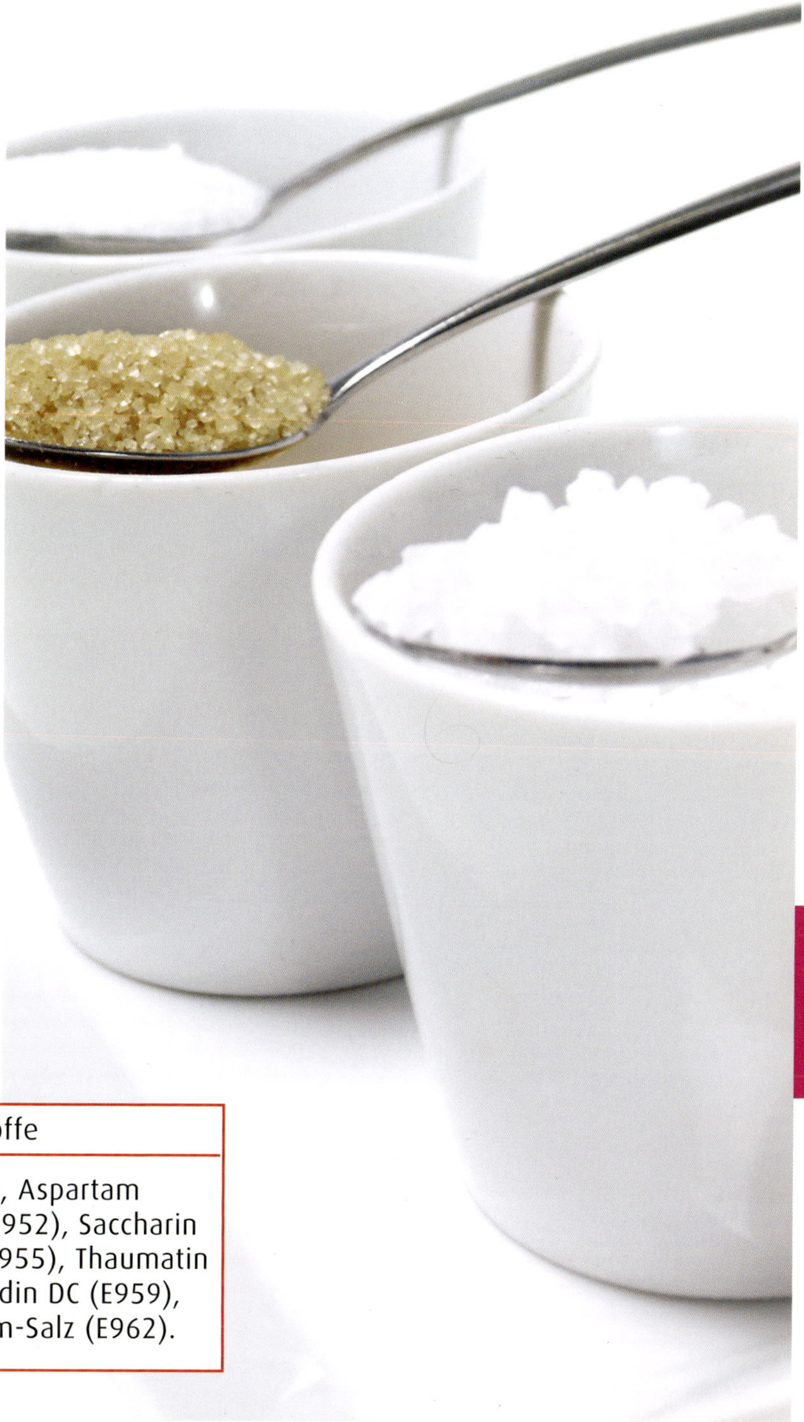

Zuckeraustauschstoffe	Süßstoffe
Sorbit/Sorbitsirup (E420), Xylit (E967), Isomalt (E953), Mannit (E421), Maltit/Maltitsirup (E965), Laktit (E966), Erythrit (E968)	Acesulfam K (E950), Aspartam (E951), Cyclamat (E952), Saccharin (E954) Sucralose (E955), Thaumatin (E957), Neohesperidin DC (E959), Aspartam-Acesulfam-Salz (E962).

WIRKLICH „OHNE ZUCKER"?

Vertrauen Sie nicht allein der Voderseite, prüfen Sie die Rückseite der Produkte!

Werbebotschaft	bedeutet laut Gesetzgebung, dass:*
„Ohne Zuckerzusatz" »»»	dem Produkt keine Einfach- oder Zweifach-zucker oder andere wegen ihrer süßenden Wirkung verwendeten Lebensmittel, etwa Sirupe oder Dicksäfte, zugesetzt sind.
„Zuckerreduziert" »»»	das Produkt mindestens 30 % weniger Zucker im Vergleich zu herkömmlichen Lebensmitteln gleicher Art aufweist.
„zuckerarm" »»»	das Produkt, höchstens 5 g Zucker pro 100 g (feste Lebensmittel) oder höchstens 2,5 g Zucker (flüssige Lebensmittel) enthält.
„zuckerfrei" »»»	das Produkt höchstens 0,5 g Zucker pro 100 g oder 100 ml enthält.

Inspizieren Sie die Zutatenliste oder die Nährwerttabelle

Über den tatsächlichen Zucker-gehalt des Produktes informiert Sie die Rückseite.

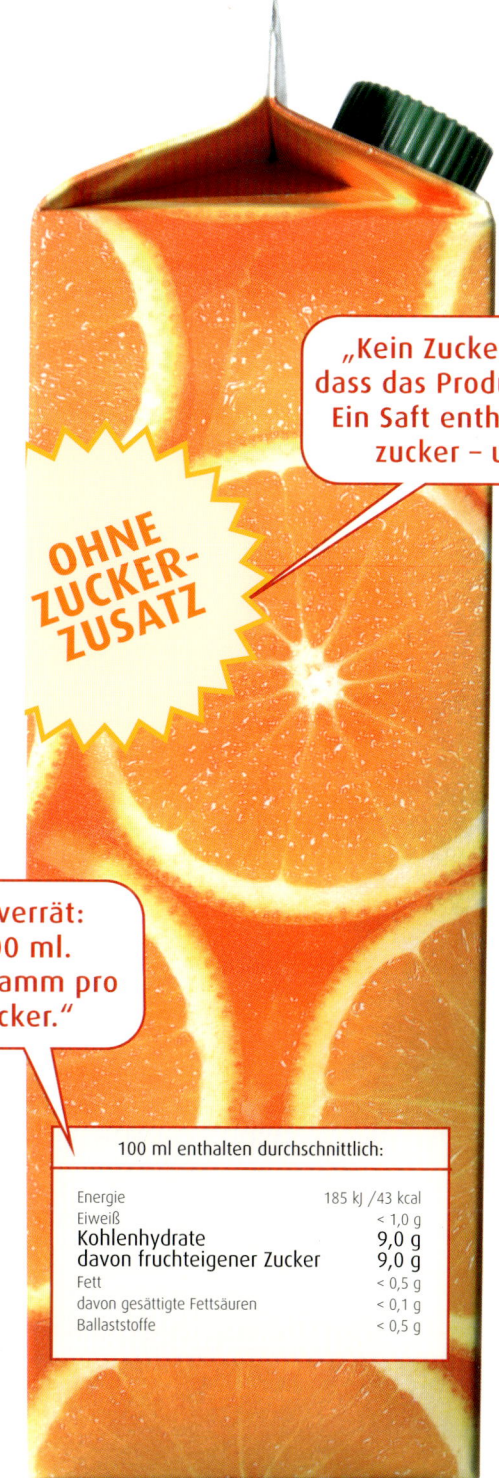

„Kein Zuckerzusatz" bedeutet nicht, dass das Produkt keinen Zucker enthält. Ein Saft enthält von Natur aus Frucht-zucker – und zwar nicht wenig.

OHNE ZUCKER-ZUSATZ

„Ein Blick auf die Tabelle verrät: 9,0 Gramm Zucker pro 100 ml. Das sind umgerechnet 90 Gramm pro Liter – somit 30 Würfelzucker."

100 ml enthalten durchschnittlich:

Energie	185 kJ /43 kcal
Eiweiß	< 1,0 g
Kohlenhydrate	**9,0 g**
davon fruchteigener Zucker	**9,0 g**
Fett	< 0,5 g
davon gesättigte Fettsäuren	< 0,1 g
Ballaststoffe	< 0,5 g

*Bayrisches Staatsministerium der Justiz und für Verbraucherschutz | http://www.vis.bayern.de/ernaehrung/lebensmittel/gruppen/zucker.htm#werbebotschaften

SUPERMARKT

DIE ZARTBITTERFALLE

Die Bezeichnung „zartbitter" ist keine Garantie dafür, dass die Schokolade einen geringeren Zuckergehalt aufweist als die Vollmilchvariante.

Finden Sie die „Zartbitter-Täuschungen".

Beachten Sie die Nährwert-tabelle und machen Sie sich ein Bild vom tatsächlichen Zuckergehalt der Schokolade.

Umrechnungseinheit angeben:
3 g Kohlenhydrate = 1 Würfelzucker.

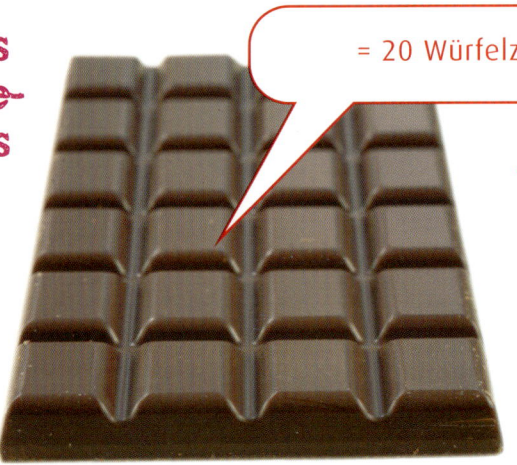

= 20 Würfelzucker | Tafel

Vollmilch ... hier Vorsicht!

Nährwertangaben je 100 gr			
Brennwert	2210 kJ/530 kcal	Fett	29,5 g
Eiweiß	6,6 g	gesättigte Fettsäuren	17,5 g
Kohlenhydrate	**58,5 g**	Ballaststoffe	1,8 g
davon Zucker	**57,5 g**	Natrium	0,17 g

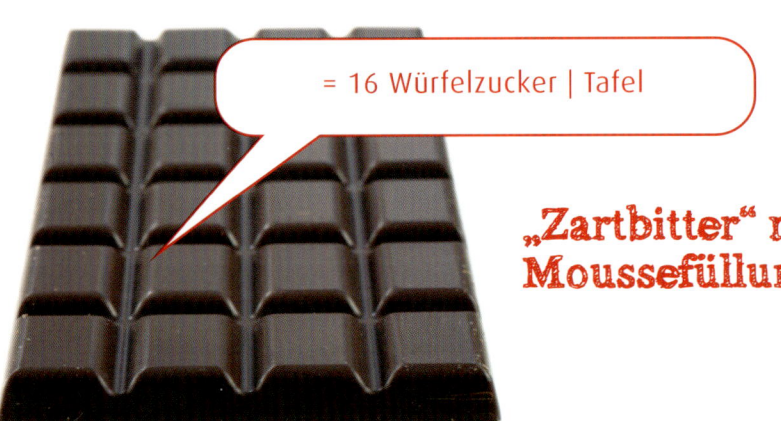

= 16 Würfelzucker | Tafel

„Zartbitter" mit Moussefüllung

Nährwertangaben je 100 gr	
Brennwert	2300 kJ /550 kcal
Eiweiß	5,7 g
Kohlenhydrate	**48 g**
Fett	37 g

= 17 Würfelzucker | Tafel

„Möchtegern-Zartbitter"

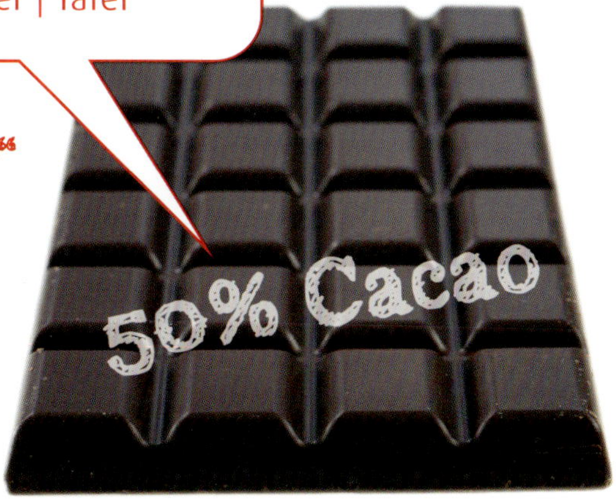

50% Cacao

Nährwertangaben je 100 gr	
Brennwert	2249 kJ /537 kcal
Eiweiß	5,6 g
Kohlenhydrate	**48 g**
Fett	36 g

= 6 Würfelzucker | Tafel

Zartbitter 85%

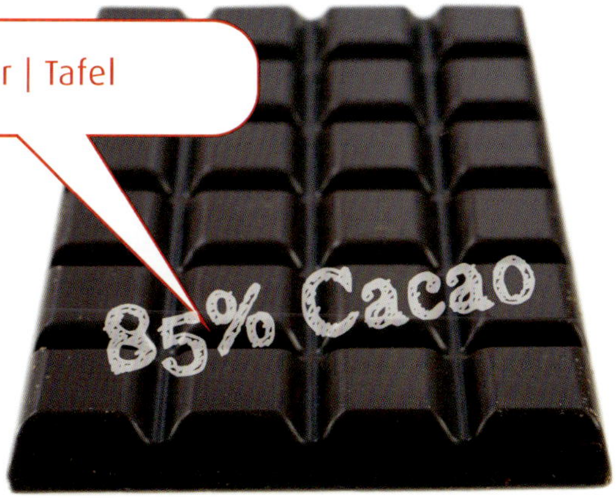

85% Cacao

HIER dürfen Sie in Maßen zugreifen...

Nährwertangaben je 100 gr	
Brennwert	2210 kJ/530 kcal
Eiweiß	11 g
Kohlenhydrate	**19 g**
Fett	46 g

RESTAURANT-LEGENDE

Schulen Sie Ihren Blick und achten
Sie vor der Bestellung auf Folgendes:

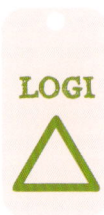

**Ganz im Sinne der Pyramide –
also lassen Sie es sich schmecken.**
Suchen Sie nach Gerichten mit einem hohen Gemüse- oder
Salatanteil. Wird das Ganze mit frischem Fisch oder Fleisch
kombiniert und halten sich die Beilagen Kartoffeln, Nudeln
und Reis in Grenzen, dann haben Sie den Favoriten der
Speisekarte entdeckt.

**Vorsicht Falle! Das Gericht klingt auf den ersten
Blick gut – aber die Pyramide steht bei dieser
Speisenzusammenstellung auf dem Kopf.**
Bei Gerichten, die aus großen Mengen Reis, Weißmehl
(Pizzateig), Nudeln oder Kartoffeln bestehen, reicht auch eine
einzige Tomate nicht aus, um der Pyramide zu entsprechen.

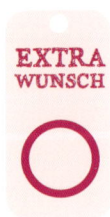

**Fragen lohnt sich! Oft ist eine
andere Kombination der Beilagen möglich.**
Viele Gerichte kommen nur durch die übermäßige
Kartoffelbeilage ins Ungleichgewicht. Oft ist es möglich, die
Kartoffeln durch eine Portion Gemüse zu ersetzen. Fragen
Sie den Kellner danach! Als Gast sind Sie schließlich König
und brauchen sich vor Extrawünschen nicht zu scheuen.
Menüs geschickt kombinieren!
Manch ein Hauptgang entspricht nicht immer sofort 100-
prozentig der Pyramide – mit einer gemüsereichen Vorspeise
kombiniert, können Sie für den Hauptgang Pluspunkte
sammeln.

Selten: Verarbeitetes Getreide (Weißmehl), Süßigkeiten.

Wenig: Vollkornprodukte, Kartoffeln, Nudeln und Reis.

Häufig: Milchprodukte, Eier, mageres Fleisch, Fisch, Nüsse und Hülsenfrüchte.

Oft: Obst und stärkefreies Gemüse, zubereitet mit gesundem Öl.

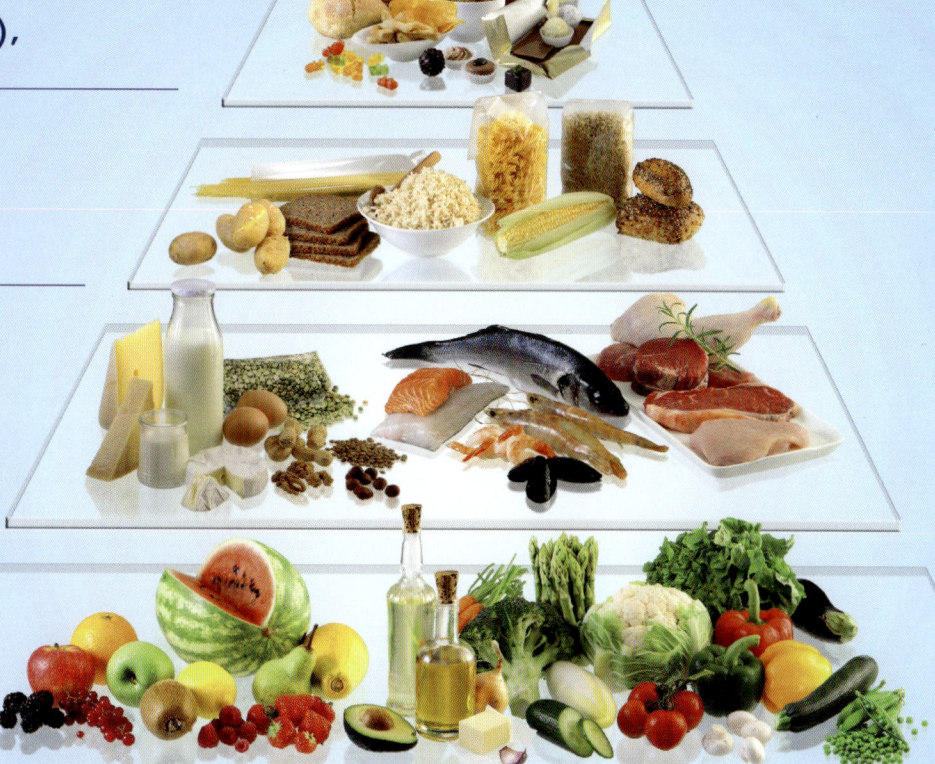

Die LOGI-Pyramide nach Dr. Nicolai Worm. Überarbeitete Fassung 08/2009
Abbildung aus »Die LOGI-Methode: Glücklich und schlank.«, Dr. Nicolai Worm, systemed Verlag, Lünen. Copyright: systemed Verlag

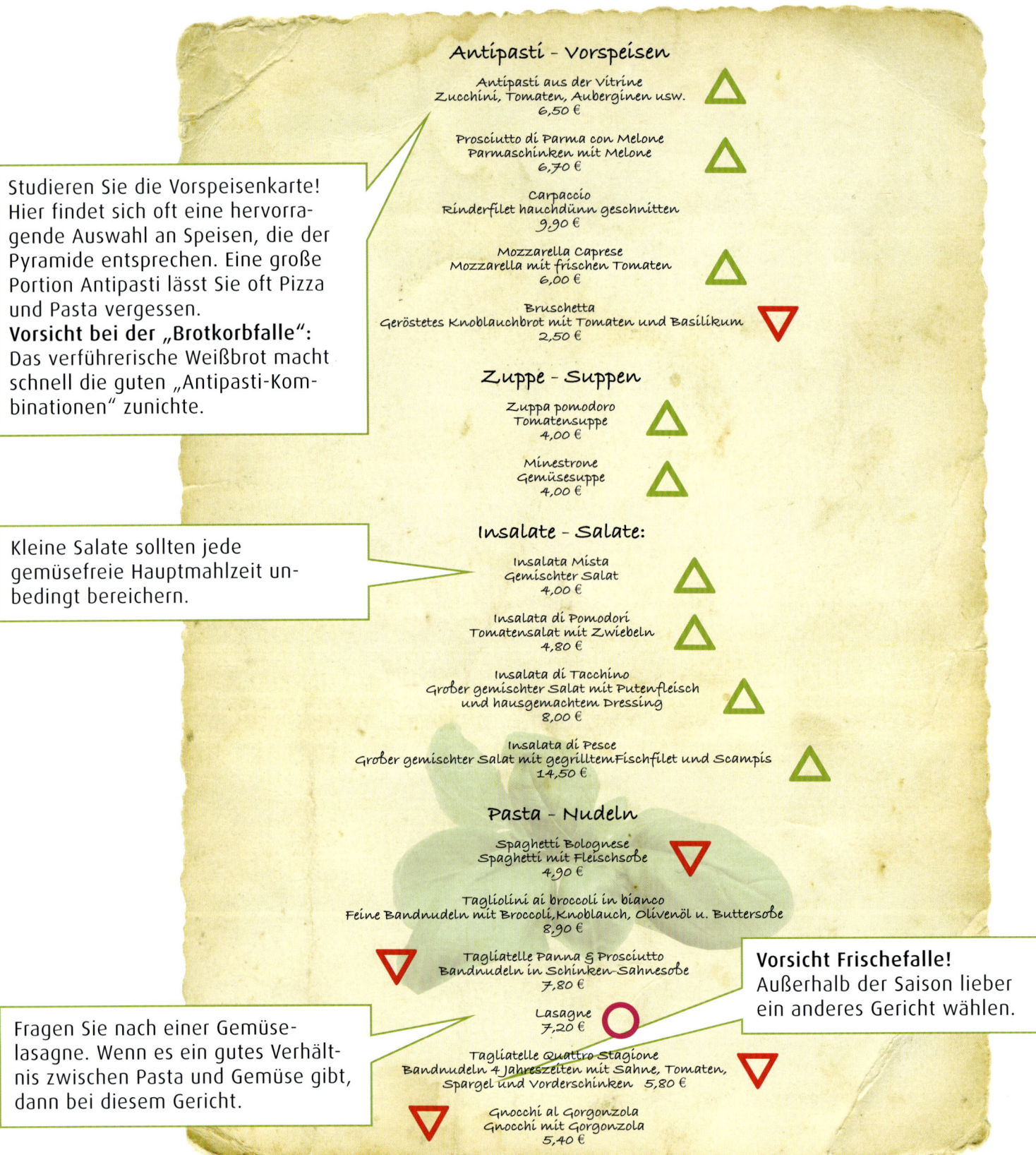

Antipasti – Vorspeisen

Antipasti aus der Vitrine
Zucchini, Tomaten, Auberginen usw.
6,50 €

Prosciutto di Parma con Melone
Parmaschinken mit Melone
6,70 €

Carpaccio
Rinderfilet hauchdünn geschnitten
9,90 €

Mozzarella Caprese
Mozzarella mit frischen Tomaten
6,00 €

Bruschetta
Geröstetes Knoblauchbrot mit Tomaten und Basilikum
2,50 €

Zuppe – Suppen

Zuppa pomodoro
Tomatensuppe
4,00 €

Minestrone
Gemüsesuppe
4,00 €

Insalate – Salate:

Insalata Mista
Gemischter Salat
4,00 €

Insalata di Pomodori
Tomatensalat mit Zwiebeln
4,80 €

Insalata di Tacchino
Großer gemischter Salat mit Putenfleisch
und hausgemachtem Dressing
8,00 €

Insalata di Pesce
Großer gemischter Salat mit gegrilltem Fischfilet und Scampis
14,50 €

Pasta – Nudeln

Spaghetti Bolognese
Spaghetti mit Fleischsoße
4,90 €

Tagliolini ai broccoli in bianco
Feine Bandnudeln mit Broccoli, Knoblauch, Olivenöl u. Buttersoße
8,90 €

Tagliatelle Panna & Prosciutto
Bandnudeln in Schinken-Sahnesoße
7,80 €

Lasagne
7,20 €

Tagliatelle Quattro Stagione
Bandnudeln 4 Jahreszeiten mit Sahne, Tomaten,
Spargel und Vorderschinken 5,80 €

Gnocchi al Gorgonzola
Gnocchi mit Gorgonzola
5,40 €

Studieren Sie die Vorspeisenkarte! Hier findet sich oft eine hervorragende Auswahl an Speisen, die der Pyramide entsprechen. Eine große Portion Antipasti lässt Sie oft Pizza und Pasta vergessen.
Vorsicht bei der „Brotkorbfalle":
Das verführerische Weißbrot macht schnell die guten „Antipasti-Kombinationen" zunichte.

Kleine Salate sollten jede gemüsefreie Hauptmahlzeit unbedingt bereichern.

Vorsicht Frischefalle!
Außerhalb der Saison lieber ein anderes Gericht wählen.

Fragen Sie nach einer Gemüselasagne. Wenn es ein gutes Verhältnis zwischen Pasta und Gemüse gibt, dann bei diesem Gericht.

Pizza:

Pizza Margherita
mit Tomatensoße und Käse *1,4
5,50 €

Pizza Prosciutto e Funghi
mit Tomatensoße, Pilzen *2 Schinken *1,2,3
und Käse *1,4
6,20 €

Pizza 4 Stagioni
mit Tomatensoße, Schinken *1,2,3, Salami *1,2,4,
Pilzen *2, Oliven und Käse *1,4
8,50 €

Pizza Sardegna
mit Tomatensoße, Parmesankäse, Rucola,
Parmaschinken und Käse *1,4
9,50 €

Carne - Fleisch:

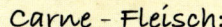

Alle Fleischgerichte werden mit Rosmarinkartoffeln,
Zucchini mit Tomatensoße und Knoblauch serviert

Filetto della Casa
Gegrilltes Rinderfilet auf Blattspinat mit
Gorgonzola-Walnusssoße 18,50 €

Bistecca al Balsamico
Gegrilltes Rumpsteak auf Rucolablatt mit frischen
Tomatenwürfeln, Rotwein- und Balsamicoessigsoße
15,50 €

Pesce - Fisch

Orata Griglia
Gegrillte Dorade mit Salatbeilage
17,50 €

Calamari fritti
Gebacken Tintenfischringe mit Knoblauchsauce und Salatbeilage
10,00 €

Dolce - Dessert

Tiramisu
4,50 €

Panna Cotta
4,00 €

Käseplatte
7,50 €

FALLEN BEIM ITALIENER
1. Pizza
2. Brotkorb
3. Pasta

Das Einmaleins der Zusatzstoffe schlägt hier zu! Formvorderschinken, Analogkäse und geschwärzte Oliven – oft ist weniger Belag einfach mehr!

Parmaschinken – qualitativ hochwertiger als Salami und Schinken.

Verzichten Sie auf die Kartoffeln, und fragen Sie stattdessen nach einer größeren Portion Zucchini-Gemüse.

Die Spezialität des Italieners: Espresso oder Cappuccino als Dessertersatz. So vermeiden Sie leicht die zuckrigen Desserts.

Sie sind bei Vor- und Hauptspeise den Kohlenhydraten gänzlich aus dem Weg gegangen? Dann genießen Sie ruhig eine kleine Portion Tiramisu – vielleicht teilt auch jemand gerne mit Ihnen.

---

*Zusatzstoffe in Speisen:
Vorderschinken = Formvorderschinken, Oliven = geschwärzte Oliven, 1 = Konservierungsstoffe o.
konserviert, 2= mit Antioxidationsmittel, 3= mit Geschmacksverstärker, 4= mit Farbstoff

RESTAURANT

FALLEN BEIM CHINESEN
1. Reis
2. 'Süß-Sauer'
3. gebratene Nudeln

SUPPEN

Kung-Fu-Suppe,
scharf (chin. Gemüse mit Hühnerfleisch)
3,80 €

Gibt es die Suppe auch mit Tofu?

Chinesische Gemüsesuppe mit Glasnudeln
2,80 €

VORSPEISEN

Frühlingsrolle
2,30 €

Fragen Sie nach Geschmacksverstärkern bzw. Glutamaten!
Sie können die Gerichte häufig auch ohne diese Zusätze bekommen.

Krabben Chips
2,00 €

Scharfer Kohlsalat
4,50 €

Frittierte Teigtaschen mit Gemüse-Curry gefüllt
4,50 €

FISCH UND MEERESFRÜCHTE

Gebackener Fisch, süß-sauer
7,50 €

Abstand von süß-sauer. Hier versteckt sich viel Stärke und Zucker.

Fisch mit chinesischen Pilzen und Bambus
9,50 €

Gebratene Scampi mit Gemüse
9,50 €

HUHN - ENTE - SCHWEIN - RIND

HUHN

△ Hühnerbrust mit Cashew-Kernen und Gemüse 7,90 €

▽ Hühnerfleisch gebacken mit süß-saurer Sauce
7,50 €

▽ Hühnerfleisch gebraten mit chinesischen Reisnudeln
7,50 €

ENTE

▽ Knusprig gebratene Ente mit scharf-saurer Sauce
11,50 €

△ Gebratene Ente mit Gemüse 11,50 €

RIND & SCHWEIN

△ Gebratenes Rindfleisch mit Broccoli
in pikanter Sauce 8,00 €

△ Scharf gebratenes Rindfleisch mit frischem Gemüse
und Zitronengras 8,50 €

△ Schweinefleisch mit frischem Gemüse
und Erdnusssauce 7,90 €

Schweinefleisch mit frischem Paprika,
Zwiebeln und Champignons 7,50 €

EIERREIS UND NUDELN

▽ Gebratener Eierreis mit
Hühnerfleisch/Rindfleisch/Schweinefleisch 6,50 €

▽ Gebratene Nudeln mit
Hühnerfleisch/Rindfleisch/Schweinefleisch 6,50 €

DESSERT

Lychees (Baumfrucht) 2,60 €

Fruchtcocktail (chinesische. Früchte) 2,60 €

▽ Banane, gebacken mit Honig 2,50 €

▽ Gebackenes Eis mit Schoko-Sauce 2,50 €

Das Baukastensystem – der große Vorteil beim Chinesen.
Stellen Sie Ihr Gericht ganz nach Ihrem Geschmack zusammen.
Wählen Sie zwischen Huhn, Ente, Schwein oder Rind und kombinieren Sie mit der entsprechenden Gemüseauswahl und Gewürzen.

Reis-Spar-Tipp!
Reis wird immer „automatisch" gereicht – aber Sie bestimmen, wie viel Sie davon essen. Genießen Sie erst einmal Ihr Gemüse und Fleisch, denn diese Portionen sind in der Regel bereits sehr groß. Sie werden überrascht sein, wie wenig Reis Sie dann noch brauchen.

Keine fertigen Reis- oder Nudelgerichte wählen.
Gerade beim Chinesen können Sie sehr individuell auswählen und auch mal Fleisch nur mit Gemüse genießen. Eierreis und gebratene Nudeln bieten diese Möglichkeit nicht.

Der Fruchtcocktail kommt meistens aus der Dose. Nachfragen oder beim Nachbarn nach der Cocktailkirsche Ausschau halten – die verrät alles.

RESTAURANT

Trauen Sie sich ruhig ran an die Hülsenfrüchte – diese kommen viel zu selten auf den Tisch. Als Eintopf in Kombination mit Fleisch sind sie aber fast schon eine sättigende Mahlzeit.

Steakhouse-Bonus:
Ohne Salat geht hier gar nichts. Wählen Sie ruhig den großen Teller.

Brauchen Sie wirklich eine mehlige Vorspeise? Wählen Sie zuerst Ihr Steak und überlegen Sie dann, ob Sie außer Salat noch etwas dazu essen möchten und können.

Das kleine Steak-ABC:
Klein aber fein mit folgenden Maßen: 2–3 cm dick, 150 g.

Ein herzhaftes Steak mit einem schmalen Fettrand.

Für den kleineren Appetit – das Steak mit dem kleinen Fettauge in der Mitte: 2 cm dick und ca. 200 g schwer.

Dinner for two: Das 350–500 g schwere Filetsteak wird gern für zwei Personen zubereitet.

Ein schwerer Brocken: Standardmaße: 4 cm dick und 600–700 g schwer. Da brauchen Sie definitiv keine Kartoffelbeilage mehr.

Suppen
Gulaschsuppe
nach argentinischer Art mit frischem Paprika und edlen Gewürzen 3,80 €

Argentinische Bohnenfleischsuppe
Herzhaft-fleischige Kidneybohnen scharf abgeschmeckt 3,80 €

Salatbar – Selbstbedienung
Kleiner Teller 6,60 €
Großer Teller 8,60 €

Vorspeisen
Knoblauchbrot, überbacken
mit Kräuterbutter und Gouda 2,10 €

Scampis Chili mit Knoblauch und Chilischoten
in Olivenöl, aus dem heißen Ofen 10,90 €

Empanadas Criolla , Argentinisches Teigtaschen gefüllt
mit Hackfleisch dazu Knoblauchsauce 5,90 €

Vom Rind

Hüftsteak, 150 g 15,50 €
Rumpsteak, 200 - 300 g 14,50 €
Ribeye-Steak, 200 g 18,50 €
Chateaubriand, 350 — 500 g 22,90 €
T-Bone-Steak, mindestens 600 g 18,90 €

Vom Schwein

Schweinefilet, 300 g 18,50 €
Vom Lamm (aus Neuseeland)
Lammrückensteak, 300 g 19,90 €
Lammfilet, 300 g 21,50 €
Von der PuteFrisches Putenbruststeak, 300 g 11,50 €

FALLEN IM STEAKHOUSE
1. Beilagen
2. Steakgröße
3. 'Tellergerichte'

EXTRA-TIPP
Ob LOGI oder NICHT LOGI entscheidet das richtige Verhältnis von Fleisch zu Gemüse. Die Gemüseportion sollte größer sein als die Fleischportion.

Grillspezialitäten

Schweinerückensteak

Schweinesteak (200 g), überbacken mit Ananas und Käse,
dazu Pommes Frites und Preiselbeeren 10,90 €

Grill Teller, Argentinisches Hüftsteak, Schweinerückensteak und Putensteak

(ca. 330g zusammen) mit Grilltomate, Kroketten und
Pfeffercremesauce 15,90 €

"Etwas Vegetarisches"

Gemüseplatte

Broccoli, Delikatessgemüse und frischen Champignons
mit gedünsteten Zwiebelringen 7,90 €

Beilagen

 Grilltomate mit einer Haube von geriebenem Parmesankäse 2,30 €

 Prinzessbohnen mit Speck 3,60 €

Mexikanische Chilibohnen

mit frischer Peperoni und Speck nach Western Art 3,60 €

 Broccoli mit Sauce Bearnaise 3,60 €

Delikatessgemüse 3,60 €

Grillkartoffel
mit Kräuterbutter oder Sauerrahm 2,90 €

 Gratinierte Kartoffeln mit Käse überbacken 3,10 €

Chilenische Kroketten (2 Stück)
 Frittierte Kartoffeltasche mit einer Füllung aus Gemüsemais 2,60 €

Pommes Frites 2,10 €
Kartoffelkroketten 2,10 €

Desserts

 Vanilleeis mit heißen Himbeeren 4,00 €
Birne Helene
Vanilleeis mit heißer Birne und heißer Schokoladensauce 4,90 €

Vorsicht Beilagen! Bei Tellergerichten summieren sich schwere Kartoffelbeilagen mit viel Fleisch. Der Salat fehlt hier komplett.

Erst zum Salatbuffet, dann ein Tellergericht genießen. Steht der Grillteller erst einmal vor Ihnen, fällt der Gang zur Salatbar sehr schwer.

Was für eine große Auswahl – hier finden Sie sicher etwas nach Ihrem Geschmack.

Sie haben eine riesige Auswahl an Steak, Salat und Gemüse – lassen Sie die Kartoffelbeilagen doch einfach mal weg.

Und wenn es doch unbedingt Kartoffel sein soll, dann bitte die Grillkartoffel.

Gesüßtes Obst aus der Konserve in Kombination mit Schokolade.

RESTAURANT

Suppen:

Hausgemachte Tomatencremesuppe mit Sahnehaube
3,50

Champignoncremesuppe mit Sahnehaube
3,50

Kartoffelsuppe mit Würstchen und Kräuterbrot
3,70

Kleiner Imbiss:

> Wieso „kleiner" Imbiss? Die Gerichte entsprechen einer Hauptmahlzeit und dürfen nicht unterschätzt werden.

Gebackener Camembert mit Kräuterbrot, Preiselbeeren, Beilagensalat
4,50 €

3 Kartoffeltaschen mit Frischkäse gefüllt, Hollandaise, Kräuterbrot, Beilagensalat
5,00 €

> **Vorsicht bei Beilagensalaten!**
> Salate aus der Konservendose liefern mehr Zucker als Vitamine.

2 Röstiecken mit Räucherlachs, Krabbenrührei, Kräuterbrot, Sahnemeerrettich, Beilagensalat
7,50 €

2 Scheiben Schinkentoast "Hawaii", Beilagensalat
4,50 €

Herrentoast: Schweinesteak, Tomaten, Zwiebeln, Kräuterbutter, Beilagensalat
5,00 €

Unser Riesen-Schnitzel:

Bitte bedienen Sie sich am Salatbuffet, als Beilage Bratkartoffeln oder Pommes Frites

> Wenn das Schnitzel schon paniert ist, sollten Sie unbedingt auf Bratkartoffeln und Pommes frites verzichten. Man gestattet Ihnen bestimmt gerne einen zweiten Gang zum Salatbuffet.

Schweineschnitzel „Wiener Art"
9,00 €

Schweineschnitzel „natur"
9,50 €

Fleischspezialitäten:

> Kartoffelparade! Kroketten, Bratkartoffeln, Pommes frites, Röstiecken, Kartoffeltaschen – fragen Sie nach Salzkartoffeln.

Zartes Hähnchenbrustfilet mit feinem Gemüse umlegt, holländische Buttersauce und Kroketten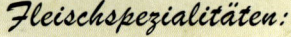
11,00 €

Rumpsteak (250 gr.) mit Zwiebelringen, hausgemachter Kräuterbutter, Bratkartoffeln
14,50€

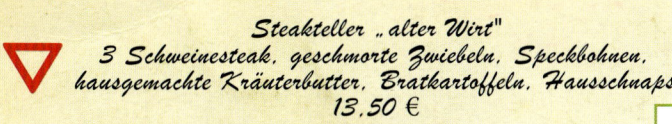

▽ Steakteller „alter Wirt"
3 Schweinesteak, geschmorte Zwiebeln, Speckbohnen,
hausgemachte Kräuterbutter, Bratkartoffeln, Hausschnaps
13,50 €

Königsberger Klopse in Kapernsoße
und Salzkartoffeln
8,90 €

Fisch:

△ 3 Matjesfilets "Hannoversche Art" mit frischen
Zwiebelringen, Speckbohnen und Salzkartoffeln
8,00 €

▽ Paniertes Seelachsfilet mit Remouladensauce und
hausgemachtem Kartoffelsalat
8,50 €

Seniorenteller:

△ Kleines Champignonrahmschnitzel,
Salzkartoffeln , Salat vom Buffet
6,00 €

Schweinesteak mit Rahmchampignons,
Pommes Frites, Salat vom Buffet
7,50 €

Dessert:

▽ Gemischtes Eis 3 gr. Kugeln, Sahne
3,00 €

▽ 3 Kugeln Vanilleeis,
flambierte Schattenmorellen, Sahne
4,00 €

▽ Kaiserschmarrn
7,50 €

Typisch deutsch – RIESIGE Portionen!
Den kleinen Hunger sollten Sie nicht
mit einer Bärenportion stillen.
Gibt es jemanden, der sich etwas mit
Ihnen teilt?

Fisch und Bohnen – hier treffen sich
zwei hochwertige Eiweißlieferanten.

Senioren-Trick: Machen Sie sich aus-
nahmsweise älter als Sie sind und
genießen Sie die kleinere Portion.

**Sie haben noch Hunger auf eine
Nachspeise?** Bei diesen meist defti-
gen Hauptgerichten sollten Sie Ihrem
Magen noch etwas Zeit geben.
Nach zehn Minuten merken Sie, dass
es mehr Appetit als Hunger ist.

Entradas – Vorspeisen

Chili con carne – Bohneneintopf mit pikantem
Gemüse und Rinderhackfleisch   7,90 €

Tortilla Chips mit einem Dip Ihrer Wahl:
Red Salsa, Guacamole, Sauerrahm,
BBQ oder Knoblauch   5,50 €

El Paso's potatoe wedges
knusprig gebackene Kartoffelspalten mit der Schale,
dazu Red Salsa und Sauerrahm   4,50 €

Ensaladas – Salate

Salatvariation mit Joghurt-Dressing,
knusprigen Chicken Fingers, gegrilltem
Bacon und Apricot-Mustard-Dip   6,50 €

Gemischte Salate mit Joghurt-Dressing und
geriebenem Käse, serviert mit Chili con
Carne in einer gebackenen
Tortillaschale und Sauerrahm-Dip   7,00 €

Gegrillte Roastbeefstreifen pikant gewürzt auf
einem bunten Salatbett mit
Cocktail-Dressing und Roten Zwiebeln   8,50 €

Enchiladas

Gerollte, weiche Tortillas gefüllt mit Tomatensoße und
geriebenem Cheddar-Mozzarella-Käseüberbacken,
dazu Sauerrahm-Dip, mexikanischer Reis und Salatbeilage

ENCHILADAS TRES AMIGOS
mit mexikanischem Gemüse und Blattspinat   8,50 €

ENCHILADAS CLASSICAS
gefüllt mit hausgemachtem Chili con Carne   9,00 €

ENCHILADAS CON POLLO
mit Hähnchenstreifen und Gemüse   8,50 €

Burritos/Fajitas

Gefüllte, gebackene Weizentortilla überzogen
mit Sauerrahm und Red Salsa, serviert mit
Salatbeilage und Guacamole

CHILI BURRITO
mit feurigem Hackfleisch, roten Bohnen,
Mais, Zwiebeln   9,00 €

SEAFOOD BURRITO
mit Meeresfrüchten, Blattspinat und Knoblauch   9,50 €

VEGETARIAN BURRITO
mit mexikanischem Gemüse
und Cheddar-Mozzarella   8,50 €

Hülsenfrüchte –
eine gute Wahl – kann aber bereits
eine sättigende Mahlzeit sein.

Kartoffeln in dieser
Form schon als Vorspeise?

Greifen Sie ruhig kräftig zu bei der
bunten Auswahl an Salaten – aber
Vorsicht bei den zuckrigen Saucen.

Fragen Sie nach Essig-Öl-Dressing.

Fragen Sie nach mehr Salat, und
verzichten Sie auf den Reis. Mit den
Teigtaschen sind die Kohlenhydrate
gut vertreten.

Guacamole – Ihre Chance, Avocado-
creme zu testen. Sind Sie erst einmal
auf den Geschmack gekommen,
möchten Sie diese auch zu Hause
nicht mehr missen. Fragen Sie nach
dem Rezept.

Mexikanische Spezialitäten

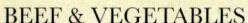

BEEF & VEGETABLES
saftig gegrilltes Rumpsteak mit gemischtem Gemüse und
Zwiebeln, dazu warmes Knoblauchbrot,
serviert in der heißen Gusspfanne
10,50 €

SCAMPI & VEGETABLES
in Knoblauchbutter gebackene Scampi mit gemischtem
Gemüse und Zwiebeln, dazu warmes Knoblauchbrot,
serviert in der heißen Gusspfanne
9,50 €

BEEF CHIMICHANGA
weiche Tortillatasche, gefüllt mit gebratenen und marinierten
Rindfleischstreifen, grünen und roten Bohnen, Tomaten,
Mais, Zwiebeln und Käse, dazu Sauerrahm zum Dippen
8,50 €

CHICKEN WINGS
gebackene Hähnchenflügel mit Honig-Chili-Soße
überzogen, BBQ Sauce zum Dippen und
Wedges mit Sauerrahm-Dip
8,90 €

SPARE-RIBS
saftige Rippchen mit Honig-Chili-Soße überzogen
gebacken, dazu BBQ Sauce zum Dippen und
eine Ofenkartoffel mit Kräuterquark
9,00 €

> Eine Mischung aus süßen
> Saucen und fetten Kartoffeln.

Postres – Nachspeisen

TORTILLA CUP
Vanilleeis mit Karamellsoße und Sahne,
in knuspriger Tortillaschale
4,50 €

CHIMICHANGA CON HELADO
außen warm und knusprig, innen eiskalt:
gebackene Tortilla gefüllt mit Vanille- und Schokoladeneis
5,50 €

PINEAPPLE BOOT
geviertelte Ananas frisch aufgeschnitten mit Honig mariniert,
dazu Sahne und Vanilleeis
4,50 €

> Tortilla – als Vor-, Haupt- und Nach-
> speise? „Süß und fettig" –
> diese Kombination lieber nicht.

FALLEN BEIM MEXIKANER
1. die „Teighüllen"Burrito, Fajitas, Enchiladas
2. zusätzlich Reis
3. süße Saucen und Dips

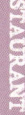

RESTAURANT

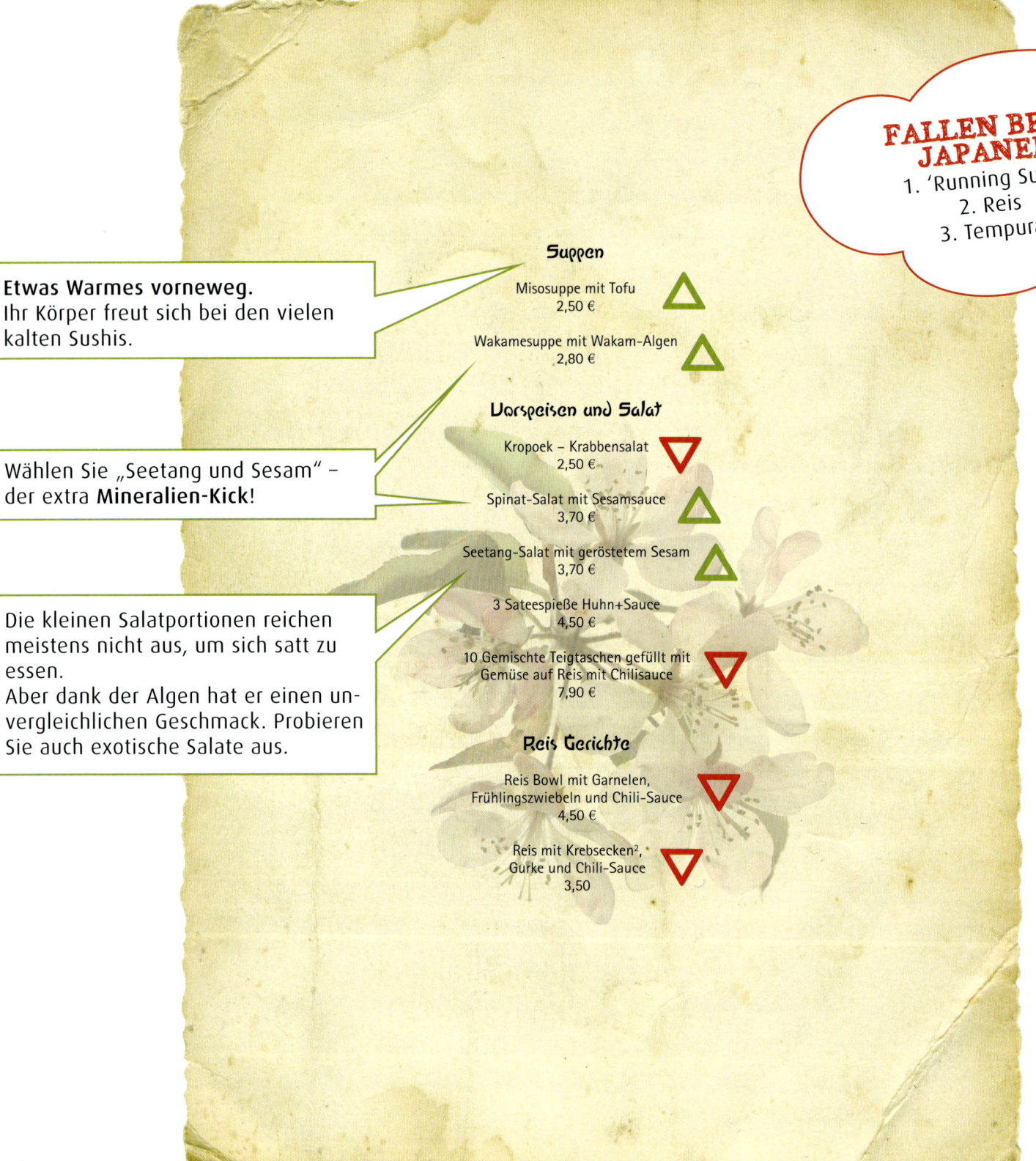

Etwas Warmes vorneweg.
Ihr Körper freut sich bei den vielen kalten Sushis.

Wählen Sie „Seetang und Sesam" – der extra **Mineralien-Kick**!

Die kleinen Salatportionen reichen meistens nicht aus, um sich satt zu essen.
Aber dank der Algen hat er einen unvergleichlichen Geschmack. Probieren Sie auch exotische Salate aus.

Suppen

Misosuppe mit Tofu
2,50 €

Wakamesuppe mit Wakam-Algen
2,80 €

Vorspeisen und Salat

Kropoek – Krabbensalat
2,50 €

Spinat-Salat mit Sesamsauce
3,70 €

Seetang-Salat mit geröstetem Sesam
3,70 €

3 Sateespieße Huhn+Sauce
4,50 €

10 Gemischte Teigtaschen gefüllt mit Gemüse auf Reis mit Chilisauce
7,90 €

Reis Gerichte

Reis Bowl mit Garnelen, Frühlingszwiebeln und Chili-Sauce
4,50 €

Reis mit Krebsecken[2], Gurke und Chili-Sauce
3,50

Sushi (je 8 Stück)

Maki Rolls [2]
3,10 € – 4,90€

Futo Maki Rolls
3,90 € – 6,90€

California Rolls
3,10 € – 5,50€

Nigiri (2 Stück)
2,90 – 4,50 €

> Acht Stück sind okay, aber bitte kein „Running-Sushi". Dort verlieren Sie den Überblick und haben schnell so viel Reis verzehrt, als hätten Sie zwei Hauptgerichte gegessen.

Spezialitäten

▽ Fisch „süß- sauer"
7,50 €

△ Fisch mit chinesischen Pilzen und Bambus
9,50 €

△ Scampi mit Gemüse

▽ Tempura-Garnelenspieße mit Ananas und Zwiebeln in deftiger Tempurasauce und Reis
8,20 €

▽ Tempura Köstlichkeiten – 10 gebackene Köstlichkeiten mit Fischfüllung auf Reis und süßlicher Chili-Sauce
8,20 €

△ Sate-Hühner-Spieße mit Asiagemüse und Reis
9,90 €

> Nehmen Sie Abstand von **süß-sauer** – hier versteckt sich viel Stärke und Zucker.

> **„Tempura":** im Teigmantel Frittiertes – somit eine ungünstige Speisenkombination.

Nudeln

▽ Gebratene Nudeln mit Asiagemüse
4,50 €

▽ Nudeln mit Asiagemüse und Hühnchen
5,50 €

▽ Gebratene Nudeln mit Kokos-Sauce und Asiagemüse
5,50 €

> **Achtung bei Tellergerichten:** Der Gemüseanteil ist in der Regel verschwindend gering.

> Achten Sie auf das **Kleingedruckte** und ordern Sie statt Krebsfleisch-imitat lieber nur Thunfisch oder Avocado-Sushi.

○ [2]Krebsfleischimitat aus Fischmuskeleiweiß geformt

suppen

Dal Shorba -
Gehaltvolle Linsensuppe mit frischem Koriander
2.80 €

Subji Shorba -
Gemüsesuppe mit indischen Kräutern
2.90 €

Mulligatawn -
Currysuppe mit Hühnerfleisch und Reiseinlage
3.00 €

Hülsenfrüchte, exotische Gewürze und Kräuter – ein Gaumenschmaus, den Sie nicht so oft bekommen.

salate

Chota Salad -
Kleiner bunter Salatteller
2.90 €

Tandoori Chicken Salad -
Großer Salat mit gegrilltem Hähnchenfleisch
5.90 €

Exotic Panir Salad -
großer Salat mit Rahm und Früchten
5.70 €

Exotische Kombination:
Salat mit Obst – sofort probieren.

vegetarische gerichte
werden mit Basmati Reis serviert

Dal Makhani -
Verschiedene Linsen gebraten in Butter
mit Knoblauch, Ingwer & Tomaten
5.90 €

Tarkari - Frisches gemischtes Gemüse
6.80 €

Shahi Bengan - Auberginen mit Rahmkäse,
Mandeln und frischen Erbsen in feiner Sauce
7.20 €

Eine tolle Auswahl an Gemüse – essen Sie sich zuerst an den Gerichten satt, bevor Sie in alter Gewohnheit zur großen Menge Reis greifen.

indische spezialitaeten

werden mit Basmatireis serviert

 Chicken Korma - Hühnerfilet in einer milden Sauce
aus Mandeln, Cashew, Käse & Sahne
8.90 €

> Bei zu viel Reis und zu wenig Gemüse steht trotz guter Zutaten die Pyramide schnell auf dem Kopf.

 Chicken Tikka Masala -
Hühnerfilet in Tomaten-Zwiebelsauce
8.90 €

 Lamb Masala Gemüse - Lammfleisch zubereitet mit Ananas,
Paprika, Tomaten, frischem Ingwer,
Knoblauch, exotischen Gewürzen 8.90 €

 Riesengarnelen mit Tomaten, Zwiebeln, Paprika,
Knoblauch und Ingwer im eigenen Saft gebraten
9.90 €

 Tandoori Chicken – 2 Hähnchenkeulen 24 Stunden
in Joghurt und Gewürzen mariniert und
im Tandooriofen am Spieß gegrillt 7.50 €

> Leider ganz ohne Gemüse.

 Vegetable Tikka - Frisches Gemüse und Rahmkäse
mariniert in Joghurt und zahlreichen Gewürzen,
gegrillt im Tandooriofen
7.80 €

beilagen

> Achtung Beilagen! Lassen Sie bewusst die Beilagen links liegen bei der großen Auswahl an gemüsereichen, indischen Spezialitäten.

 Bhatura - Fritiertes Ballonbrot aus Weizenmehl 1.50 €

 Naan - Fladenbrot im Tandooriofen gebacken 1.70 €

Garlic Naan - Tandoori Brot mit frischem Knoblauch 2.00 €

Papadam - knuspriges Brot aus Bohnenmehl (2 Stück) 0.90 €

 Raita - gewürzter Joghurt mit Gurken 2.20 €

> Eine extra Portion Eiweiß. Sollten Sie unbedingt einmal probieren.

dessert

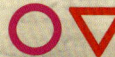 Mango Lassi – Mango-Joghurt-Getränk 2.50 €

> Eiweiß und Vitamine – eigentlich eine ideale Kombination. **Bestellen Sie Ihren Lassi unbedingt OHNE Zucker.**

Shiri Kand - Früchte eingelegt in Joghurt und Honig 3.10 €

Mango Cream - cremiges Mangoeis 3.90 €

SANDWICHES
Alle Sandwiches mit Pommes frites

Club Sandwich
Geräucherte Putenbrust, Gurke, Tomate, Salat
7,70 €

Italian Sandwich
Mozzarella, Tomate, Basilikum und Blattsalat
7,10 €

Tuna Sandwich
Thunfisch, Blattsalate, Tomaten
7,70 €

KARTOFFELN

Big baked potato – Große Backkartoffel
mit viel Sour cream und Salat
4,10 €

Hash browns – Bratkartoffeln
mit Speck und Zwiebeln
3,50 €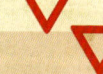

American twisters   2,60 €

Home fries   2,60 €

French fries   2,20 €

SALATE

Caesar´s Salad – Römersalat mit gerösteten
Weißbrotwürfeln, frisch geriebenem Parmesan,
dazu original Caesar-Dressing
6,60 €

American Delite – Gemischter Salat mit Lollo Rosso,
geräucherter Putenbrust, Avocado,
Champignons, Italian dressing
8,20 €

American Steak salad – Bunter Salat mit Streifen
von gegrilltem Rumpsteak, dazu eine
Ofenkartoffel mit Sourcreme
14,20 €

SPECIALITIES

Homemade Chili con carne
Hackfleisch und rote Kidney-Bohnen
mit Käse überbacken, dazu Sour cream 7,10€

○ **Chicken stars and stripes**
Panierte Hähnchenbruststreifen mit Knoblauch-
Dip, dazu wahlweise Salat, French Fries,
Twisters oder Home Fries 9,90€

▽ **Fish and Chips**
Zarte Fischnuggets, French Fries
und Remouladensauce 7,70€

▽ **Vegetarian united starters**
Zwiebelringe, gebackene Champignons,
Mozzarella Sticks Home Fries
mit Sour cream und BBQ-Dip 9,70€

STEAKS

○ Alle Steaks inkl. einem kleinen Salat und
wahlweise American Twisters, Home Fries,
French Fries oder Bakes Potatoes mit Sour cream

△ **American Rump Steak**
250 g Rumpsteak 14,20€

△ **Steak with Onions and Mushrooms**
250 g Rumpsteak mit geschmorten
Zwiebeln und Champignons 14,90€

△ **Turkey Steak**
180g Putensteak 7,20€

BURGER

▽ Alle Burger mit Salat, Tomate, Gurke,
Zwiebeln und Sauce dazu French Fries,
Home Fries oder American Twisters

American Hamburger 7,90€

△ **Santa Fe Burger**
Burger aus reinem Rinderhackfleisch
Mit Käse, Guacamole und Salsa 9,50€

Macho Burger
Doppelte Portion Rindfleisch
mit Käse und Baconstreifen 9,90€

DESSERTS

Fresh Fruit Salad & Ice cream
Frischer Obstsalat mit Vanilleeis 3,90€

Apple Pie & Ice cream
Warmer Apfelkuchen mit Vanilleeis und Sahne 3,90€

FALLEN BEIM AMERICAN FOOD
1. Kartoffelvariationen
2. Burger
3. Sandwiches

Wenn Sie hier Salat wählen und sämtliche Kartoffelverführungen meiden, kommen Sie gut weg.

Vegetarisch heißt nicht immer gleich, dass es gesund ist. **Achtung: French Fries!**

Wieso nur ein kleiner Salat? Fragen Sie nach einem großen Salat und lassen Sie die Kartoffel in der Küche.

Das Verhältnis der Kartoffelbeilagen lässt die Pyramide kippen.

Dieses Avocado-Extra macht den Santa Fe Burger zum Gewinner.

Dann braucht der „Macho" aber auch eine „Machoportion" Salat.

Gleicher Preis, aber mehr Vitamine.

RESTAURANT

DAS SOLLTE STETS IM HAUS SEIN

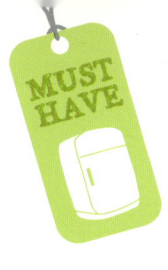

MUST HAVE

Mit diesen Vorräten im Haus sind Sie für die Ernährungsfallen des Alltags gut gerüstet. Haken Sie ab, was sich in Ihren Schränken befindet und schreiben Sie sich dann einen Einkaufszettel was noch fehlt.

Küchenhelfer:

Pürierstab
Portionsbox für
Gefriertruhe
Frischhaltefolie
Obst- und Gemüsebox
Gemüseschäler
Taschenmesser
Hobel
Wasserflasche
Wasserkaraffe
Lupe

Gefrierschrank

TK Brokkoli
TK Erbsen
TK Bohnen
TK Spinat
TK MixGemüse
TK Fischfilet natur
TK Kräuter
TK Beeren

Kühlschrank

Naturjoghurt
Quark
Milch

Zitrone
Agavendicksaft
Avocado
Ingwer

Frisches Obst
gefülltes Gemüsefach
(Tomaten, Radieschen,Gurke, Paprika)

Schinken
Hüttenkäse
Kräuterquark
Parmesan
Mozzarella
Feta
Milch

Sahne
Eier
Leinöl
Butter
Pesto
Senf

Vorratsschrank / -kiste

Thunfisch natur
Kichererbsen
Rote Linsen
Kidneybohnen in der Dose
Olivenöl
Balsamico
Rapsöl
Nüsse
Oliven
80% Zartbitterschokolade
Fruchtriegel
Tomaten i.d. Dose
Fruchtaufstrich
Salz, Pfeffer, Gewürze

Kaffee
Gemahlene Mandeln
Mandeln
Kichererbsenmehl
Vollkornbrot abgepackt
Fisch in Tomatensauce
Salami im Frischepack
altern. Brotaufstriche
getrocknete Tomaten
Pistazien
getrocknete Früchte
Kaugummi
Studentenfutter
Honig

„DAS ÄNDERE ICH"-, UND „ERLEDIGT"-AUFKLEBER

Wählen Sie Ihre **drei größten Ernährungsfallen** aus dem Buch aus, die Sie am besten noch HEUTE verändern möchten – einfach an die jeweilige Seite ein post-it kleben und los geht's.

Sobald Sie diese Situationen für sich gelöst haben, geht es einen Schritt weiter.

Auf geht's in die zweite Runde:
Gibt es noch weitere Situationen, in denen Sie etwas verbessern möchten? Dann verteilen Sie die nächsten Aufkleber und starten Sie erneut durch!

Der erste Schritt zu einer dauerhaften Ernährungsumstellung ist geschafft –

Sie können stolz auf sich sein!

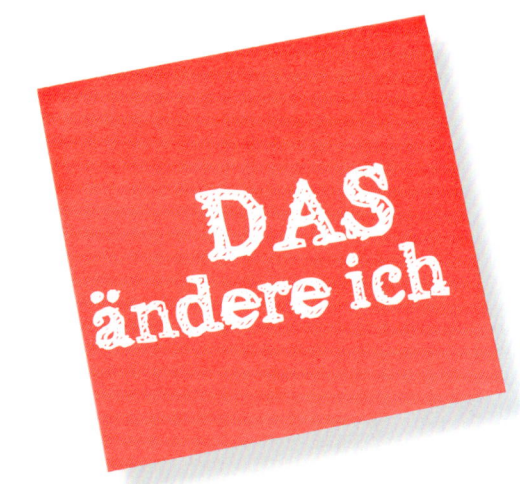

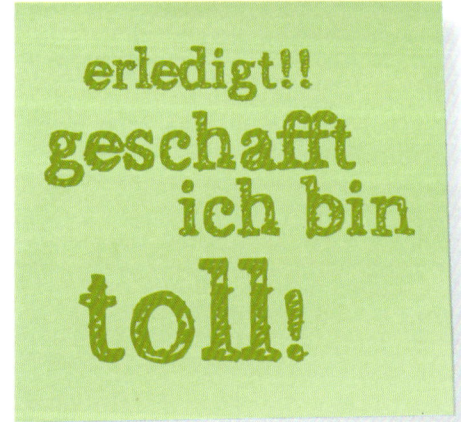

PERSÖNLICHE NOTIZEN

PERSÖNLICHE ZIELE

PERSÖNLICHE WÜNSCHE

BILDNACHWEIS

Der Verlag hat auf jegliche Weise versucht, den Urheber jedes veröffentlichten Fotos zu nennen. Sollte dies in Einzelfällen nicht geschehen sein, bittet der Verlag, dieses Versehen zu entschuldigen, und garantiert, den Urheber in weiteren Auflagen namentlich zu nennen.

Einwegglas © reinobjektiv - Fotolia.com
Kichererbsen © womue - Fotolia.com
Feige © Svenja98 - Fotolia.com
Salbei © Birgit Reitz-Hofmann - Fotolia.com
Oliven © yamix - Fotolia.com
garlic © Thomas Brostrom - Fotolia.com
Öl © Roman Thomas - Fotolia.com

Seite 84   pizzas in an oven © Alison Bowden - Fotolia.com
Seite 85   Illustration, Marcus Taeschner, Lübeck - Fotolia.com
Seite 86/87 Brown lentils isolated on white background.
            © Elena Schweitzer - Fotolia.com
            Kichererbsen © womue - Fotolia.com
            Bunte Bohnen © Rhinestonepix - Fotolia.com
            Rote Linsen © Barbara Pheby - Fotolia.com
            Ganzes rohes Huhn von hinten © unpict - Fotolia.com
            fresh salmon © Alex Staroseltsev - Fotolia.com
            Racks of lamb, ready for cooking,
            with fresh rosemary. © robynmac - Fotolia.com
            Vier Rumpsteaks © Teamarbeit - Fotolia.com
            brown onions © Tomboy2290 - Fotolia.com
            fresh aubergine on white background © Andre - Fotolia.com
            Carrot vegetable © Leonid Nyshko - Fotolia.com
            cinnamon bundle © rimglow - Fotolia.com
            sweet basil © Tomboy2290 - Fotolia.com
            Liebstöckel in einen Topf © Bernd Jürgens - Fotolia.com
            red and hot © Falko Matte - Fotolia.com
Seite 88   Konservendose mit Ravioli © Daniel Fuhr - Fotolia.com
Seite 89   Oliven © Christian Jung - Fotolia.com
Seite 90/91 klopse © Silvia Bogdanski - Fotolia.com
            Wokgemüse © stormarn - Fotolia.com
            Gemüsesuppe © blende40 - Fotolia.com
            Rindsgulasch mit Spätzle © Werner Münzker - Fotolia.com
            Fischstäbchen mit Kartoffelpüree © ExQuisine - Fotolia.com
            Pangasius Filet © arthurdent - Fotolia.com
Seite 92/93 Vanilleschoten © Christian Jung - Fotolia.com
            cinnamon bundle © rimglow - Fotolia.com
            Nelken © Linus Theißen - Fotolia.com
            Cardamom pods isolated on white background - Fotolia.com
            © Elena Schweitzer - Fotolia.com
            red and hot © Falko Matte - Fotolia.com
            Curkuma © Rhinestonepix - Fotolia.com
            currypulver © blende40 - Fotolia.com
            Seeds of dried caraway closeup isolated - Fotolia.com
            on white © Bambuh - Fotolia.com
            bay laurel leaves isolated on a - Fotolia.com
            white background © nito - Fotolia.com
            chives © Tomboy2290 - Fotolia.com
            nutmeg © alle - Fotolia.com
            petersilie © blende40 - Fotolia.com
            Salbei © Birgit Reitz-Hofmann - Fotolia.com
            sweet basil © Tomboy2290 - Fotolia.com
            Rosemary © fotogal - Fotolia.com
            Thyme © robynmac - Fotolia.com
Seite 94   Pile of spicy potato chips © Norman Chan - Fotolia.com
            zapping remote control © Eray - Fotolia.com
Seite 95   Gemüseschäler © Otto Durst - Fotolia.com
            Früchtemischung © Olaf Wandruschka - Fotolia.com
Seite 96/97 Illustration, Marcus Taeschner, Lübeck - Fotolia.com
Seite 98   Ausfahrt Tankstelle © Thaut Images - Fotolia.com
Seite 99   Illustration, Marcus Taeschner, Lübeck - Fotolia.com
            penknife © a4stockphotos - Fotolia.com
Seite 100   Verkehr, Transport - Tastaturtasten - Fotolia.com
            © Dark Vectorangel - Fotolia.com
Seite 101   Kühltasche © by-studio - Fotolia.com
            Klick Boxen © renate mayer - Fotolia.com
            bottle with water © LoopAll - Fotolia.com
Seite 102   Hotel bed with bathrobe © Elenathewise - Fotolia.com
            Porzellanschale mit Erdnußflips © HAKOpromotion - Fotolia.com
Seite 103   weiter geht's © Foto-Rhein-Main - Fotolia.com
Seite 104   Buffet © Reni - Fotolia.com
Seite 105   Salatbar © MIR - Fotolia.com

Jahreszeiten
Seite 106   Berliner Turm © Cpro - Fotolia.com
Seite 107   Moving © Thomas Perkins - Fotolia.com

Seite 108   tirelire cochon jaune © Ellsing - Fotolia.com
            Ostern, Schokohase © sk_design - Fotolia.com
Seite 109   Ostern © katzensteiner - Fotolia.com
            Badminton © Claudia Paulussen - Fotolia.com
Seite 110   Bavarian Oktoberfest Pretzel and beer stein (mug)
            © fotodesign-jegg.de - Fotolia.com
Seite 111   ravanello 3 © Giuseppe Porzani - Fotolia.com
            the basket for picnic © Olga Drozdova - Fotolia.com
Seite 112   holzkohlegrill © Kalle Kolodziej - Fotolia.com
            ketchup © DigitalFood - Fotolia.com
Seite 113   Grillfisch 01 © klopsboy - Fotolia.com
Seite 114   zimtsterne © Stefan Redel - Fotolia.com
            Gingerbread man © Ruth Black - Fotolia.com
Seite 115   Winterspaziergang © Uwe Kranz - Fotolia.com
            mandarinen © gradt - Fotolia.com

Supermarkt
Seite 116/117 einkaufswagen © Dron - Fotolia.com
            challah isolated © Lisa F. Young - Fotolia.com
            Open block of butter. Isolated on white
            © Andrei Nekrassov - Fotolia.com
            yogurt © Leonid Nyshko - Fotolia.com
            simple bulb © ioannis kounadeas - Fotolia.com
            super preis knüller button
            © Nerlich Images - Fotolia.com
            nur bei uns exklusiv © Nerlich Images - Fotolia.com
            Schokoladenriegel © Julian Weber - Fotolia.com
Seite 118   trolley products. © dvs71 - Fotolia.com
Seite 119   Einkauf im Supermarkt mit Einkaufszettel,
            deutsch © bilderbox - Fotolia.com
Seite 120   chocolate bar with path © klikk - Fotolia.com
            Fischstäbchen roh © fotos4people - Fotolia.com
            Muesliriegel © Birgit Reitz-Hofmann - Fotolia.com
Seite 121   tomate © yannick saint-andre - Fotolia.com
Seite 121/86 frische zucchini isoliert auf weiß
            © eyewave - Fotolia.com
            Cauliflower isolated on white background
            © Elena Schweitzer - Fotolia.com
Seite 122   Schokolade © UJac - Fotolia.com
Seite 123   Handgemachte Pralinen © Stefan Redel - Fotolia.com
Seite 126   Fruchtjoghurt © ExQuisine - Fotolia.com
Seite 127   frucht joghurt dessert © emmi - Fotolia.com
Seite 31/127 Nuts in nutshells © Jessmine - Fotolia.com
Seite 129   Brille © Andreas F. - Fotolia.com
Seite 130   Three potato chips © Galaiko Sergey - Fotolia.com
            Waffel Waffeln Snack waffle
            © Dan Race - Fotolia.com
            instant suppe © gradt - Fotolia.com
Seite 131   Olivenöl Karaffe © blende40 - Fotolia.com
            ganze und halbe avocado isoliert auf weiss
            © eyewave - Fotolia.com
            nuts composition © Krzysiek z Poczty - Fotolia.com
Seite 132   loupe © photlook - Fotolia.com
Seite 133   zucker behälter © Lucky Dragon - Fotolia.com
Seite 135   Orangensaft tetrapack © burnedcamera - Fotolia.com
Seite 136/137 Tafel Schokolade auf Holzbrett
            © Torsten Schon - Fotolia.com

Restaurant
Seite 140-155 Old paper isolated on white
            © Viktor Pravdica - Fotolia.com
Seite 140/141 basil © felinda - Fotolia.com
Seite 142/143 tribal dragon3 © Squamificio - Fotolia.com
Seite 144/145 fire © Agb - Fotolia.com
Seite 146/147 bayern bierkrug © Alta.C - Fotolia.com
Seite 148/149 Sombrero © chiyacat - Fotolia.com
Seite 150/151 Kirschblüten 5 © danielschoenen - Fotolia.com
Seite 152/153 buddha © sam richter - Fotolia.com
Seite 154/155 amerikanische freiheitsstatue © WOGI - Fotolia.com

Übersicht
Seite 156 – 158 roter Notizzettel © Michael Möller - Fotolia.com
            grüner Notizzettel © Michael Möller - Fotolia.com

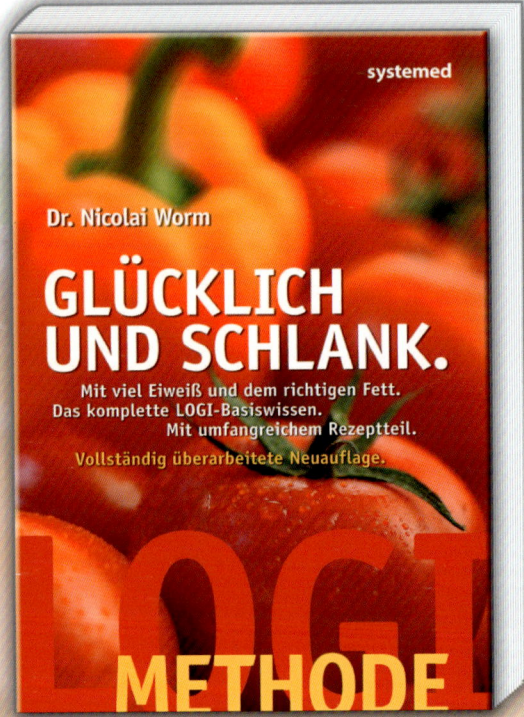

systemed

**LOGI-METHODE.
Glücklich und schlank.**
Mit viel Eiweiß und dem
richtigen Fett.
Das komplette LOGI-Basiswissen.
Von Dr. Nicolai Worm
978-3-927372-26-9 — 19,90 EUR

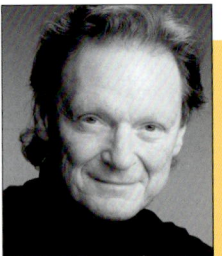

**Über 300.000 Leser kauften
LOGI-Bücher! Damit ist Dr. Nicolai
Worms LOGI-Methode eine der
erfolgreichsten Ernährungs-
ratgeber-Reihen auf dem Markt.**

Dr. oec. troph. Nicolai Worm ist ein
im gesamten deutschen Sprachraum
bekannter Ernährungswissenschaftler.
Nach seinem Studium der Oeco-
trophologie in München und seiner
Promotion an der Universität in Gießen
lag sein Forschungsschwerpunkt im
Bereich Ernährung und Herzinfarkt.
Die Fachwelt kennt ihn u. a. für seine
kritische Position in der Cholesterindis-
kussion und durch seine Lehrtätigkeit
im Bereich Sporternährung. Nicolai
Worm hat zahlreiche Bücher, Bro-
schüren und Fachartikel verfasst und
ist zusätzlich durch seine Radio- und
TV-Auftritte sowie durch seine ARD-
Sendereihe »Ernährungswissenschaft
für den Hausgebrauch« auch dem
Publikum vertraut geworden. Seit
2009 ist er Professor an der Deutschen
Hochschule für Prävention und
Gesundheitsmanagement (DHPG).

Keine Diät, sondern eine Lebenseinstellung.
Das Grundlagenwerk zur LOGI-Methode.

Dr. Nicolai Worms LOGI-Methode ist ein ganzheitliches System,
das nicht auf Radikaldiäten und kurzfristige Sensationserfolge baut.
LOGI ist eine Lebenseinstellung, mit der man dauerhaft gesund
bleiben und genussvoll abnehmen kann.

WWW.LOGI-METHODE.DE

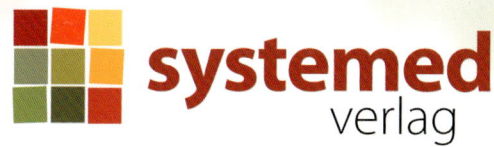

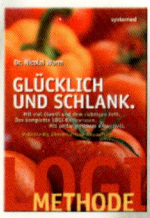

LOGI-METHODE.
Glücklich und schlank.
Mit viel Eiweiß und dem
richtigen Fett.
Das komplette LOGI-Basiswissen.
Von Dr. Nicolai Worm
978-3-927372-26-9 — 19,90 EUR

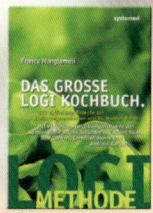

LOGI-METHODE.
Das große LOGI-Kochbuch.
120 raffinierte Rezepte zur Ernährungs-
revolution von Dr. Nicolai Worm.
Mit exklusiven LOGI-Kompositionen
der Spitzenköche Alfons Schuhbeck,
Vincent Klink, Ralf Zacherl, Christian
Henze und Andreas Gerlach.
Von Franca Mangiameli
978-3-927372-29-0 — 18,90 EUR

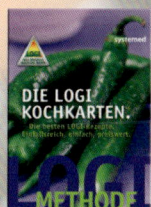

LOGI-METHODE.
Die LOGI-Kochkarten.
Die besten LOGI-Rezepte.
Einfallsreich, einfach, preiswert.
978-3-927372-45-0 — 17,95 EUR

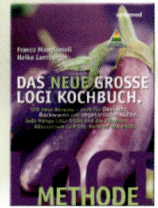

LOGI-METHODE.
Das neue große LOGI-Kochbuch.
120 neue Rezepte – auch für Desserts,
Backwaren und vegetarische Küche.
Jede Menge LOGI-Tricks und die
klügsten Alternativen zu Pizza, Pommes
und Pasta.
Von Franca Mangiameli und
Heike Lemberger
978-3-927372-44-3 — 19,95 EUR

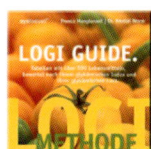

LOGI-METHODE.
LOGI-Guide.
Tabellen mit über 500 Lebensmitteln,
bewertet nach ihrem glykämischen
Index und ihrer glykämischen Last.
Von Franca Mangiameli und
Dr. Nicolai Worm
978-3-927372-28-3 — 6,90 EUR

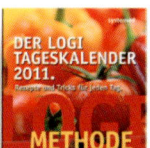

LOGI-METHODE.
LOGI-Tageskalender 2011.
Rezepte und Tricks für jeden Tag.
978-3-927372-58-0 — 15,95 EUR

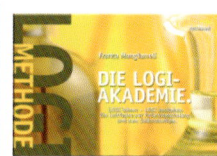

LOGI-METHODE.
Die LOGI-Akademie.
LOGI lehren – LOGI verstehen.
Ein Leitfaden zur Patientenschulung
und zum Selbststudium.
Von Franca Mangiameli
978-3-927372-59-7 — 48,00 EUR

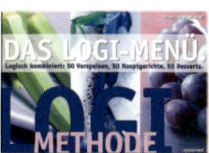

LOGI-METHODE.
Das LOGI-Menü.
Logisch kombiniert: 50 Vorspeisen,
50 Hauptgerichte, 50 Desserts.
Von Franca Mangiameli
978-3-927372-60-3 — 29,95 EUR

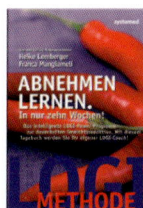

LOGI-METHODE.
Abnehmen lernen.
In nur zehn Wochen!
Das intelligente LOGI-Power-Programm
zur dauerhaften Gewichtsreduktion.
Mit diesem Tagebuch werden Sie Ihr
eigener LOGI-Coach!
Von Heike Lemberger und
Franca Mangiameli
978-3-927372-46-7 — 18,95 EUR

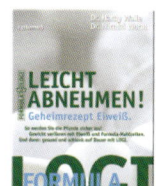

Leicht abnehmen!
Geheimrezept Eiweiß.
So werden Sie die Pfunde sicher los!
Gewicht verlieren mit Eiweiß und
Formula-Mahlzeiten. Und dann: gesund
und schlank auf Dauer mit LOGI.
Von Dr. Hardy Walle und
Dr. Nicolai Worm
978-3-927372-39-9 — 19,95 EUR

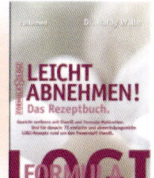

Leicht abnehmen!
Das Rezeptbuch.
Gewicht verlieren mit Eiweiß und
Formula-Mahlzeiten.
Und für danach: 70 einfache und
abwechslungsreiche LOGI-Rezepte rund
um den Powerstoff Eiweiß.
Von Dr. Hardy Walle
978-3-927372-40-5 — 12,95 EUR

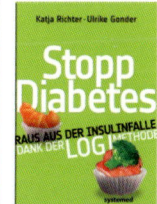

Stopp Diabetes.
Raus aus der Insulinfalle
dank der LOGI-Methode.
Von Katja Richert und Ulrike Gonder
978-3-927372-56-6 — 16,95 EUR

Leseempfehlungen rund um LOGI und um den gesunden Lebensstil.

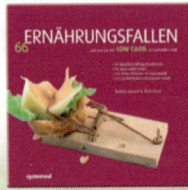

66 Ernährungsfallen
… und wie sie mit Low-Carb
zu vermeiden sind.
- in typischen Alltagssituationen
- für Büro und Freizeit
- mit Einkaufsführer im Supermarkt
- mit ausführlichem Restaurant-Guide
Von Petra Linné und Barbara Gassert
978-3-927372-55-9 — 15,95 EUR

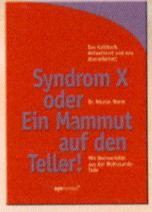

Syndrom X oder
Ein Mammut auf den Teller!
Mit Steinzeitdiät aus der
Wohlstandsfalle
Von Dr. Nicolai Worm
978-3-927372-23-8 — 19,90 EUR

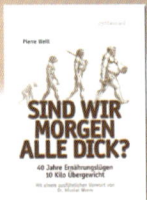

Sind wir morgen alle dick?
40 Jahre Ernährungslügen.
10 Kilo Übergewicht.
Von Pierre Weill
978-3-927372-52-8 — 15,95 EUR

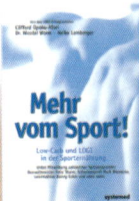

Mehr vom Sport!
Low-Carb und LOGI in der
Sporternährung.
Unter Mitwirkung zahlreicher
Spitzensportler: Boxweltmeister
Felix Sturm, Schwimmprofi Mark
Warnecke, Leichtathlet Danny Ecker
und viele mehr.
Von Clifford Opoku-Afari,
Dr. Nicolai Worm und Heike Lemberger
978-3-927372-41-2 — 19,95 EUR

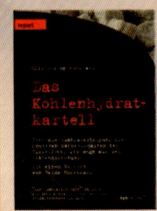

Das Kohlenhydratkartell.
Über die Diätkatastrophe,
die finsteren Machenschaften der
Zuckerlobby und Wege
aus dem Diätendschungel.
Von Clifford Opoku-Afari
978-3-927372-43-6 — 12,95 EUR

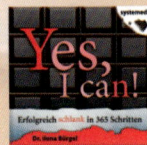

Yes, I can!
Erfolgreich schlank
in 365 Schritten.
Von Dr. Ilona Bürgel
978-3-927372-51-1 — 15,00 EUR

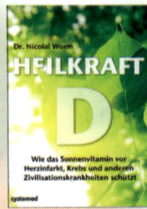

Heilkraft D.
Wie das Sonnenvitamin vor Herzinfarkt,
Krebs und anderen Zivilisationskrank-
heiten schützt.
Von Dr. Nicolai Worm
978-3-927372-47-4 — 15,95 EUR

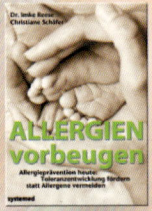

Allergien vorbeugen.
Allergieprävention heute.
Toleranzentwicklung fördern statt
Allergene vermeiden.
Von Dr. Imke Reese und
Christiane Schäfer
978-3-927372-50-4 — 14,95 EUR

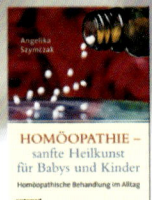

Homöopathie –
sanfte Heilkunst für Babys
und Kinder.
Homöopathische Behandlung
im Alltag.
Von Angelika Szymczak
978-3-927372-49-8 — 19,95 EUR

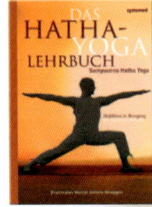

Das Hatha Yoga Lehrbuch.
Sampoorna Hatha Yoga,
Perfektion in Bewegung.
Die 150 schönsten Übungen.
Von Marcel Anders-Hoepgen
978-3-927372-53-5 — 29,95 EUR

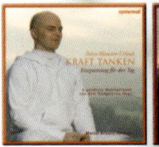 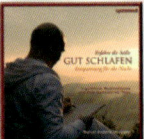

Audio-CDs von
Marcel Anders-Hoepgen

- **Kraft tanken.**
  Entspannung für den Tag.
  Geführte Meditation.
  978-3-927372-61-0 — 9,95 EUR

- **Gut schlafen.**
  Entspannung für die Nacht.
  Geführte Meditation.
  978-3-927372-62-7 — 9,95 EUR

systemed Verlag
Kastanienstraße 10 · D-44534 Lünen
Telefon 02306 63934 · Telefax 02306 61460
www.systemed.de · faltin@systemed.de

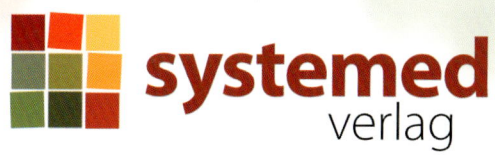

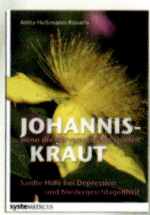
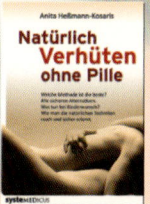
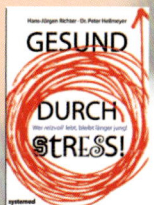
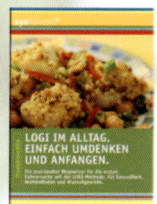
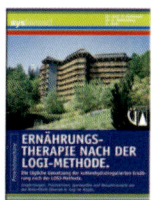
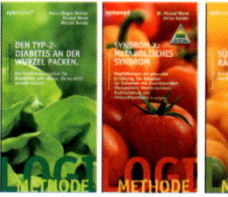
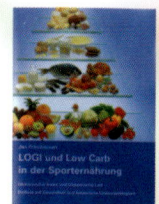
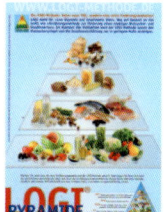
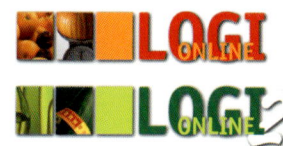

Danksagung

Danke Dr. Stephan Gronwald, Geschäftsführer der Terra Sana
LIFE AG, dass Du uns die Türe zum SYTEMED-Verlag geöffnet hast.
Danke Barbara Dezasse, dass Du die trockenen Worte in ein
graphisches Meisterwerk verwandelt hast.
Danke Jacky, Patrick und Benni Linné, dass ihr so geduldig
und verständnisvoll wart und danke an die Oma, die uns mit der
nötigen Nervennahrung gestärkt hat.
Danke Christof Baldus, Gesine Jervel und Sabine Jorde, Thomas Niklaus,
Lena Prieger und Stephanie Schatz, dass Ihr sogar im Trubel der
weihnachtlichen Festtage ein kritisches, bereicherndes und lobendes
Wort für unser Werk hattet.

Impressum

Redaktion: systemed Verlag, Lünen
systemed GmbH, Kastanienstr. 10, 44534 Lünen

Idee, Konzept und Inhalt: www.barbaragassert.de | www.petralinne.de
Fotografie Umschlag (aussen): Harry Bischof, Balanstr. 8, 81669 München
Fotografie Umschlag (innen): Quart de roue – fromage
© Melisback – Fotolia.com, little mouse © Emilia Stasiak – Fotolia.com
Illustrationen: Marcus Taeschner, Lübeck
Konzeption, Layout und Herstellung: Barbara Dezasse, www.derguenther.de
reproline mediateam, München
Konzept & Lektorat: Gudrun Ruoff, München
Druck: Griebsch & Rochol Druck GmbH & Co. KG, Hamm

ISBN 978-3-927372-55-9
1. Auflage 2010

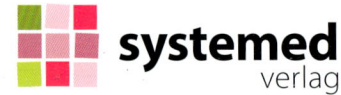